TCM

zur Selbst-Behandlung

Gecko-Ball Akupressur

Qigong Diätetik

OZV

Bad Pyrmont – Beijing

www.ost-zhou-verlag.de

Herstellung: Prof. Frank Chow
Programmplanung: Dr. Maria Baukhage
Lektorat: Claudia Küppers
Zeichnungen: John Zhou
Umschlaggestaltung: John Zhou

Originalausgabe
1. Auflage Juni 2007
Alle Rechte vorbehalten.
© 2007 OZV
Schellenstraße 60c
31812 Bad Pyrmont
Telefon: 05281/17656
Fax: 05281/961008
eMail: ost-zhou-verlag@t-online.de
Homepage: http://www.ost-zhou-verlag.de
ISBN 978-3-9809443-4-2

Layout und Satz: Grafik Lou Chow, Qian Men Main Street East 2, 100051 Beijing

Dr. med. John Zhou, Jahrgang 1956, der Begründer der Akupressur-Gymnastik, in westlicher und chinesischer Medizin ausgebildeter chinesischer Arzt, hatte sich zunächst an der Pekinger Universität für chinesische Medizin auf die Verfahren von chinesischer Orthopädie, chinesischer manueller Therapie (Tuina) und Qigong spezialisiert. Er ist in dieser Eigenschaft seit 1990 an der Klinik Dr.Otto Buchinger in Bad Pyrmont

Hauptveröffentlichungen in deutscher Sprache

- Chinesische Frakturenlehre. Chin. Med. 9, Heft 2, 41 – 47, 1994, Urban & Vogel GmbH
- Praktisches Qigong, 1995, O Z V
- Das M. piriformis-Syndrom. Chin. Med. 12, Heft 1, 9 – 14, 1997, Urban & Vogel GmbH
- Lehrbuch der Premoprehension (chinesische manuelle Therapie), gemeinsam mit Herrn Prof. Dr. Manfred Porkert, Universität München, 1996, Verlag Phainon Editions & Media GmbH, Acta Medicinae sinensis.
- Die theoretisch-praktischen und kulturellen Hintergründe für die Unterschiede zwischen chinesischer und westlicher Frakturenlehre (Inaugural-Dissertation, Mikroedition, Verlag Hänsel-Hohenhausen, 1996)
- Die Gecko-Ball Akupressur-Gymnastik, 2000, O Z V
- TCM im Spiegel der Wissenschaft, raum & zeit Nr. 123 Mai/Juni 2003 Ehlers Verlag GmbH
- Die Sprache der chinesischen Medizin, raum & zeit Nr. 128 Mai/Juni 2004 Ehlers Verlag GmbH
- Kompendium der Chinesischen Medizin, 2004, OZV
- Eingebildeter Einblick, raum & zeit Nr. 133 Januar/Februar 2005 Ehlers Verlag GmbH
- Freud contra Konfuzius, raum & zeit Nr. 136 Juni/August 2005 Ehlers Verlag GmbH
- Individualismus – Glück oder Dilemma, raum & zeit Nr. 137 September/Oktober 2005 Ehlers Verlag GmbH
- Westliche Psychologie contra östliche Religion, 2005, OZV
- Reise nach Westen, 2005, OZV

Vorwort

Für die hirnlichen Ganglienzellen wie im gesamten Lebensnervensystem, in der Atmung, im Blutfluß und Stoffwechsel des menschlichen Körpers ist das Fließen der Lebensenergie fast der wichtigste Vorgang überhaupt! Und diesen wunderbaren, lebenserhaltenden Energiefluß lenken, ja steuern zu lernen durch die traditionsbewährten Qigong-Übungen der alten chinesischen Medizin, das ist für die abendländische Gesundheitskunde etwas aufsehenerregend Neues!
Am Anfang war die fließende Lebensenergie! Und das gilt für alles Lebendige.
Als im Kosmos der erste verdichtete Stoff zu leben begann, war die zielstrebig fließende göttliche Energie wie der Atem die Voraussetzung allen Lebens. Denn nur von der Materie, vom Protoplasma allein ist das organische Leben nicht zu definieren, wohl aber von der fließenden Lebensenergie.
Alles körperlich Lebendige bis hinauf in den schöpferischen Geist des Menschen hat hier seinen Ursprung. Die zielstrebig fließende Lebensenergie Qi über den Atem ist älter noch als der Mensch selbst: "Am Anfang war Qi, und Qi war das Leben".
Wir danken dem Autor, dem Arzt John Zhou, für die jahrelange bewährte Zusammenarbeit in meiner Klinik für Naturheilverfahren! Und wir danken ihm insbesondere für sein neues Buch, das uns in anschaulicher Weise in Wort und Bild in die Lehre und die Praxis des Qigong, sowie der Gecko-Ball Akupressur einführt. Möchte es für Kranke, Nochgesunde und Ärzte Bereicherung und Fortschritt bringen aus der Schatzkammer der traditionellen chinesischen Medizin.

31812 Bad Pyrmont

Dr. med. Otto Buchinger

Geleitwort

Das chinesische Erleben hat sich zu allen Zeiten in innigerem Kontakt zur Erfahrung entwickelt, als in den übrigen Kulturkreisen. Solches hatte Folgen für alle Wissenschaften vom Leben.

Ein Ergebnis solcher Beschäftigung sind die Qi-Übungen (Qigong), "Übungen mit der Lebensenergie" Ihre Anfänge verlieren sich in China im Dunkel der Vorgeschichte; ihre frühen Vertreter fassen wir dort vor mehr als 2000 Jahren.

Heute, in einer Zeit, in der weltweit ein Umbruch der Kulturen, eine tiefgreifende Wandlung der Lebensgewohnheiten stattfindet, gibt es viele Gründe, weshalb diese über so lange Zeit gereiften "Übungen mit der Lebensenergie" sich in allen Ländern und Klimaten wachsenden Interesses erfreuen. Deshalb vermitteln inzwischen in jeder Sprache zahlreiche gute und weniger gute Lehrbücher und Einführungen diese Technik der Lebenspflege.

Im Wust der neuen Literatur nimmt das hier vorgelegte Buch eine Sonderstellung ein, einmal, indem es unspezifische Anweisungen zur Entspannungzur Stärkung der Lebensenergie, wie solche auch bisher schon der Öffentlichkeit nahegebracht worden sind, systematisch klarer faßt, zum anderen weil es durch die erstmalige oder besonders präzise Beschreibung spezifischer Übungen zur unterstützenden Heilbehandlung weit verbreiteter Gesundheitsstörungen beiträgt.

Der Autor, Dr. John Zhou, ist ein in China ausgebildeter Arzt. Aus Neigung und Talent hatte er bereits dort begonnen, sich auf manuelle Therapieverfahren der chinesischen Medizin zu spezialisieren. In deren weiterem Umfeld liegen außer Premoprehension (tuina) auch Heilgymnastik und die Qi-Übun en. Aus erlerntem Wissen und inzwischen reicher praktischer Erfahrungschöpfend, schrieb er dieses Buch. Sein Erscheinen bedeutet eine echte Bereicherung der Mittel für Heilberufe, zugleich aber auch eine Bereicherung der Möglichkeiten der wirksamen Selbstbehandlung.

München

Professor Dr. Manfred Porkert

Teil 1: Gecko-Ball Akupressur

Vorwort 18

Einführung 21

Kapitel I: Prinzipien der Gecko-Ball-Akupressur 23
Der Akupressur-Effekt 23
Der magnet-therapeutische Effekt 23
Der Gymnastik-Effekt 24

Kapitel II: die Methode der Gecko-Ball-Akupressur 24

Die Methode des Rollens 24
Rollen am Rücken 25
Rollen am Nacken 25
Rollen an der Oberarm-Außenseite 26
Rollen an der Arm-Innenseite 26
Rollen am Schultergürtel 26
Rollen an der Achilles-Sehne 26
Rollen am Rücken nach links und rechts 26
Rollen am Bauch 28
Rollen an der Ellenbogen-Außenseite 28
Rollen am Schultergelenk 28
Rollen am Unterarm und Hand 28
Rollen an der Oberschenkel-Außenseite 30
Rollen am Boden nach links und rechts 30
Rollen am Boden vor und zurück 30
Rollen an den Waden 30
Rollen an der Unterschenkel-Außenseite 30
Rollen an der Kniescheibe 32
Rollen am Kopf 32
Rollen an der Knie-Innenseite 32
Rollen an der Fußsohle 32
Rollen im Kreis 32
Kreisen am Schulter- und Ellbogengelenk 32
Rollen durch Ziehen 34
Rollen mit der Hand 34

Die Methode des Schiebens — 34
Schieben nach links und rechts — 34
Schieben nach oben und unten — 35

Die Methode des Klopfens — 36
Doppel-Klopfen mit nebeneinander liegenden Bällen — 36
Doppel-Klopfen mit auseinander gezogenen Bällen — 36
Klopfen durch Hin und Herschwingen des Oberköpers — 36
Diagonales Klopfen — 36
Kombiniertes Klopfen von Oberschenkel und Ellbogen — 38
Kombiniertes Klopfen von Schultergürtel und Unterschenkel-Außenseite — 38
Klopfen mit gleichzeitiger Hüftbewegung — 38
Klopfen mit gestreckt hochgezogenen Beinen — 38
Klopfen mit hochgezogenen Knien — 40
Klopfen mit nach innen gehobenen Beinen — 40
Klopfen mit nach hinten gebeugten Beinen — 40
Klopfen mit dem Schritt des gespannten Bogens — 40
Klopfen mit dem Schritt des Pferdes — 40
Gegen eine Wand klopfen — 40

Die Methode der Gelenk-Lockerung — 42
Treten mit den Fußsohlen — 42
Treten mit dem Fußrücken — 42
Gegenschlagen mit der Handfläche — 42

Die Methode des Drückens — 43
Drücken in Rückenlage — 44
Drücken gegen die Wand — 44

Die Methode der Dehnung — 44
Schulterdehnung — 45
Hüftgelenks-Dehnung im Liegen — 46
Hüftgelenks-Dehnung im Sitzen — 46
Hüftmuskel-Dehnung im Liegen — 46
Die Position der Katze — 46
Die Position des Schaukelns — 48
Die Position der Dehnung in Ruhestellung — 48
Die Position mit dem Kopf gegen die Wand — 48

Rückwärts-Dehnung in der vereinfachten Liegestütze	48
Rückwärts-Dehnung in der Bauchlage	50
Rückwärts-Dehnung in der Rückenlage	50
Die Position der Brücke	50
Die Wirbelsäulen-Drehung in Rückenlage mit geschlossenen Knien	50
Die Wirbelsäulen-Drehung in Rückenlage mit einem gebeugten Bein	50
Die Körper-Drehung im Sitzen mit geschlossenen Beinen	52
Bein-Dehnung	52
Knie-Dehnung	52

Die Methode des Greifens — 52

Die Methode des Schwingens — 54
Hülft-Schwingen — 54
Schulter-Schwingen — 54

Wichtige Hinweise zu der Gecko-Ball-Akupressur — 54

Kapitel III: Leitbahnensystem (jingluo) — 56
1. Das Qi in der chinesischen Medizin — 56
2. Qi Leitbahnen — 57
3. Entdeckung der Qi Leitbahnen durch Qigong — 59
4. 14 Haupt-Leitbahnen — 61

Kapitel IV: Häufig verwendete Punkte am Körper — 62

Die Punkte an den oberen Extremitäten — 62
Di4 (IC 4); 3 E 5 (T 5); Di 11 (IC 11); — 62
Di 15 (IC 15); Lu 1 (P 1); KS 6 (Pc 6); KS 8 (Pc 8) — 64
H 7 (C 7) ; Dü 3 (IT 3) — 66

Die Punkte an Bauch und Brust — 66
KG 3 (Rs 3); KG 4 (Rs 4) — 66
KG 5 (Rs 5); M 25 (S 5); KG 12 (Rs12); KG 14 (Rs 14);
KG 17 (Rs 17) — 68
Le 13 (H 13); G 25 (F 25) — 69

Die Punkte am Kopf — 70
B 2 (V 2); Di 20 (IC 20); G 8 (F 8); G 2 (F 2); Tai Yang — 70
G 20 (F 20); LG 20 (Rg 20) — 71

Die Punkte an Nacken und Rücken — 72
G 21 (F 21); Dü 11 (IT 11); B 13 (V 13); B 14 (V 14) — 72
B 15 (V 15); B 18 (V 18) — 73
B 19 (V 19); B 20 (V 20); B 21 (V 21); B 22 (V 22) — 74
B 23 (V 23); B 25 (V 25) — 75
B 27 (V 27); B 28 (V 28); LG 1 (Rg 1) — 76

Die Punkte an den unteren Extremitäten — 77
G 29 (F 29) — 77
G30 (F 30); G31 (F 31); N1 (R 1); Le 8 (H 8); MP 9 (L 9) — 78
MP 6 (L 6) — 79
M 35 (S 35); M 36 (S 36); Le 3 (H 3); B 40 (V 40); B 57 (V 57) — 80
B 60 (V 60); B 62 (V 62) — 81

Kapitel V: Die Theoretischen Grundlagen der chinesischen Medizin — 82

Kapitel VI: Die chinesische Diagnostik — 88
Die vier diagnostischen Verfahren — 90

I. Inspektion — 90
Inspektion der konstellierenden Kraft (Shen) — 91
Inspektion der Hautfarbe — 91
Inspektion der Zunge — 91

II. Hören und Riechen — 92
Zuhören — 92
Geruch — 92

III. Patientenbefragung — 93
Temperaturempfinden — 93
Schweiß — 93
Stuhlgang und Miktion — 93
Menstruation — 93
Schmerzen — 93

Essen und Trinken, Appetit und Mundgeruch 94

IV. Palpation (Diagnose durch Tastung) 95
Die Pulsdiagnostik 95
Belastung 95

Teil 2: Die chinesische Diätetik 97

Kapitel I: Historisches und theorie der Diätetik 97
Charakteristiken 98
Eigenschaft und Geschmack 99
Verträglichkeit und Unverträglichkeit 100

Kapitel II: Praxis der chinesischen Diätetik 102
Selektion von Material und Herstellungsprozess 102
Kochtechniken 102
Angewandte Prinzipien der medizinischen Diätetik 103

Kapitel III: Diätetische Monographie 104

1. Früchte 104
Birne 104
Mandarine 105
Pflaume 105
Aprikose 105
Apfel 105
Bananen 106
Ananas 106
Weintrauben 106
Kirsche 106
Wassermelone 107

2. Getreide 107
Hafer 107
Weizen 108
Hirse 108
Buchweizen 108
Mais 108

3. Hülsenfrüchte 109
Mungobohnen 109
Sojabohnen 109
Sojamilch 110
Sojaquark, Tofu 110
Azukibohnen 110
Erbsen 111

4. Samenfrüchte 111
Erdnuss 111
Pinienkerne 111
Mandel 112
Sonnenblumenkerne 112
Kastanie 112

5. Gemüse 112
Knoblauch 112
Frühlingszwiebeln 113
Zwiebeln 113
Chili, Paprika 113
Ingwer 114
Fenchel 114
Rettich 114
Karotte 115
Chinakohl 115
Brauntang 115
Gurke 116
Sellerie 116
Spinat 116
Bambussprossen 116
Salat 117
Kartoffel 117
Yamsknolle 117
Süßkartoffel 117
Lotoswurzel 118
Tomate 118
Aubergine 118

Judasohr	119
Silbermorchel	119
Shiitake-Pilz	119
Moschuskürbis	120
Champignon	120

6. Milchprodukte — 120
Kuhmilch	120
Schafs- und Ziegenmilch	121
Joghurt	121
Butter/Sahne	121

7. Gewürze — 121
Weißzucker	121
Brauner Zucker	122
Honig	122
Salz	122
Grüner Tee	122
Pfeffer	122
Essig	123
Sojapaste und -soße	124
Rotwein	124

8. Fleisch — 124
Hühnerfleisch	124
Hühnerei	125
Entenfleisch	125
Gänsefleisch	125
Schweinefleisch	125
Schweinelunge	126
Schweineherz	126
Schweineleber	126
Schweineniere	126
Schaf	127
Schafleber	127
Schafniere	127
Rinderfleisch	127
Rinderleber	128
Rinderniere	128

9. Fisch — 128
Meeräsche — 128
Karpfen — 129
Hering — 129
Barsch — 129
Sardelle — 129
Aal — 130

10. Kräuter — 131
Ling Zhi — 131
Renshen (Ginseng) — 131

Teil 3: Qigong — 132

Kapitel I: Einführung und Historisches des Qigong 132

Einführung — 132
Historisches — 133

Kapitel II: Theorie des Qigong — 135
Qigong und Yin-Yang — 135
Qigong und die fünf Wandlungsphasen — 136
Qigong und der o. Herz — 136
Qigong und der o. Lunge — 136
Qigong und der o. Niere — 137
Qigong und Dantian — 137
Qigong und der o. Leber — 137
Qigong und die oo. Milz und Magen — 137

Kapitel III: Inhalt des Qigong — 138

Regulation der Atmung — 138
Natürliches Atmen — 138
Tiefe, lange Atmung — 139
Normale Bauchatmung — 139
Umgekehrte Bauchatmung — 139
Anhalten des Atems — 139
Embryonalatmung — 139
Öffnen-und-Schliessen-Atemmethode — 139

Die Methode des Sprechens von Silben 139

Regulation der Körperhaltung 139

Normale Sitzhaltung 141
Schneidersitz 141
Lotussitz 141
Natürliches Stehen 141
Den Ball drücken 141
Der Schritt des Pferdes 142
Der Schritt des gespannten Bogens 142
Rückenlage 142
Seitenlage 143

Regulation der Vorstellungskraft

Methode des Bewahrens der Vorstellungskraft 144
Methode des Öffnens und Schließens am Ort
des Krankheitsgeschehens 144
Methode des Umkreisens am Krankheitsort 144
Methode des Richtens der Vorstellungskraft auf die
Bedeutung von Worten 144
Die Methode des Zählens der Atemzüge 145
Der Begriff „Dantian" im Qigong 145
Qigong und „Dantian" 145
Meditation 145

Prinzipien des Qigong 146

Entspannung, Ruhe, Natürlichkeit 146
Bewegung und Ruhe gehören zusammen 147
Oben „Leere" und unten „Fülle" 147
Zusammenspiel von Geist, Atem und Qi 148
Schritt für Schritt vorwärts 148

Wichtige Punkte für die Ausübung von Qigong 149

Kapitel IV: Qigong-Durchführungsmethoden 150

Methodik der Qigong-Übungen-in-Ruhe 150

Innere Pflege-Qigong 150
Qigong zur Entspannung 151

Qigong zur Stärkung	152
Qigong zur Senkung des Blutdrucks	152
Qigong, um die Energie von Sonne und Mond zu erhalten	153
Die „6-Laute Atemmethode"	154
Qigong des „himmlischen Kreislaufs"	154

Methodik der Qigong-Übungen-in-Bewegung — 155

Das Taiji	155
Die 8-Brokat-Übungen	165
Qigong für Kopf und Gesicht	168
Qigong für die Ohren	170
Qigong für Nase und Zähne	170
Qigong für die Augen	171
Qigong für den Nacken	173
Qigong für Schultern und Arme	174
Qigong-Übungen zur Regulation des o. Lunge	176
Qigong-Übungen für die Brust	178
Qigong-Übungen zur Regulation des o. Herz	178
Qigong-Übungen zur Regulation des o. Milz	181
Qigong zur Regulation des o. Leber	182
Qigong zur Regulation des o. Niere	184
Qigong-Übungen für die Lendenregion	185
Qigong-Übungen für das Abdomen (Bauch)	186
Qigong-Übungen für die unteren Extremitäten	187
Qigong zur Gewichtsabnahme	188
Qigong für die Gesundheitswiederherstellung	190
Qigong zur Vermehrung des sexuellen Potentials bei Männern	191

Teil 4: Die Praxis der chinesischen Medizin — 195

Kapitel I: Erkrankungen der Atemwege — 195

Erkältungskrankheiten	195
Husten	196
Halsentzündung	200
Asthma (Xiao chuan)	202

Kapitel II: Erkrankungen des Verdauungstraktes — 205

Magenschmerzen	205
Obstipation (Verstopfung)	208

Diarrhoe (Durchfall) 210
Bauchschmerzen 213

Kapitel III: Herz- und Kreislauferkrankungen 216
Herzrhythmusstörungen 216
Hypertonie (Bluthochdruck) 218
Müdigkeit 220

Kapitel IV: Urologische Erkrankungen 220
Ödeme, Nephritis 220
Impotenz 221
Retention von Urin 223
Syndrom der schmerzhaften Miktion 224

Kapitel V: Endokrinologische Erkrankungen 227
Diabetes mellitus 227
Übergewicht 229

Kapitel VI: Gynäkologische Erkrankungen 230
Dysmenorrhoe (Schmerzhafte Regel) 230
Menstruationsstörungen 231
Klimakterische Beschwerden 233
Amenorrhöe 235
Prämenstruelles Syndrom 236
Fluor vaginalis 238
Menorrhagie, Metrorrhagie 240
Sterilität bei der Frau 242

Kapitel VII: Psychische Erkrankungen 245
Schlaflosigkeit 245
Depression 248

Kapitel VIII: Neurologische Erkrankungen 250
Kopfschmerzen 250
Atrophie-Syndrom 252
BI Zhen – Schmerzhaftes Obstruktions-Syndrom 255
Multiple Sklerose 257
Parkinsonsche Krankheit

Kapitel IX: Erkrankungen der Sinnesorgane — 259
- Tinnitus — 259
- Rhinitis (Schnupfen) — 261
- Sinusitis — 263
- Glaukom — 264
- Myopie (Kurzsichtigkeit) — 266
- Stomatitis — 267

Kapitel X: Hauterkrankungen — 268
- Herpes zoster — 268
- Ekzem — 269
- Urtikaria (Nesselsucht) — 271
- Neurodermitis — 273
- Akne — 274
- Alopecia areata — 275

Kapitel XI: Orthopädische Erkrankungen — 277
- Schulterschmerz — 277
- Epicondylitis Radialis Humeri — 278
- Das Musculus-Piriformis-Syndrom — 279
- Meniskusschäden — 281
- Verletzung der Knieseitenbänder — 283
- Verletzung der Achillessehne — 284
- Fersensporn — 285
- Verlegen (steifer Nacken) — 285
- Das Skalenussyndrom — 286
- Zervikalsyndrom — 287
- Rückenschmerzen — 288

Anhang: Die Sprache der chinesischen Medizin — 291

Teil 1: Gecko-Ball-Akupressur

Vorwort

Wollen wir das Prinzip des Gecko-Balls verstehen, sollten wir uns zuerst die Vorstellungen über Krankheit in China und bei uns vergegenwärtigen! Im christlichen Mittelalter wurde der Mensch in Europa als Gottes Geschöpf zwischen Himmel und Erde betrachtet. Hier sei erinnert an Hildegard von Bingens (12.Jh.) Darstellung der Welt: Gott Vater mit einen bärtigen Kopf, der über der Mutter Erde thront, die als roter Kopf direkt darunter erscheint. Er beherrscht die 4 Winde (4 Himmelsrichtungen), in deren Mitte der Mensch als winzige Figur steht. Verläßt der Mensch diese göttliche Ordnung, zwingt ihn eine Krankheit zur Sühnung. Der Sohn Gottes wird in Kirchen oft als „Heiland" (lat. Christus medicus) dargestellt. Schmerzen können mit Kräutern, Früchten usw. gelindert werden. So ist das europäische Denken von der Dualität „Schöpfergott – Geschöpf" und bis heute von „entweder – oder" und "schwarz oder weiß" geprägt.

In der östlichen Philosophie spielt das „sowohl – als auch" die erste Geige, wie es im Yin-Yang-Symbol deutlich wird. Die Chinesen sahen jeden Menschen damals als eine „Verdichtung von Energie" zwischen den Polen Yin und Yang. So hat der Mensch 6 Yin- und 6 Yang-Meridiane (das sind Energie-Kanäle), die in Funktionskreisen zu drei Zyklen miteinander verbunden sind. Auch die Organe des Körpers sind Yin und Yang: Überwiegt eins, gerät der Fluß der Lebensenergie ins Stocken: Das führt zu ungeordneten Gedanken und körperlichem Unwohlsein bis hin zu „Krankheit". Ein Arzt interessiert sich für alle energetischen Phänomene, wie Emotionen, und vitale Körperfunktionen, um Disharmonien des Energiesystems wahrzunehmen. Die Lebensenergie, das Qi, fließt in zyklischer Abfolge auf definierten Energie-Leitbahnen von der Körpermitte zu den Extremitäten und wieder zurück. Alles, was der Mensch plant und tut, ist Ausdruck seiner energetischen Situation. Die Aufgabe eines Arztes besteht in der Wahrnehmung einer energetischen Disharmonie des Qi beim Kranken und der Lösung von Energie-Blockaden durch seine Verordnungen. Aus diesem Grund werden allen Äußerungen des Patienten wie „gestus und habitus" große Aufmerksamkeit geschenkt.

Der chinesische „Krankheits"-Begriff ist zwar Organ-bezogen (z.B Leber-Meridian) – doch gibt das „Organ" Aufschluß über das Befinden, d.h. die Gemüts-Bewegungen des Kranken und die Störung seines Energiesystems. Es gibt 4 diagnostische Verfahren: Sehen, Hören, Befragen und Tasten. Zum Tasten gehört die Puls-Diagnostik, das Hinein"horchen" in den Körper. Welcher Meridian ist auffällig? Das ist wahre Heil-KUNST, weil ein Therapeut den Mitmenschen als ein „Wesen mit Körper-Seele-Geist-Gefühlen" betrachtet.

Im 17. Jahrhundert hat der französische Philosoph und Mathematiker Descartes den Menschen als eine „homme machine" („Maschinen-Menschen") und das Herz als Motor dieser Maschine angesehen. Das war in Europa der Startschuß für die Entwicklung der modernen „Natur"-Wissenschaften - heute rangiert bei uns der Befund vor dem Befinden des Patienten! In diese Zeit fällt der erste Kontakt mit der chinesischen Medizin. Besonders die Akupunktur ist in Europa populär geworden und hat sich hier selbständig weiterentwickelt. Als der amerikanische Präsident Nixon im Jahre 1972 die Volksrepublik China besuchte, mußte der Journalist James Reston operiert werden. Die notwendige Narkose wurde mit Akupunkturnadeln vorgenommen und sorgte in den westlichen Bild-Berichten für Aufruhr. Dies war eine Herausforderung für die Wissenschaftler im Westen – und seither steht die Akupunktur auch bei westlichen Schmerztherapeuten im Brennpunkt des Interesses.

Rückenschmerzen sind besonders weit verbreitet. Häufig werden sie chronisch, weil sie schwer oder kaum erfolgreich zu behandeln sind. Es ist daher äußerst begrüßenswert, daß Dr. med. John Zhou, der in der Volksrepublik China traditionelle wie auch moderne Medizin studiert und in Deutschland eine Dissertation über die „Unterschiede in der chinesischen und westlichen Frakturenlehre" geschrieben hat, nach 15 Jahren ärztlicher Erfahrung den „GECKO-BALL" erfunden hat.

Dir, lieber Leser, wird nun diese Erfindung vorgestellt: Der Gecko ist eine kleine Eidechsenart, die flink und mit Schnalzgeräuschen die Wände hinaufläuft. Dr. Zhou hat dieses Tier als Symbol gewählt, weil die Schmerzen durch Auf- und Abrollen der Bälle an den schmerzenden Körperstellen bzw. Links-Rechts-Rollen der Gecko-Bälle an der Wand gelindert werden. Die zwei Gecko-Bälle mit vier Magnetteilen sind an einer Schnur befestigt und können beliebig verstellt werden. Es ist eine geniale Erfindung: Denn Dr. Zhou verbindet Akupressur, Magnettherapie und Massage miteinander. So kann sich der Patient selbst seinen Rücken massieren – überall und zu jeder Zeit!

Dr. Zhou hat 72 Funktions-Möglichkeiten herausgefunden und in Bildern festgehalten, so daß Du, lieber Leser, die Bälle anhand dieses Büchleins gleich ausprobieren kannst. Der Erfolg ist garantiert, wie schon einige Ärzte und Orthopäden verblüfft feststellen.

Schon der griechische Arzt Hippokrates meinte vor 2500 Jahren, daß ein Arzt nur mit dem Kranken zusammen eine Krankheit besiegen kann. Später verfaßte sein Landsmann und Kollege Galen (2.Jh.) aus Pergamon einen Traktat „darüber, daß der wahrhaftige Arzt ein Philosoph sein müsse". In den buddhistischen kanonischen Schriften wird berichtet, daß Buddha einmal Leiden und Krankheit mit einem Glöckchen um einen Tigerhals vergleicht. Buddha fragt, wer denn das Glöckchen losbinden könne? Die Antwort lautet: „Wer das Glöckchen umgehängt hat, der soll es auch wieder losbinden." Im übertragenen Sinn bedeutet das: Die Krankheit ist durch den Menschen selbst verursacht worden, so daß auch er selbst die Lösung zur Gesundung finden solle. Für uns heute bedeutet es, dass wir neben der äußeren Behandlung der Symptome die Krankheit auch von innen angehen sollen, um den Heilungsprozess zu beschleunigen.

Der Gecko-Ball ist eine „Verordnung" besonderer Art: Der leidende Menschen trägt selbst zur Linderung seiner Schmerzen bei. Es kommt also auf Dich selbst an, liebe Leserin und lieber Leser, den Gecko-Ball täglich zu benutzen! Nun wünsche ich allen Leserinnen und Lesern – ob Arzt oder Patient– beim Gebrauch des Gecko-Balls mit diesem Arbeitsbuch von Herzen viel Erfolg!

Prof. Dr. Friedrun R. Hau, Medizinhistorisches Institut der Universität Bonn, den 1. September 2000

Einführung

Die chinesische manuelle Therapie (chin.:Tuina, deutsch: Akupressur, lateinisch: Premoprehension) ist eine der wichtigsten Behandlungsmethoden innerhalb der chinesischen Medizin. Es werden Krankheiten auf die Weise behandelt, indem durch die heilende Kraft der Hände und bestimmte Manipulationsverfahren auf bestimmte Punkte des Körpers eine Beeinflußung des Energieflußes in den Leitbahnen stattfindet. Besonders erfolgversprechend wird sie, genau wie die Akupunktur, bei funktionellen Störungen und bei Schmerzzuständen aller Art eingesetzt. Die chinesische Therapie arbeitet also mit dem gleichen methodischen Instrumentarium wie die Akupunktur. Aber ein großer Vorteil der chinesischen manuellen Therapie liegt darin, daß diese Methode noch weniger Nebenwirkungen als die Akupunktur hat. Das erste medizinische Werk in der ganzen Welt, „Unbefangene Fragen im Innern Klassiker des Gelben Fürsten" (Huangdi Neijing Suwen), wurde zwischen 500 und 300 v. Christus zusammengestellt. Es beschreibt die grundlegenden Theorien der chinesischen Medizin ebenso wie das grundlegende Wissen über die Tuina (Anmo), z. B. in den Kapiteln 12, 24 und 62. Dort findet man Hinweise darauf, daß die Tuina (Akupressur) zur Schmerzlinderung und Muskelentspannung eingesetzt wurde. In späteren Epochen nimmt mit dem allgemeinen Aufschwung medizinischen Wissens auch die Zahl der Erwähnungen der Tuina zu. Sie ist nicht nur die Verfeinerung und Systematisierung der manuellen Techniken, gepaart mit dem Bezug auf die theoretischen Grundlagen der chinesischen Medizin, sondern neben äußeren Verletzungen wurden auch innere Erkrankungen behandelt. Ihre Ausbildung wurde staatlich festgelegt und überprüft. In China findet sich auch weltweit das früheste Beispiel einer staatlich kontrollierten medizinischen Ausbildung. Das kaiserliche „Medizinalamt" war in hauptsächlich drei Sektoren unterteilt: nämlich Arzneimittel, Akupunktur und Tuina (Akupressur). Auf Grund ihrer hohen Wirksamkeit ist die Tuina (Akupressur) in China seit Jahrtausenden weit verbreitet. Heute ist mit diesem Namen eine eigenständige physikalische Heildisziplin definiert. Überall in China wird die Tuina (Akupressur) an medizinischen Hochschulen gelehrt und erforscht.

Die Gecko-Ball-Akupressur-Gymnastik ist eine von mir, aufgrund meiner langjährigen Erfahrung mit Akupressur, entwickelte, gesundheitsfördernde Methode, die es dem Menschen ermöglicht, selbst die krankheitsverursachenden energetischen Blockaden und Muskelverspannungen zu lösen. Die Gecko-Ball-Akupressur-Gymnastik kommt aus der Selbst-Akupressur, ist aber effektiver und besser als diese. Denn trotz der positiven Heilungseffekte im Laufe der Jahrtausende ist die Selbst-Akupressur dennoch begrenzt. Die Gründe dafür sind: Man kann den Rücken nicht mit den eigenen Händen behandeln. Gerade der Rücken aber ist ein besonders wichtiger Körperteil, denn die entlang des Rückens verlaufenden Blasen-

Leitbahnen sind als Vereinigung aller Organ-Funktionskreise definiert. Alle Organ-Funktionskreise haben im Rücken einen Zustimmungspunkt. Deshalb wird bei verschiedensten Organ-Funktions-Störungen gewöhnlich auch der Rücken in Mitleidenschaft gezogen.
Die Selbst-Akupressur kann oft nicht den erforderlichen Druck ausüben. Die Kunst der Akupressur liegt gerade darin, daß der Behandler kraftvoll und behutsam auf den Patienten einwirkt. Das ermöglicht einen tiefgreifenden Heilerfolg. Der Gecko-Ball löst das Problem der Rückenbehandlung und Druckstärke bei der Selbst-Akupressur. Die Besonderheiten dieser Methode sind:

- Einsatz des eigenen Körpergewichtes ohne großen Kraftaufwand
- Lösung energetischer Blockaden und Muskelverspannungen
- Vielfältige und leicht erlernbare Anwendungsmöglichkeiten
- Zuverlässig und ohne Nebenwirkungen
- Die eigene Heilungskraft wird mobilisiert - ohne fremde Hilfe!
- Gleichzeitiger Einsatz durch Patienten und Therapeuten und somit doppelte Wirkung.

Die Gecko-Ball-Methode ermöglicht es nun, die Gymnastik mit Akupressur und Magnetfeld-Therapie zu kombinieren. Besonders erfolgversprechend wird sie - genau wie die Akupressur - bei funktionellen Störungen und bei Schmerzzuständen aller Art eingesetzt. In Kombination mit speziellen Gymnastikübungen können auch Gelenk-Versteifungen und Muskel-Verspannungen, wie z. B. Rückenschmerzen, erfolgreich behandelt werden. Die klinische Praxis hat gezeigt, daß bei regelmäßiger Anwendung des Gecko-Balls offensichtliche Heilungseffekte erzielt werden konnten, besonders im Bereich der Schmerzbehandlung des Rückens. Da diese Methode sehr einfach erlernbar ist und sowohl zu Hause als auch im Büro oder während längerer Autofahrten angewandt werden kann, erfreut sie sich seit ihrer Entdeckung großer Beliebtheit. Dies beweist auch die Verleihung einer Silbermedaille auf der " IENA 2000", der internationalen Erfindermesse Deutschlands. Professor Dr. Manfred Porkert, ein weltweit bekannter Fachmann für TCM, sagt: „Die WHO fordert schon seit langem die Entwicklung und Förderung der häuslichen Gesundheitsvorsorge. Der Gecko-Ball leistet einen wertvollen Beitrag dazu. Darüber hinaus verkörpert er eine alte chinesische Weisheit: Ein großer Weg ist einfach zu praktizieren."

Kapitel I: Prinzipien der Gecko-Ball-Akupressur

Der Akupressur-Effekt
Die grundlegenden Manipulationen bei der Gecko-Ball-Akupressur-Gymnastik sind Rollen, Drücken, Schieben und Klopfen, wie sie für gewöhnlich auch bei der Akupressur angewandt werden. Nur wird bei dieser Methode idealerweise das Eigengewicht dazu benutzt, unter möglichst wenig Belastung den Akupunkturpunkt zu stimulieren. Durch die Verbindung der Bälle mit einer Kordel ist eine sehr flexible Anwendung möglich, d.h. die Bälle können an jeden beliebigen Punkt plaziert werden. Die Anwendung ist leicht und vielfältig. Dabei hat dieses Verfahren hinsichtlich der Stimulation des Akupunkturpunktes und der Entspannung verspannter Muskeln die gleiche Wirkung wie die traditionelle Akupressur.

Der magnet-therapeutische Effekt
Der Geckoball besteht aus zwei 6 cm großen Naturkautschuk-Bällen. Innnen befinden sich zwei 500 GS-Magnete (Abb. 2), die an der Oberfläche noch 250 GS stark sind. Die Magnetkraft im Ball kann in den Körper eindringen, während der Ball die Akupunkturpunkte stimuliert. Durch die Weiterleitung des magnetischen Signals können Energie-Leitbahnen geöffnet werden und zugleich wird auch

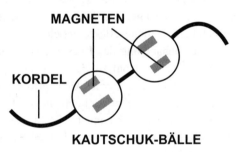

Abb. 2

die Zirkulation der Energie und des Blutes verbessert. Auf diese Weise wird eine Linderung von Schmerzzuständen, die durch Muskelverhärtung und Mangeldurchblutung entstanden sind, erreicht. Der magnet-therapeutische Effekt dieser Methode basiert auf der Theorie, daß Atome, Neutronen, Protonen und andere Substanzen in der Natur elektromagnetische Eigenschaften haben. Das gleiche gilt auch für die Energie. In der TCM heißt es: „Schmerz-Zustände werden durch Energie-Blockaden hervorgerufen." Das weist auf eine Störung des natürlichen Magnetfeldes der Energie-Leitbahnen hin.

Der Gymnastik-Effekt

Was interessant ist beim Gecko-Ball ist: Die beiden Bälle sind durch eine Kordel miteinander verbunden. Nur durch diese einfache, dynamische Verbindung zweier Bälle mit einer Kordel sind mit der Gecko-Ball-Akupressur 72 Funktionen möglich. Die Aku-Gymnastik besteht aus verschiedenen Dehnungs-, Entspannungs- und Kräftigungsübungen. Dabei wird jede Position mit Akupressur kombiniert. Durch gleichzeitige Stimulierung der Akupunkturpunkte und Ausführung der Gymnastikübungen besteht das Ziel der Aku-Gymnastik nicht nur darin, die Energie in Bewegung zu bringen, sondern auch die Muskeln, vor allem die Rückenmuskulatur zu entspannen. Aus diesem Grunde leistet Aku-Gymnastik auch einen wertvollen Beitrag zur Rückenschule.

Die Gecko-Ball-Methode ermöglicht es nun, die Gymnastik mit Akupressur und Magnetfeld-Therapie zu kombinieren (Abb.2). Besonders erfolgversprechend wird sie - genau wie die Akupressur - bei funktionellen Störungen und bei Schmerzzuständen aller Art eingesetzt. In Kombination mit speziellen Gymnastikübungen können auch Gelenk-Versteifungen und Muskel-Verspannungen, wie z. B. Rückenschmerzen, erfolgreich behandelt werden. Die klinische Praxis hat gezeigt, daß bei regelmäßiger Anwendung des Gecko-Balls offensichtliche Heilungseffekte erzielt werden konnten, besonders im Bereich der Schmerzbehandlung des Rückens. Da diese Methode sehr einfach erlernt werden kann und sowohl zu Hause als auch im Büro oder während längerer Autofahrten angewandt werden kann, erfreut sich die Gecko-Ball-Methode seit ihrer Entdeckung großer Beliebtheit. Professor Dr. Manfred Porkert, ein weltweit bekannter Fachmann für TCM, sagt: „Die WHO fordert schon seit langem die Entwicklung und Förderung der häuslichen Gesundheitsvorsorge. Der Gecko-Ball leistet einen wertvollen Beitrag dazu. Darüber hinaus verkörpert er eine alte chinesische Weisheit: Ein großer Weg ist einfach zu praktizieren."

Kapitel II: Die Methode der Gecko-Ball-Akupressur

Die Methode des Rollens

Die Methode des Rollens kommt aus dem Akupressurverfahren „Rudikulation". Hier werden entweder die Handkante oder der Handrücken eingesetzt. Aus dem Handgelenk wird eine vorgesetzt rührende Bewegung ausgeführt: Die Bewegung ist eine komplexe Drehung der ganzen Hand.

Bei der Methode des Rollens wird der Gecko-Ball zwischen dem Körper und einer Wand oder Liege plaziert und durch das Körpergewicht des Benutzers hin und her gerollt, so daß die betreffende Energie-Leitbahn stimuliert wird. Der Gecko wurde als Symbol gewählt, weil die Hauptanwendung mit dem Gecko-Ball darin besteht, daß beide Bälle zwischen dem Körper und der Wand wie der Gecko runter- und rauflaufen. Bei dieser Methode werden stärkere Kraftpotentiale auf ein größeres Gebiet übertragen. Auf diese Weise wird die Zirkulation der Energie gefördert und eine bessere Durchblutung gewährleistet. Durch gleichzeitigen Einsatz von Rücken-Massage und Bein-Training werden nicht nur die Rückenmuskeln entspannt, sondern auch die Beinmuskulatur gestärkt: Das ist für die Vitalität sehr wichtig.

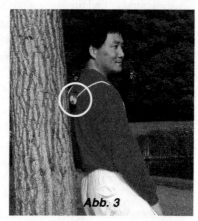

Rollen am Rücken
Mit dem Rücken zur Wand. Die Bälle liegen parallel an dem gewünschten Punkt. Zunächst mit beiden Füßen einen Schritt nach vorne treten. Die Schulterblätter bleiben an die Wand gelehnt. Die Füße stehen schulterbreit und etwa 30 cm von der Wand entfernt auseinander, wenn nötig, während der Behandlung korrigieren. Eine wichtige Regel: Je weiter die Füße von der Wand entfernt stehen, um so größer ist der Druck durch den Rücken auf die Bälle, daß entlastet auch die Knie. Die Beine werden nun behutsam gebeugt und wieder gestreckt, wobei die Bälle auf diese Weise entlang der Wand auf und ab gerollt werden mit dem gegen die Bälle gelehnten Körper, dabei bleibt die Wirbelsäule aufrecht (Abb.3). Man kann auch einen Ball anwenden. Diese Übung kräftigt die Muskulatur, trainiert die Ausdauer, stärkt das Herzkreislauf-System langfristig - und sie beugt auch einem Rundrücken vor.

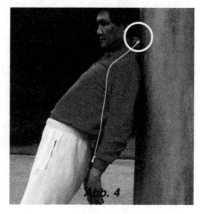

Rollen am Nacken
Ausgangsposition wie beim Rollen am Rücken. Die Bälle werden am unteren Ende des Nackens plaziert und so zwischen Wand und Nacken gehalten. Das Becken wird nun nach vorne gekippt und durch leichtes Beugen und Strecken der Beine der Ball im Nacken auf und ab bewegt (Abb.4). Bei dieser Anwendung

muß man vorsichtig und langsam vorgehen.

Rollen an der Oberarm-Außenseite
Mit einer Körperseite zur Wand stehen! Die Bälle liegen parallel an dem gewünschten Punkt des Oberarms, der Handrücken zeigt zur Wand. Die Füße stehen schulterbreit auseinander und der zur Wand zeigende und dort angestellte Fuß stützt den Körper noch zusätzlich. Die Beine werden nun behutsam gebeugt und wieder gestreckt und die Bälle auf diese Weise entlang der Wand mit dem gegen die Bälle gelehnten Oberarm auf und ab gerollt (Abb.5). Eine Variante zu der oben beschriebenen Übung ist die folgende: Den Arm gebeugt in Schulterhöhe anheben: Die Hand zeigt zur Brust. Die Bälle zwischen Oberarm und Wand plazieren, um sie dann an der Wand oder hin und her zu rollen (Abb.6).

Rollen an der Arm-Innenseite
Mit dem Körper zur Wand stellen, die Beine sind gespreizt. Die Bälle horizontal zwischen Oberarm-Innenseite und Wand plazieren, die Handfläche zeigt zur Wand. Nun durch Beugen und Strecken der Beine den Ball auf und abrollen (Abb.7).

Rollen am Schultergürtel
Mit dem Rücken zur Wand. Die Bälle liegen auseinander parallel an beiden Punkten G 21. Nun langsam die Fersen vom Boden lösen, das Becken nach vorn kippen, den Körper strecken und wieder lösen. Man kann auch durch Körperbewegung nach links und rechts rollen (Abb.8).

Rollen an der Achilles-Sehne
Das Bein gestreckt auf eine Bank, einen Tisch oder ähnliches legen. Die Fußsitze hochziehen. Die Bälle rechts und links von der Achilles-Sehne unter den Fuß legen und den Fuß vor und zurück bewegen, so daß die Bälle entlang der Achilles-Sehne gerollt werden (Abb.9).

Rollen am Rücken nach links und rechts
Mit dem Rücken zur Wand. Die Füße stehen schulterbreit auseinander, wobei der Fuß des zu behandelnden Beines nah zur Wand steht und der andere Fuß ca. 30 cm von der Wand entfernt. Die Bälle werden übereinander an den gewünschten Punkt plaziert (Abb.10). Dann den Körper oder die Hüften hin- und her nach links und rechts bewegen wie beim Bauchtanz. Diese Technik kann am ganzen Rücken, jeweils auf einer Rückenhälfte und an der Hüftpartie angewandt werden.

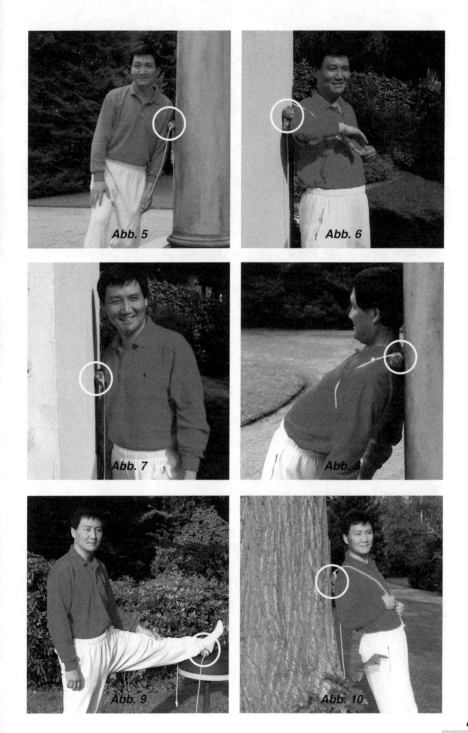

Abb. 5

Abb. 6

Abb. 7

Abb. 8

Abb. 9

Abb. 10

Rollen am Bauch

Mit dem Bauch zur Wand: Die Füße stehen schulterbreit und etwa 20 cm von der Wand entfernt auseinander. Die Bälle werden übereinander an dem Bauch plaziert. Den Bauch gegen die Bälle und an die Wand lehnen. Die Hände stützen das Kreuz, die Finger zeigen nach unten. Man hebt jetzt den Brustkorb von der Wand weg und dehnt sich vom Becken an aufwärts, dann den Bauch hin- und her nach links und rechts bewegen (Abb.11), dabei Fersen vom Boden lösen. Dadurch werden nicht nur die Punkte am Bauch stimuliert, sondern auch die Verspannungen im unteren Rückenbereich gelindert. Nicht anwenden bei Schwangerschaft!

Rollen an der Ellenbogen-Außenseite

Mit dem Gesicht zur Wand stehen im Bogenschritt! Den betroffenen Arm angewinkelt vor der Brust, die Handfläche zeigt nach oben. Nun die Bälle übereinander zwischen Unterarm-Außenkante und der Wand plazieren! Das linke Bein wird nun behutsam gebeugt und wieder gestreckt und die Bälle auf diese Weise entlang der Wand mit dem gegen die Bälle gelehnten Unterarm hin und her gerollt (Abb.12).

Rollen am Schultergelenk

Mit der Brust zur Wand. Die Füße stehen schulterbreit und etwa 20 cm von der Wand entfernt auseinander. Die Bälle werden übereinander an der Schulter-Innenseite an dem gewünschten Punkt plaziert. Die Schulter gegen die Bälle und an die Wand lehnen. Dann die Schulter hin- und her nach links und rechts bewegen (Abb.13).

Rollen am Unterarm und an der Hand

Vor einem Tisch sitzen. Die Bälle parallel auf den Tisch legen. Je nach Bedarf die Unter- oder Oberseite des Unterarmes auf die Bälle legen und durch Vorwärts- und Rückwärtsbewegungen des Oberkörpers den Arm auf den Bällen vom Handgelenk bis zum Ellenbogen vor- und zurückrollen. Auf diese Weise kann auch mit der Außenseite des Unterarmes verfahren werden. Diese Übung unterstützt gleichzeitig die Beweglichkeit des Rückens (Abb.14).

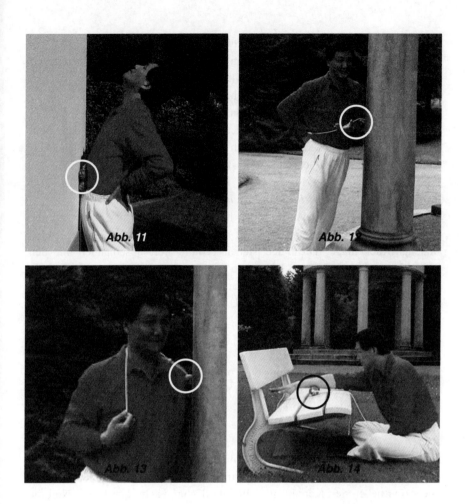

Rollen an der Oberschenkel-Außenseite
Mit dem zu behandelnden Bein direkt an der Wand stehen. Der Fuß stützt gegen die Wand, das Knie ist gebeugt. Das andere Bein nach hinten ausstrecken (Bogenschritt), der Abstand zur Wand beträgt ca. 30 cm. Nun einen der Bälle zwischen Oberschenkel und Wand plazieren, der andere Ball wird in den Händen gehalten. Den Oberkörper gegen die Wand lehnen! Das vordere Bein nun beugen und strecken und dadurch den Ball entlang der Oberschenkel-Außenseite vor- und zurückrollen (Abb.15).

Rollen am Boden nach links und rechts
Man kann die Bälle auch bei einer liegenden Position plazieren, um die Reizintensität zu verstärken. Auf den Rücken legen, die Beine anziehen!Rückenlage. Die Füße stehen schulterbreit auseinander mit den Fußsohlen auf dem Boden. Die Bälle werden übereinander am Kreuzbein plaziert. Dann die Hüften hin- und her nach links und rechts bewegen (Abb.16). Damit der Druck nicht zu intensiv wird, können gleichzeitig zwei Gecko-Bälle benutzt werden, über die man abrollt.

Rollen am Boden vor und zurück
Rückenlage. Ausgangsposition wie oben. Die Bälle nebeneinander am Kreuzbein plazieren. Auf die Ellbogen stützen, Gesäß anheben und die Bälle vor- und zurückrollen! (Abb.17).

Rollen an den Waden
Einen Stuhl mit der Rückenlehne gegen eine Wand stellen. Vor dem Stuhl auf den Rücken legen, die Unterschenkel anbeugen und auf die Sitzfläche legen! Die Arme neben den Körper mit den Handflächen nach oben legen! Nun die Bälle zwischen Sitzfläche und Unterschenkel plazieren, die Füße übereinanderlegen und durch Vorwärts- und Rückwärtsbewegungen der Unterschenkel die Bälle in Bewegung bringen, so daß sie von der Wade bis zur Achilles-Sehne und umgekehrt rollen (Abb.18).

Rollen an der Unterschenkel-Außenseite sowie der Fußrücken-Außenseite
Auf den Boden bzw. eine Matte setzen! Ein Bein leicht schräg ausstrecken und das zu behandelnde Bein vor dem Körper anwinkeln! Den Oberkörper leicht nach hinten neigen, mit beiden Händen neben dem Oberkörper auf der Seite des zu behandelnden Beines abstützen! Auf diese Weise wird das Gesäß leicht angehoben. Nun die Bälle zwischen Matte und Unterschenkel-Außenseite plazieren und durch Strecken und Beugen des Unterschenkels den Ball hoch und herunter

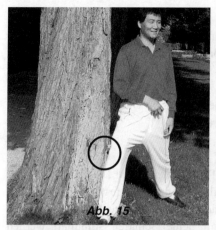
Abb. 15

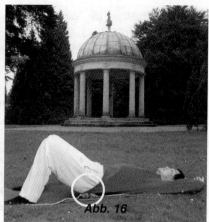
Abb. 16

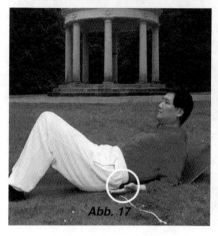
Abb. 17

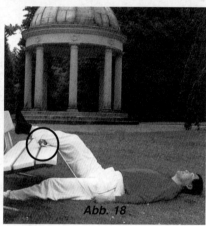
Abb. 18

rollen! (Abb.19). Eine Variante zu der oben beschriebenen Übung ist die folgende: Auf den Boden knien und mit den Armen abstützen! Dann lege die Bälle unter den Unterschenkel sowie den Fußrücken und rolle vor und zurück .

Rollen an der Kniescheibe
Auf den Boden knien und mit den Armen abstützen! Dann lege die Bälle unter das eine Knie und rolle vor und zurück (Abb.20).

Rollen am Kopf
Mit der Brust zur Wand stellen oder auf den Boden legen! Die Bälle ca. 15 cm auseinander ziehen. Die rechte Hand hält einen der Bälle fest, den anderen Ball in Stirnhöhe mit dem Kopf an der Wand nach links und rechts rollen. Auf die gleiche Weise können auch behutsam beide Schläfen stimuliert werden (Abb.21).

Rollen an der Knie-Innenseite
Auf dem Boden sitzen! Das linke Bein ist vor dem Körper gebeugt, das rechte Bein seitlich gebeugt. Der Oberkörper wird mit der linken Hand abgestützt. Ein Ball wird unter das rechte Knie an die Innenseite (Abb.22) gelegt. Die rechte Hand auf das rechte Knie legen und durch Hin- und Herbewegen des rechten Knies den Ball entlang der Knie-Innenseite bewegen! Ebenso wird mit der rechten Seite verfahren.

Rollen an der Fußsohle
Auf einem Stuhl sitzen. Die Fußsohlen auf die Bälle stellen und vor und zurück rollen (Abb.23).

Rollen im Kreis
Diese Übung ist eine Kombination aus Rollen nach oben und unten sowie Rollen nach links und rechts. Um im Kreis rollen zu können, müssen entweder die Bälle auseinander gezogen werden und die Seilaustrittslöcher in den Bällen nach oben zeigen oder aber nur mit einen Ball kreisen. Des weiteren dürfen die Stopper nicht nah an den Bällen liegen, da die Bälle sonst in der Beweglichkeit eingeschränkt sind.

Kreisen am Schulter- und Ellbogengelenk
Die Bälle auseinanderziehen und das Seil um den Nacken hängen, so daß die Bälle am Schultergelenk liegen. Jetzt mit einer Schulter beginnend zur Wand stellen und den Ball mit kreisenden Bewegungen auf dem Schultergelenk

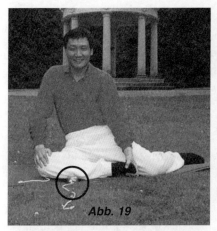
Abb. 19

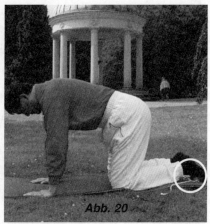
Abb. 20

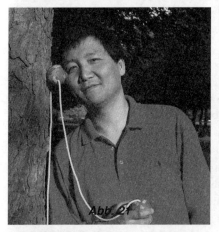
Abb. 21

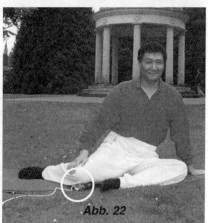
Abb. 22

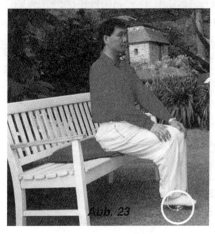
Abb. 23

rollen! Der andere Ball wird mit der freien Hand festgehalten, so daß die richtige Höheneinstellung gewährleistet ist. Bei dem Ellbogengelenk verfährt man auf die gleiche Weise, der Ball befindet sich zwischen Wand und Ellbogen, aber hier bewegt sich nur der Ellbogen mit kreisenden Bewegungen (Abb.24).

Rollen durch Ziehen
Der Gecko-Ball kann auch durch ziehende Bewegungen ins Rollen gebracht werden. Bei dieser Methode wird der Gecko-Ball mit Hilfe des Seils auf dem betreffenden Punkt hin und her gezogen (Abb.25). Diese Methode wird vor allem zur Förderung der Durchblutung eingesetzt.

Rollen mit der Hand
Der Gecko-Ball wird durch die Hände an dem Körper hin und her gerollt, so dass die Energie-Leitbahnen geöffnet werden (Abb. 26). Dieses Verfahren ist sehr variabel und kann an allen Körperteilen angewandt werden. Es eignet sich auch gut für die Partnerbehandlung.

Die Methode des Schiebens

Die Methode des Schiebens kommt aus dem Akupressur-Verfahren „Pression". Pression ist Druckausübung, der Druck bewegt sich vorwärts auf dem zu behandelnden Situs. Es gibt verschiedene Typen, z.b. die pollikare Äquipression: Es erfolgt eine kräftige Pression mit dem Daumen. Die übrigen Finger werden gerade ausgestreckt, so daß sich die aus dem Handgelenk kommende Kraft ganz im Daumen konzentrieren kann. Die palmare Äquipression: Bei diesem Verfahren wird mit der Handwurzel Druck auf den Behandlungssitus ausgeübt.

Die Methode des Schiebens wird bei der Gecko-Ball-Methode nicht mit dem Daumen ausgeführt, sondern mit dem Gecko-Ball, der auf dem betreffenden Punkt durch das eigene Körpergewicht hin und her geschoben wird. Dieses bewirkt die Aufhebung von Sehnen-Verklebungen und ist ein tief greifendes Manipulationsverfahren. Um die Wirkung der palmaren Äquipression zu verbessern, sollte man beim Rollen die Bälle mit einem Handtuch oder Schal umwickeln, damit eine gleichmäßige Druckverteilung erfolgt.

Schieben nach links und rechts
Die Körperbewegung beim Schieben nach links und rechts ist genau wie beim Rollen nach links und rechts: Der Unterschied zwischen beiden Verfahren besteht nur darin, daß bei der Methode des Schiebens nach links und rechts die Bälle nebeneinander zwischen Wand und Rücken angesetzt werden. Beim Rollen nach links und rechts werden die Bälle übereinander gelegt.

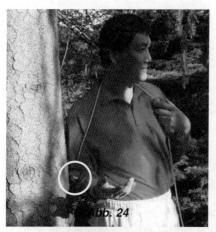
Abb. 24

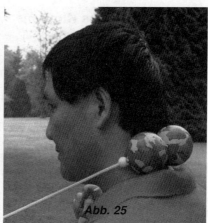
Abb. 25

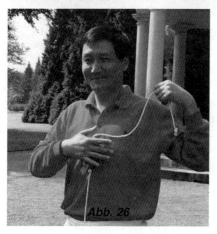
Abb. 26

Schieben nach oben und unten

Die Körperbewegung beim Schieben nach oben und unten ist genau wie beim Rollen nach oben und unten. Hier werden, im Gegensatz zum Rollen nach oben und unten (Bälle liegen nebeneinander), die Bälle übereinander angesetzt.

Die Methode des Schiebens kann auch mit der Methode des Rollens kombiniert werden. Liegen die Bälle nebeneinander, so kann man dreimal nach links und rechts schieben und anschließend sofort dreimal nach oben und unten rollen - oder in umgekehrter Folge. Liegen die Bälle übereinander, so kann man dreimal nach oben und unten schieben und anschließend sofort dreimal nach links und rechts rollen.

Die Methode des Klopfens

Die Methode des Klopfens kommt aus dem Akupressur-Verfahren „Tympanisation" und „Perkussion". Beim Tympanisieren schlägt der Behandler mit leerer Handfläche locker rhythmisch auf die zu behandelnde Stelle, beim Perkutieren schlägt er kräftiger mit der Handkante oder mit einem (umwickelten) Bambusstab auf die Stelle. Bei der Methode des Klopfens wird der Gecko-Ball eingesetzt, um den Akupunkturpunkt zu stimulieren. Dabei wird die Behandlung mit dynamischen Bewegungen kombiniert, um Beweglichkeit und Vitalität zu erhalten und Schmerzen in den Gliedmaßen zu behandeln. Sie zeichnet sich durch starke Stimulation aus. Man muß bei dieser Methode die Intensität der „Schläge" langsam steigern, aber dabei die Grenzen des Erträglichen nicht überschreiten. Es wird empfohlen, dickere Kleidung zu tragen. Patienten mit Krampfadern und Thrombose-Risiko sollten die Übungen an den unteren Extremitäten meiden!

Jeder Bewegung bei der Methode des Klopfen muß kontrolliert sein. Machen Sie keine ruckartigen Bewegungen.

Doppel-Klopfen mit nebeneinander liegenden Bällen
Die Bälle liegen nebeneinander: Eine Hand hält einen Ball und klopft mit dem anderen Ball leicht auf den betroffenen Punkt (Abb.27). Dieses Verfahren ist sehr variabel und kann an allen Körperteilen angewandt werden.

Doppel-Klopfen mit auseinander gezogenen Bällen
Die Bälle werden jeweils an das Ende des Seils auseinander gezogen. Dann – wie unten beschrieben – verfahren (Abb.28).

Klopfen durch Hin- und Herschwingen des Oberkörpers
Die Füße stehen schulterbreit auseinander. Der Ball B wird hierbei zunächst vom Ball A 20 cm weggezogen. Die rechte Hand faßt den Ball B. Jetzt werden die Ellbogen hochgezogen. Durch Hin- und Herschwingen des Oberkörpers wird Ball A in Bewegung gebracht und erreicht so den Rücken (Abb.28). Diese Methode stimuliert nicht nur die Punkte am Rücken, sondern durch die Körperdrehung wird das Rückgrat beweglich gehalten und hilft gleichzeitig, Verspannungen in Hüften und Schultern zu lösen.

Diagonales Klopfen
Die Füße stehen schulterbreit auseinander. Der Ball B wird hierbei zunächst vom Ball A 6 cm weggezogen. Das vom Ball A herabhängende Seil wird hinuntergeführt zum Ball B und mit diesem zusammengehalten. Die rechte Hand

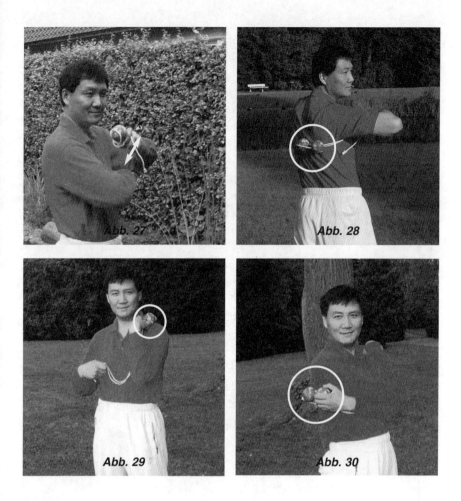

Abb. 27 Abb. 28 Abb. 29 Abb. 30

faßt den Ball B. Jetzt wird zunächst der Ball A auf die rechte Schulter geklopft, dann zurückgeführt und durch die linke Achsel auf das linke Schulterblatt geklopft (Abb.29, 30). Der linke Ellenbogen wird dabei nach oben geführt. Ebenso mit der anderen Seite verfahren!

Kombiniertes Klopfen von Oberschenkel und Ellbogen
Stehende Position. Die Bälle ca. 6 cm auseinander ziehen: Den einen Ball mit der rechten Hand fassen - der andere hängt locker herab. Den linken Ellbogen in Brusthöhe gebeugt hochziehen! Jetzt werden aus dem rechten Handgelenk lockere Klopfbewegungen ausgeführt, die abwechselnd den linken Ellbogen treffen und den rechten Oberschenkel, der mit gebeugtem Knie zum Körper gezogen wird (Abb.31, 32).

Kombiniertes Klopfen von Schultergürtel und Unterschenkel-Außenseite
Stehende Position. Die Bälle - wie oben beschrieben – halten! Nun im Wechsel mit den Bällen auf die linke Seite des Schultergürtels und die rechte Außenseite des Unterschenkels bei gestrecktem Bein klopfen (Abb.33, 34)!

Klopfen mit gleichzeitiger Hüftbewegung
Die Füße stehen schulterbreit auseinander. Jetzt werden aus dem Handgelenk lockere Schwingbeweg-ungen ausgeführt, so daß Ball A die entsprechenden Punkte im Hüftbereich stimuliert (Abb.35). Die Hüften kommen in ihrem Schwung dabei den Bällen entgegen.

Klopfen mit gestreckt hochgezogenen Beinen
Die Füße stehen schulterbreit auseinander. Die Beine werden gestreckt abwechselnd hochgezogen, so daß Ball A die entsprechenden Punkte an der Bein-Rückseite, sowie B 40 und B 57 stimuliert (Abb.36).

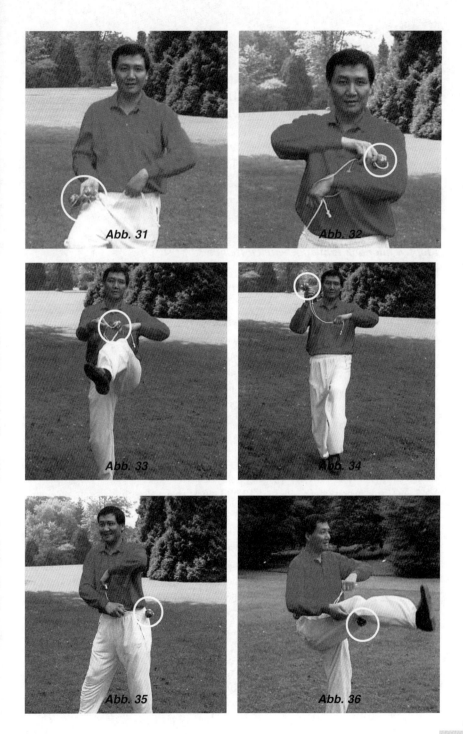

Abb. 31 *Abb. 32*
Abb. 33 *Abb. 34*
Abb. 35 *Abb. 36*

Kopfen mit hochgezogenen Knien
Der bewegliche Ball B wird hier zum Ende der Kordel gezogen. Beide Hände halten die Kordeln direkt vor den Bällen. Nun werden im Wechsel die Knie hochgezogen und man stimuliert mit der rechten Hand die Ober- und Außenseite des rechten Beines sowie M 36. Mit dem linken Bein wird entsprechend verfahren! (Abb.37)

Klopfen mit nach innen gehobenen Beinen
Das rechte Bein wird in Richtung linkes Knie gehoben und gleichzeitig die Bein-Innenseite sowie der Punkt MP 6 mit dem Ball, den die linke Hand hält, durch kurzes leichtes Klopfen stimuliert. Mit der anderen Seite wird ebenso verfahren (Abb.38). Nicht bei Krampfadern.

Klopfen mit nach hinten gebeugten Beinen
Die Beine werden im Wechsel nach hinten gebeugt (Abb.39). Mit den Bällen werden auf jeder Seite die Punkte in Höhe der Achillesferse geklopft sowie B 60.

Klopfen mit dem Schritt des gespannten Bogens
Man setzt einen Fuß nach vorn, einen nach hinten - etwas mehr als schulterbreit auseinander. Bei dem vorderen Bein beugt man das Knie, richtet die Fußspitze etwas nach innen - so, daß der Unterschenkel senkrecht zum Boden steht und Ober- und Unterschenkel einen rechten Winkel bilden. Das hintere Bein wird gestreckt und seine Fußspitze etwas nach außen gedreht. Die Bälle sind ca. 6 cm auseinander, eine Hand hält einen Ball, die andere klopft locker im Wechsel auf die Innen- und Außenseite des Oberschenkels (Abb.40).

Klopfen mit dem Schritt des Pferdes
Man steht mit gespreizten Füßen, die Füße etwas mehr als schulterbreit auseinander. Die Fußspitzen sind nach innen gerichtet. Beide Knie werden gebeugt, jedoch nur so weit, daß eine gedachte Senkrechte von der Kniespitze nicht über die Fußspitze hinausfiele. Der Ball B wird hierbei vom Ball A 30 cm weg gezogen. Die linke Hand faßt den Ball B. Das Seil wird zwischen Daumen und Zeigefinger der rechten Hand gehalten und dient dazu, die Geschwindigkeit des Balles zu kontrollieren. Jetzt wird durch Schwingen der rechten Hand mit dem Ball an Rücken und die Außenseite des Unterschenkels klopfen (Abb.41).

Gegen eine Wand klopfen
Man kann den Ball A gegen die Wand schlagen, um ihn so auf die zu stimulierende Stelle zurückfedern zu lassen. Diese Methode wird häufig bei den Außenseiten der Unterarme und dem Schulterblatt angewandt (Abb.42).

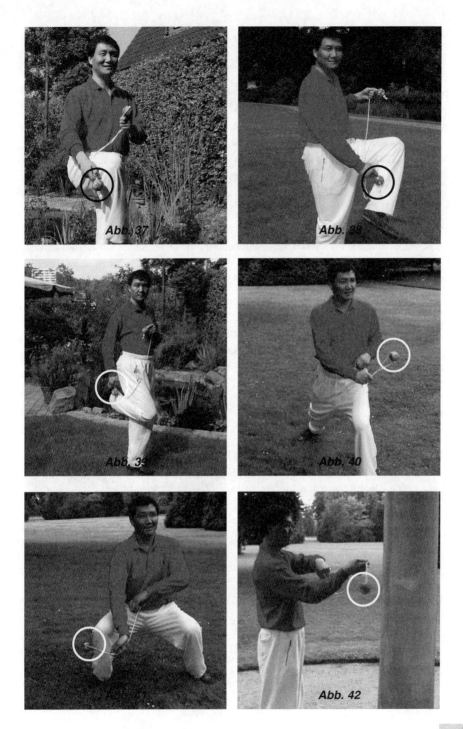

Abb. 37

Abb. 38

Abb. 39

Abb. 40

Abb. 42

Die Methode der Gelenk-Lockerung

Die Methode der Gelenk-Lockerung kommt aus dem Akupressur-Verfahren „Quassation". Die Quassation ist das Schütteln einer Extremität mit intensiver Schwingungsweite. Mithin besteht das Verfahren darin, daß der Behandelnde eine Extremität des Patienten am Ende faßt und bis zur Amplitude fortgesetzt schüttelt, so daß der Patient das Gefühl hat, bei ihm lösen sich Spannungen in allen Gelenken. Bei der Methode der Gelenk-Lockerung wird der Gecko-Ball eingesetzt, um Gelenk-Versteifungen zu behandeln – dabei werden die Akupunkturpunkte stimuliert.

Treten mit den Fußsohlen
Die Füße stehen schulterbreit auseinander. Die eine Hand hält einen Ball, während der andere Ball locker herabhängt. Im Wechsel werden nun mit den Fußsohlen Trittbewegungen gegen den herabhängenden Ball ausgeführt (Abb.43).

Treten mit dem Fuß-Rücken
Die rechte Hand faßt den Ball B, während der Ball A an der Kordel herabhängt. Mit dem Fuß-Rücken werden lockere Kick-Bewegungen gegen den Ball A ausgeführt (Abb.44), um den Punkt Leber 3 zu stimulieren.

Gegenschlagen mit der Handfläche
Einen Bogenschritt machen! Die Bälle werden mit einer Hand zusammengefaßt und hängen locker an der Kordel, die Länge der Kordel beträgt ca. 20 cm. Die Bälle werden jetzt mit gestrecktem Arm vor dem Körper gehalten. Mit der freien Handfläche werden jetzt kurze Schlagbewegungen gegen die Bälle ausgeführt (Abb.45).

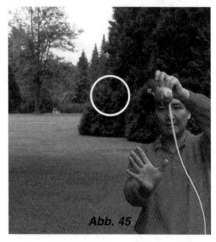

Abb. 45

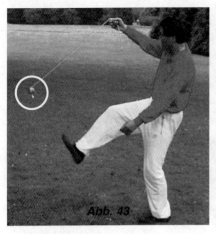
Abb. 43

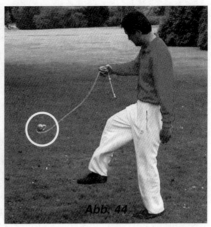
Abb. 44

Die Methode des Drückens

Die Methode des Drückens kommt aus dem Akupressur-Verfahren: Kompression. Sie wird meistens mit der Dehnung kombiniert. Die Bälle werden zwischen dem betreffenden Körperteil und einer Wand, Liege oder einem Stuhl plaziert. Durch die Druckausübung wird mittels der Dehnungs-Übungen ein Reiz auf die betreffenden Akupunkturpunkte ausgeübt. So werden Blockaden gelöst, die Muskeln entspannt und Schmerzen verringert. Man kannn auch Rücken und Bauch gleichzeitig behandeln. Dies ist besonders für Therapeuten interessant. Während der Patient beispielsweise auf dem Bauch liegt, kann durch die Bälle der sogenannte „Alarm-Punkt" stimuliert werden und der Therapeut gleichzeitig den „Zustimmungs-Punkt" auf dem Rücken behandeln. (Alarm-Punkte sind diejenigen Punkte auf der Brust und auf dem Bauch, aus

Funktionskreis	Zustimmungs-Punkte	Alarm-Punkte
Lunge	B 13	Lu 1
Perikard	B 14	KG 17
Herz	B 15	KG 14
Leber	B 18	Le 14
Gallenblase	B 19	G 24
Milz	B 20	Le 13
Magen	B 21	KG 12
3Erwärmer	B 22	KG 5
Niere	B 23	G 25
Dickdarm	B 25	M 25
Dünndarm	B 27	KG 4
Blase	B 28	KG 3

denen das Qi in das entsprechende Organ hineinströmt. Sie stehen in Beziehung zum Yin. Zustimmungs-Punkte sind die Punkte am Rücken, aus denen das Qi in das entsprechende Organ hineinströmt. Sie stehen in Beziehung zum Yang. Um die therapeutische Wirkung zu stärken, können beide Punkte in Kombination benutzt werden.

Drücken in Rückenlage
Man liegt auf dem Rücken, die Arme liegen locker seitlich parallel zum Körper. Handflächen zeigen nach oben. Finger sind natürlich gekrümmt. Lenden-Wirbelsäule flach auflegen! Den Brustkorb weiten! Die Beine werden natürlich ausgestreckt. Die Füße stehen leicht auseinander. Mund und Augen sind leicht geschlossen. Die Bälle werden parallel unter den gewünschten Punkten plaziert.

Drücken gegen die Wand
Mit dem Rücken zur Wand. Die Unterarme auf den Rücken legen, die Handflächen zeigen nach außen. Die Bälle werden nun zwischen den Rücken und den gewünschten Punkt gelegt und der Körper gegen die Wand gelehnt (Abb.46).

Die Methode der Dehnung

Die Dehnung ist ein natürlicher Impuls: So dehnt man sich beispielsweise, um Müdigkeit zu bekämpfen. Nach der Dehnung fühlt man sich erfrischt. Als eine Form des Körpertrainings haben die Dehnübungen doppelte Bedeutung. Auf der einen Seite dienen diese Dehnübungen der Entspannung, auf der anderen Seite bewirken sie eine Kräftigung und sind daher ein idealer Ausgleich von Yin und Yang. In der Yin- und Yanglehre heißt es: Der Gegensatz zweier Aspekte von Yin und Yang ist nie absolut, sondern immer relativ zu verstehen. Auf jeder Stufe befindet sich beides, sowohl Yin als auch Yang. In dem polaren Wechselspiel von Yin und Yang spiegelt sich das Regelprinzip der biologischen Dynamik wider. Bei einem normalen Muskel ist es so, daß Spannung (Yang) und Entspannung (Yin) sich abwechseln. Ein verspannter Muskel bedeutet: Durch ständige Nervenimpulse wird der Muskel daran gehindert, sich zu entspannen. Das Prinzip der Dehnung beruht auf dem Ziel, den Dauer-Nervenimpuls aufzubrechen, indem ein Muskel erst kontrahiert und dann gedehnt wird. Dies lockert verspannte Muskeln und wirkt sich vor allem auf die Wirbelsäule positiv aus. Während der Dehnung atmet man automatisch tief ein: Dadurch wird der Körper gereinigt, weil sich beim Einatmen das Zwerchfell

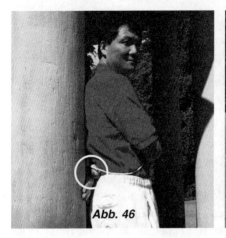
Abb. 46

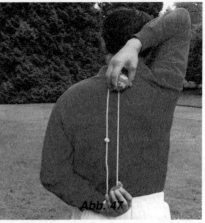
Abb. 47

senkt. Durch das Senken dieser Atem-Hilfsmuskulatur wird ein Druck auf die Eingeweide ausgeübt und dadurch deren Funktion, vor allem die Ausscheidungsfunktion, intensiv angeregt. Die Aku-Gymnastik kombiniert dabei jede Position mit Akupressur. Durch gleichzeitige Stimulierung der Akupunkturpunkte und Ausführung der Dehnübungen besteht das Ziel der Aku-Gymnastik darin, einerseits die Muskeln, vor allem die Rücken-Muskulatur, zu entspannen, und andererseits die Energie in Bewegung zu bringen, so daß dort, wo die Energie stagniert, diese aufgeschlossen wird.

Schulterdehnung
Auf die Fersen setzen! Die Schultern gesenkt lassen! Einen Arm nach hinten über die Schulter bringen: Dabei faßt die Hand Ball A und befindet sich ungefähr in Schulterblatthöhe. Den anderen Arm von unten hinten zum Rücken bringen: Die Hand faßt den Ball B. Der Kordelabstand zwischen den Bällen beträgt ca. 10 bis 15 cm, je nachdem wie weit man nach hinten greifen kann. Wichtig ist es, daß man eine sanfte Dehnung im Schulter- und Oberarmbereich spüren kann. Der Kopf bleibt während der Übung gerade (Abb.47).

Eine Variante der oben beschriebenen Übung: Mit dem Gesicht zur Wand stehen! Die Füße leicht auseinander, die Fußspitzen berühren die Wand. Nun einen Arm gestreckt mit der Handfläche zur Wand halten. Die Bälle - von der Handfläche beginnend - entlang des Arms rollen und den Arm so weit wie möglich an der Wand über die Bälle nach oben strecken, so daß eine deutliche Dehnung im Schultergelenk und Oberarm spürbar ist. Dann Spannung lösen und Arm wieder zurückführen (Abb.48)! Dieses mehrfach im Wechsel wiederholen.

Hüft-Dehnung • Hüftgelenks-Dehnung im Liegen

Auf dem Rücken liegen. Die Knie beugen, die Fußsohlen nebeneinander stellen. Dann führt man die Füße in Richtung Gesäß, die Knie nach außen sinken lassen. Der Ball liegt unter dem Punkt G 30. Das Gewicht sollte gleichmäßig verteilt sein, so daß beide Knie sich im gleichen Abstand zum Boden befinden. Wenn jemand Probleme hat, die Knie vom Boden aus nach außen fallen zu lassen, dann kann man die Füße etwas erhöhen, z. B. durch ein Kissen oder ein weiteres Paar Bälle, die unter dem Punkt B 61 liegen. Jetzt drückt man die Fußsohlen gegeneinander und entspannt sich einige Minuten in dieser Position (Abb.49).

Hüftgelenks-Dehnung im Sitzen

Auf den Boden setzen und ein Knie über das andere schlagen. Der Ball liegt unter der Beinaußenseite. Mit den Händen abstützen und so aufrecht wie möglich dasitzen, einige Sekunden halten. Mit der anderen Seite ebenso verfahren (Abb.50).

Hüftmuskel-Dehnung im Liegen

Auf dem Rücken liegen, Schultern und Lendenwirbelsäule flach am Boden, das linke Bein beugen, Knie bis in Hüfthöhe heben und über das gestreckte rechte Bein kreuzen. Die rechte Hand auf das linke Knie setzen. Der Ball liegt unter der rechten Seite des Gesäßes, Punkt G 30. Vorsichtig das Knie Richtung Boden ziehen. Diese Übung mindert den Druck des Piriformis-Muskels auf den Ischiasnerv (Abb.51).

Rückendehnung (Vornüberbeugung) •

Die Position der Katze

Mit geschlossenen) Beinen niederknien. Die Bälle unter den Fußrücken oder die Kniekehle plazieren. Dann die Arme über den Kopf führen und die Brust anheben (Abb.52).
Den Vierfüßlerstand einnehmen. Die Hände am Boden lassen, um die Dehnung der Wirbelsäule zu unterstützen (Abb.53).
Die Fingerspitzen zueinander drehen, und Brust und Kinn zum Boden senken,

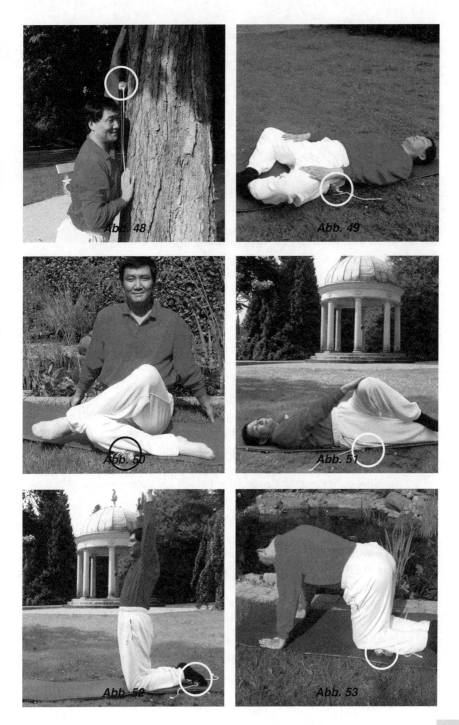

dabei Gesäß und Ellenbogen hoch halten (Abb.54).
Das Gesäß langsam zu den Fersen absenken und auf die Bälle setzen. Dabei den unteren Rückenbereich und die Wirbelsäule dehnen, indem die Hände weit vor dem Körper auf dem Boden ausgestreckt werden (Abb.55). Diese Methode baut Verspannungen im Rücken ab.

Die Position des Schaukelns
Rückenlage. Die Bälle horizontal rechts und links vom dritten Lendenwirbel plazieren. Die Knie zur Brust ziehen, die Unterschenkel mit beiden Händen umfassen und vor und zurück schaukeln (Abb. 56). Diese Übung wird häufig zur Behandlung von Steifheit im Kreuz eingesetzt.

Die Position der Dehnung in Ruhestellung
Auf dem Boden sitzen. Ein Bein gebeugt, die Ferse gegen den Schritt gedrückt und die Fußsohle am Oberschenkel des anderen Beins. Das andere Bein nach hinten beugen, so daß die Ferse nahe am Gesäß liegt. Der Ball liegt je nach Bedarf an einem Punkt der Unterschenkel-Außenseite. Nun die Arme über den Kopf nehmen und den Oberkörper über das vordere Knie senken, bis die Arme am Boden ruhen und mit dem Körpergewicht den nötigen Druck ausüben (Abb.57). Einige Sekunden halten.

Die Position mit dem Kopf gegen die Wand
Die Beine sind so weit wie möglich gegrätscht und der Abstand zur Wand beträgt eine Rücken- und Kopflänge. Beugen Sie sich langsam nach vorn, so daß Rücken und Kopf eine gerade Linie bilden. Nun die Bälle zwischen dem Schädeldach und der Wand plazieren! Die Hände auf die Knie abstützen, strecken Sie die Knie durch und dehnen Sie den Rumpf gerade nach vorn! Den Kopf fest gegen die Wand drücken! Diese Dehnung ist auch gut für die Lenden-Wirbelsäule (Abb.58).

Rücken-Dehnung (Rückwärts-Beugung)
Rückwärts-Dehnung in der vereinfachten Liegestütze
Die Hände sind rechts und links vom Körper abgestützt, die Finger zeigen nach vorn. Die Bälle liegen unterhalb der Kniescheibe. Nun mit den Händen den Oberkörper vom Boden hochdrücken! Der Kopf schaut nach vorn, die Arme sind gestreckt. Die Hände und den Fuß-Rücken kräftig auf den Boden drücken, die Wirbelsäule überstrecken, den Kopf in den Nacken legen und die Arme durchgedrückt halten (Abb.59)!

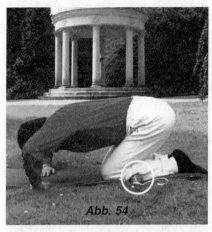

Abb. 54

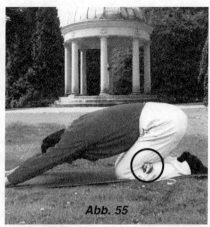

Abb. 55

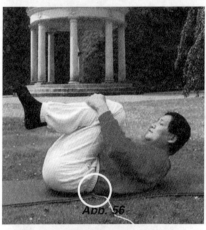

Abb. 56

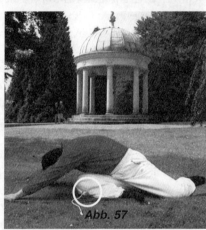

Abb. 57

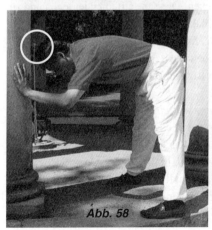

Abb. 58

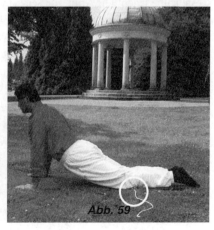

Abb. 59

Rückwärts-Dehnung in der Bauchlage
Auf dem Bauch liegen, die Arme gerade nach vorne ausstrecken, Handkanten aufstellen, die Daumen zeigen nach oben. Die Bälle werden am Unterbauch plaziert. Die Beine werden gestreckt und die Gesäß-Muskeln angespannt. Nun werden linkes Bein und rechter Arm angehoben und umgekehrt. Das Gesicht schaut zum Boden (Abb.60). Nicht bei Schwangeren anwenden!

Rückwärts-Dehnung in der Rückenlage
Für diese Übung sind noch ein paar Bücher nötig. Flach auf den Rücken legen. Den Ball unter die linke Kniekehle legen. Den rechten Fuß oberhalb des linken Knies auflegen und das angewinkelte rechte Bein dabei - so weit es geht - nach rechts fallen lassen! Das Gesäß und den Oberkörper anspannen! Dann die Arme über den Kopf nehmen, um die Brustwirbelsäule zu dehnen. Die Bücher halten dabei die Hände niedergedrückt (Abb.61). So liegt die Lenden-Wirbelsäule stärker am Boden auf. Der Druck auf die einzelnen Wirbel wird so gemildert.

Die Position der Brücke
Die Bälle liegen auseinander, parallel an beiden Seiten des Schultergürtels. Die Füße aufstellen, die Knie beugen, beide Händflächen auf den Boden legen! Dann die Gesäß-Muskeln anspannen und das Becken vom Boden heben. Das Becken sollte höher als der Bauchnabel sein. Diese Haltung lindert Schmerzen im Lenden-Wirbelsäulen-Bereich, indem man die Gesäß-, Bauch- und Oberschenkel-Muskulatur stärkt (Abb.62).

Die Wirbelsäulen-Drehung in Rückenlage mit geschlossenen Knien
Die Beine anziehen! Die Bälle auseinander ziehen und jeweils einen Ball unter eine Gesäßhälfte legen! Die Arme zur Seite strecken! Die Knie aufeinander legen und zu einer Seite fallen lassen! Dann wieder zurückführen und zur anderen Seite fallen lassen! Diese Bewegungen immer im Wechsel ausführen. Während der Übung bleiben der Kopf und die Schultern am Boden (Abb.63). Diese Methode stimuliert G 30 und baut Steifheit und Schmerzen im Rücken ab.

Die Wirbelsäulen-Drehung in Rückenlage mit einem gebeugten Bein
Die Arme in U-Haltung. Den rechten Fuß oberhalb des linken Knies aufstellen. Die Bälle neben die Hüfte ablegen. Dann das rechte Knie auf der linken Körperseite zum Boden absenken. Jetzt drückt der Ball auf G 29. Um die Rotation der Wirbelsäule zu verstärken, die linke Hand auf das rechte Knie legen und das Knie zum Boden drücken. Weiterhin über das gestreckte Bein dehnen und die rechte Schulter auf den Boden drücken (Abb.64). Gut zur Entlastung der unteren Wirbelsäule.

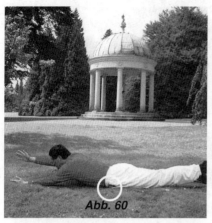
Abb. 60

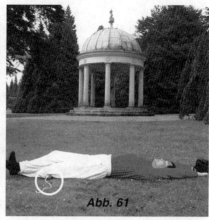
Abb. 61

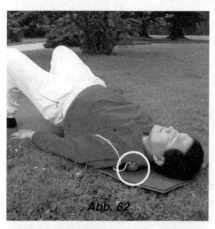
Abb. 62

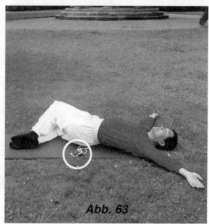
Abb. 63

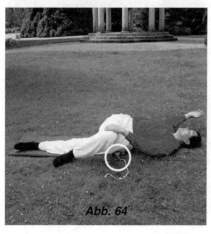
Abb. 64

Die Körper-Drehung im Sitzen mit geschlossenen Beinen
Niederknien. Hüften nach rechts drücken und auf den Boden setzen, die Unterschenkel nach links abwinkeln. Es sollte versucht werden, die linke Gesäßbacke auf dem Boden zu lassen, um eine aufrechte Oberkörperhaltung zu gewährleisten. Der Ball liegt auf der Unterschenkel-Innenseite hinter dem Schienbein des auf dem Boden liegenden Beines, z.B. MP 6. Mit dem Oberschenkel des anderen Beines drückt man nun auf den Ball. Beine anspannen, vom Lendenbereich in Richtung Scheitel dehnen! Die Fingerspitzen rechts und links vom Körper aufstützen (Abb.65)! Alternativ dazu kann man auch die linke Hand an das rechte Knie nehmen, während der rechte Arm weiterhin den Körper auf dem Boden abstützt (Abb.66).

Bein-Dehnung
Auf dem Boden liegen! Ein Bein aufstellen, das andere Bein gerade nach oben strecken! Die Bälle rechts und links im Lendenbereich plazieren! Nun einen Schal, Theraband oder Handtuch um die Fußsohle des gestreckten Beines legen und mit den Händen die beiden Enden behutsam zum Körper ziehen, so daß eine spürbare Dehnung in der hinteren Oberschenkel-Muskulatur zu fühlen ist (Abb.67). Dies bewirkt die Dehnung der hinteren Oberschenkel-Muskulatur.

Knie-Dehnung
Mit gestreckten Beinen und geradem Rückgrat auf den Boden setzen und die Hände hinter dem Rücken aufstützen! Die Bälle übereinanderlegen zwischen die Knie-Innenseite auf Punkt Le 8. Die Beine ganz ausstrecken und sich bis in die Ferse dehnen! Dann die Oberschenkel-Muskulatur anspannen und die Kniescheibe hochziehen! Einige Sekunden halten (Abb.68).

Die Methode des Greifens

Die Methode des Greifens kommt aus dem Akupressurverfahren der „Prehension". Bei der Prehension greift der Behandelnde zwischen Daumen einerseits und Zeige- und Mittelfinger andererseits das Gewebe am zu behandelnden Situs: Prehension ist Anfassen, Zufassen. Bei der Methode des Greifens wird mit beiden Bällen das Gewebe zusammengefaßt. Dieses bewirkt einen tiefgreifenden Heilerfolg in den tieferen Muskelschichten. Diese Technik wird vor allem am ganzen Nacken und am Bauch angewandt (Abb.69).

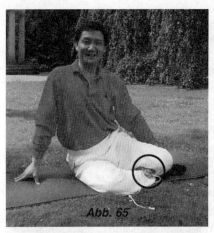
Abb. 65

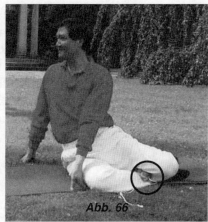
Abb. 66

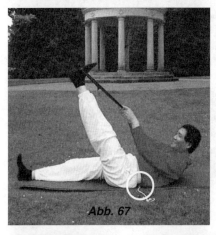
Abb. 67

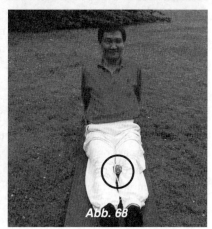
Abb. 68

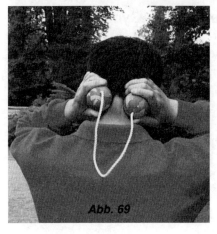
Abb. 69

Die Methode des Schwingens

Die Methode des Schwingens kommt aus dem Akupressur-Verfahren der „Agitation". Bei der Agitation setzt der Behandelnde beide Hände ein. Während die eine Hand das zu behandelnde Körperteil festhält, setzt die andere Hand eben dieses Körperteil in schwingende Bewegung. Bei der Methode des Schwingens wird der Körperteil durch Schwingung der Gecko-Bälle in Bewegung gebracht. Dieses bewirkt eine Mobilisation von Gelenken sowie die Lösung von Sehnen-Verklebungen.

Hüft-Schwingen

Füße schulterbreit auseinander. Die Hände halten die Kordel in der Mitte, so daß die Bälle locker herabhängen. Jetzt den Oberkörper aus der Hüfte heraus nach rechts kreisen lassen: Dabei werden die Bälle über den Kopf mit der kreisenden Bewegung mitgeführt. Die Arme folgen der Bewegung des Oberkörpers. Mehrfach sowohl nach rechts als auch nach links kreisen (Abb.70)! Der Körper folgt automatisch der Beharrungskraft der Bälle.

Schulter-Schwingen

Gerader Stand, die Füße stehen schulterbreit auseinander. Die Bälle zusammenlegen und die Kordel aufwickeln! Die Bälle liegen in einer Hand. Jetzt schwingen die Arme gleichzeitig vor und anschließend zurück. Während die Arme nach hinten schwingen, in den Zehenstand gehen, schwingen die Arme nach vorne, werden die Bälle von der einen Hand in die andere gegeben. Dieses im Wechsel mehrere Male ausführen (Abb.71).

Wichtige Hinweise zu der Aku-Gymnastik

1. Bei Bedenken irgendwelcher Art gehen Sie sicherheitshalber zu einem Arzt, bevor Sie mit dem Training beginnen!
2. Der Gecko-Ball ist überwiegend für die an den Muskeln liegenden Akupunkturpunkte bestimmt: an der Wirbelsäule und an besonders nervensensiblen Zonen nur mit leichtem Druck anwenden. Bei Wirbelsäulenerkrankungen keine Druckausübung. Bei Schwangeren keine Anwendung im Unterleibsbereich.
3. Personen mit Herzschrittmacher sollten den Gecko-Ball wegen des Magnetismus vorsichtshalber meiden!
4. Bei akuten Gelenkverletzungen, Entzündungen und bei Schwellungen den

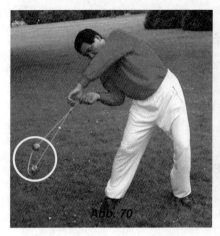
Abb. 70

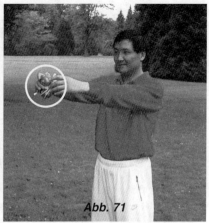
Abb. 71

Gecko-Ball in den betroffenen Regionen nicht anwenden.
5. Da bei den Übungen mit dem Gecko-Ball eine Druckausübung durch den eigenen Körper notwendig ist, kann es durchaus zu leichtem Druckschmerz kommen. Sollte er ungewöhnlich stark sein, sollten Sie die Übungen abbrechen. Wichtig ist, daß Sie sich bei der Anwendung wohlfühlen.
6. Führen Sie die Stimulation der Akupressurpunkte immer beidseitig aus.
7. Nach den Übungen kann es zu Reaktionen wie dem sogenannten „Muskelkater" kommen. Diese Reaktionen sind normal, solange sie nicht ungewöhnlich lange anhalten oder ausgesprochen stark sind. Ansonsten stellen Sie die Übungen für einige Tage ein.
8. Atmen Sie bei den Übungen gleichmäßig, halten Sie den Atem nicht an!
9. Führen sie jede Anwendung etwa 9mal mit jeweils ca. 3 Wiederholungen durch. Legen Sie nach jedem Durchgang mindestens 3 Minuten Pause ein.

Kapitel III: Leitbahnensystem (Jing Luo).

Die zentrale Rolle in der chinesischen Medizin spielt das Konzept des Qi. Während die westliche Medizin einen experimentellen Nachweis fordert, um ein Konzept anzuerkennen, reicht es der chinesischen Medizin völlig, wenn das Konzept mit den Erfahrungswerten übereinstimmt.

Das Qi in der chinesischen Medizin

Das Qi ist für die Chinesen eine Art universelle Lebensenergie, die sowohl den gesamten Kosmos durchströmt, als auch im Mikrokosmos wirksam ist. Im Menschen wirkt das Qi als aktive Energie. Diese Energieform ist – zumindest derzeit – nicht durch westliche physikalische Messmethoden nachweisbar. Dennoch gibt es genügend Anhaltspunkte aus dem Bereich der chinesischen Therapie, die ein Konzept sinnvoll erscheinen lassen, wonach sich Qi im Körper in bestimmten Bahnen bewegt, die Qi-Leitbahnen oder manchmal auch noch Meridiane genannt werden. Bei vielen Krankheiten untersuchen chinesische Ärzte den Energiefluss, um die Ursachen dieser Krankheiten herauszufinden. Werden beispielsweise Blockaden entdeckt, die den Energiefluss auf einer bestimmten Qi-Leitbahn hemmen, entstehen Probleme in dem zugehörigen Organ. Hier gilt es also nach der chinesischen Medizin nicht, das Organ zu behandeln, vielmehr muss die Blockade gelöst werden, damit das Organ wieder richtig arbeiten kann.

Je nach Funktion werden mehrere Arten von Qi unterschieden: 1. Zhen Qi (qi merum) ist eine generelle Bezeichnung für das „positive Qi", das aus der Ursprungsenergie und guten Taten entsteht. Dieser grundlegende Energiezustand ist eine harmonische Substanz und steht sowohl für die normale physiologische Funktion als auch für die Abwehrkräfte. 2. Xie Qi (qi heteropathien) ist eine generelle Bezeichnung für das „negative Qi", das aus der Ursprungsenergie und schlechten Taten entsteht. Diese Energieform ist eine unharmonische Substanz, die sowohl für die physiologisch funktionellen Störungen als auch für die geschwächte Abwehrkraft ursächlich ist. 3. Wei Qi (qi defensivum), das an der Körperoberfläche zirkuliert, ist eine Abwehrenergie. Es schützt den Organismus vor schädigenden Einflüssen der äußeren Welt. 4. Yuan Qi (qi primum) geht aus dem o. Nieren hervor und bezeichnet die Ursprungsenergie, eine angeborene Konstitution, die von den Eltern geerbt wird. 5. Zong Qi (qi genuinum) sammelt sich im Brustkorb und bezeichnet eine Kombination aus dem Atmungs-Qi, das nach der Geburt aus der Luft aufgenommen wird, und der Ernährungsenergie. Seine Hauptfunktion ist die Steuerung der gleichmäßigen Bewegung von Atmung und Herzrhythmus. 6. Gu Qi (qi frumentarium) bezeichnet das Nahrungs-Qi, das aus der Nahrung gewonnen wird, in den Gefäßen zirkuliert und die Organe versorgt. 7. Zang Qi (qi orbis) bezeichnet das Organe-Qi. Die Funktion eines jeden Organ-Funktionskreises wird durch sein Qi definiert. Die chinesische Medizin nimmt an, dass jeder Organ-Funktionskreis sein eigenes Qi besitzt, wie z. B. Herz-Qi, Lungen-Qi.

Qi Leitbahnen

Das Qi der chinesischen Medizin stellt eine Energieform dar, die physikalisch nicht nachweisbar ist. Da eine der wichtigsten Prämissen der westlichen Wissenschaften lautet, nur messbare Phänomene für gültig zu erklären, wird die Theorie von der Existenz dieses Qi weitgehend abgelehnt. Aber die Welt enthält viel mehr, als wir mit dem äußeren, dem physischen Auge wahrnehmen können.

Das erklärte Ziel der Physik ist, den Urgrund aller Dinge zu erkennen.[1] Mittels moderner Technik schauen wir aber im normalen Leben weniger auf das Verbindende, die Einheit und damit auf den Urgrund aller Dinge, sondern teilen die Welt nur in getrennte Objekte. Diese Unterteilung reicht, um mit unserer alltäglichen Umgebung umzugehen, aber sie beschreibt nicht einen Grundzug der Wirklichkeit. Einem weiteren Grundzug versucht man in der Grundlagenforschung wie der Hochenergie-Physik auf die Schliche zu kommen. Hier steht die Frage nach einer Grundkraft im Vordergrund, aus der sich die anderen bislang nicht vereinbaren Kräfte ableiten. Hier ist man immer kleineren Teilchen auf der Spur, die sich der direkten Nachweisbarkeit entziehen. So liegt die Vermutung nahe, dass auch das Qi wahrscheinlich aus nicht wahrnehmbarer Form von Materie besteht. Die Theorie von der Existenz des Qi könnte noch durch ein weiteres Phänomen untermauert werden: In den zwanziger Jahren unseres Jahrhunderts meinten die meisten Astronomen, dass die Anziehung der Sternhaufen zu einer allmählichen Verzögerung der kosmischen Expansion führen müsse. Aber die weit entfernt explodierenden Sterne wiesen darauf hin, dass sich die Expansion des Universums eher beschleunigt, d. h. das Universum müsste von einer noch unbekannten, unsichtbaren Form der Energie erfüllt sein, die der Schwerkraft entgegen wirkt. Die dafür verantwortliche Kraft könnte das Qi sein.

Während man auf der einen Seite nach Urkräften sucht, von denen man weiß, dass sie wirken, ist man auf der anderen Seite nicht bereit, im täglichen Leben die Wirkung dieser Kräfte anzuerkennen. „Akupunkturnadeln verändern den Hormonhaushalt" oder ähnliche Aussagen zielen darauf ab, das Bild der westlichen Medizin als in sich schlüssig zu bewahren und Ahnungen von komplexeren oder tieferen Zusammenhängen und Ursachen erst gar nicht gedeihen zu lassen. Mag sein, dass sich die Hormonausschüttung verändert – aber was ist Ursache und was ist

Wirkung? We Dscheng, der Ministerpräsident der Tang-Dynastie sagt: „Hörst du alle an, dann bist du dir im Klaren, schenkst du nur einem Glauben, wirst du im Dunkeln tappen." Er verstand, dass Einseitigkeit falsch ist. Will man die Dinge ergründen, muss man sich vor Einseitigkeit hüten. Man muss alle Seiten in Betracht ziehen, sonst wird über dem Baum eben doch der Wald vergessen. Wer nach Osten ausschaut, der sieht den Westen nicht. Wer nach Süden blickt, der sieht den Norden nicht. Seine Gedanken verlaufen allein in eine bestimmte Richtung. Wie ein Frosch sitzt er in einem Brunnen und sagt: „Der Himmel reicht nicht über den Brunnenrand hinaus". Wenn die Menschen ihre Freiheit in der Natur erlangen wollen, müssen sie natürlich auch ihre Gedanken in Übereinstimmung mit den Gesetzmäßigkeiten der Natur bringen. Wenn man, womit man sich auch immer beschäftigt, die näheren Umstände nicht begriffen hat, denn erkennt man auch nicht die Gesetzmäßigkeiten dieser Dinge. Bei einer solchen Vorgehensweise ist es unmöglich, durch Forschungsarbeit die Realität zu erfassen. Das Denken der Menschen muss sich den Umständen der Wirklichkeit anpassen. Wir müssen es erlernen, die Dinge allseitig zu betrachten, nicht nur die eine Seite der Dinge zu sehen, sondern all ihre Facetten. Die Wirklichkeit ist ein endloses, untrennbares, komplex-dynamisches Beziehungsnetz, eine vierdimensionale Welt, in der es keine geraden Linien oder völlig regelmäßigen Formen gibt, die im subatomaren Bereich alle möglichen Differenzen in einer komplementären Einheit umfasst, die sich jedoch nicht durch objektive Beobachtung erkennen lässt.[1] Mit anderen Worten: Diese Realität können wir nicht vollständig nur mit dem begrifflichen kausal-analytischen Denken beschreiben oder verstehen, sondern auch induktiv-synthetisches Denken und Schöpfungen unseres Geistes sind erforderlich. Wenn man die ganze menschliche Geschichte studiert, erkennt man, dass der menschliche Geist auf zwei Arten denken kann, oft das rationale (kausal-analytische) Denken und intuitive (induktiv-synthetische) Denken genannt. Beide sind die Gegensätze der zwei Aspekte von Yin und Yang. Nach der Yin-und Yang-Theorie: Keiner von beiden, Yin und Yang, kann für sich alleine existieren. Die rationale Denkweise (kausal-analytisches Denken) ist wie die Zweige des Baumes, während die intuitive (induktiv-synthetisches Denken) wie die Wurzel des Baumes ist. Heutzutage wird die intuitive, induktiv-synthetische Denkweise oft zugunsten der wissenschaftlichen, rationalen Denkweise abgewertet, so dass die Bemühungen sich nur auf die Blätter konzentrieren statt auf die Wurzeln. Das ist auch Einseitigkeit, wenn man alles bejaht oder alles verneint und entspricht nicht der Realität. In der Tat hat die chinesischen Medizin schon seit dem 3. Jh. v. Chr., abgesehen von ihrer hochwirksamen Therapie, einen höheren Bewusstseinszustand erreicht. Nicht nur durch ihre dialektische Philosophie, sondern auch durch ihre wissenschaftliche Erkenntnis, indem sie die dreidimensionale Welt überschreitet und eine höhere vierdimensionale Realität erlebt und schon zu dem Begriff von

Raum und Zeit führt. In der chinesischen Medizin kann man nie vom Raum sprechen, ohne die Zeit einzubeziehen, und auch umgekehrt. Dieses wurde erstmals im Westen erwähnt im Sinne der Relativitätstheorie, nämlich dass der Raum nicht dreidimensional ist und die Zeit keine selbständige Einheit. Beide hängen eng zusammen und bilden eine vierdimensionale Welt. Die Begriffe wie Raum und Zeit oder Energie liegen heute jedoch unserer ganzen Weltanschauung zugrunde, und mit immer mehr wissenschaftlichen Erkenntnissen auf diesem Gebiet begann auch die Annäherung zwischen westlicher und chinesischer Gedankenwelt.

Entdeckung der Qi Leitbahnen durch das Qigong

Die chinesische Weltanschauung hat sich schon seit je stark an der ganzheitlich vierdimensionalen Welt orientiert. So hat die chinesische Medizin viel Wert auf das Qigong gelegt, dessen meditative Elemente der zunächst ober-flächlichen Betrachtungsweise der Welt neue Horizonte eröffnet und dessen Möglichkeiten, das Qi des Menschen zu konzentrieren und zu dynamisieren, eine Verbindung zu den tiefen Ursprüngen und Wirkungsweisen der Natur schafft. Nach jahrzehntelangen intensiven Qigongübungen hatten die alten Qigongmeister einen für uns nicht mehr nachvollziehbaren Zugang zu der Natur. Sie hatten sich ein Verständnis in die tiefen Zusammenhänge der natürlichen Gegebenheiten erarbeitet, mit dem sie auch in der Lage waren, die Qi-Leitbahnen zu erkennen und die Krankheiten in einer vierdimensionalen Welt sowie in ihrer Ursächlichkeit zu behandeln.

Ein wesentlicher Faktor für diese tieferen Wahrnehmungskräfte ist das Himmelsauge oder auch Dritte Auge, das sich nach der Qigong-Lehre oberhalb der Stelle zwischen den Augenbrauen befindet. Dass hinter diesem Himmelsauge mehr als ein Mythos steckt, erklären die Erkenntnisse der Qigong Meister, die einen Kanal in einer anderen Dimension von dieser Stelle direkt zur Zirbeldrüse gefunden haben. Und exakt diese Zirbeldrüse besitzt die ähnliche organische Struktur eines menschlichen Auges. Wie funktioniert dieses dritte Auge? Das Sehprinzip eines Menschen mit normalen Augen gleicht dem Prinzip eines Fotoapparates. Mit der Änderung der Entfernung und der Lichtstärke wird der Augapfel entsprechend eingestellt, wobei Bilder im hinteren Teil des Großhirns mittels der Sehnerven abgebildet werden. Bei den Himmelsaugen sieht man nicht mit Augen, sondern direkt mit der Zirbeldrüse. Bei normalen Menschen ist der Hauptkanal des Himmelsauges blockiert, so dass man die Dinge nicht in der anderen Dimension sehen kann. Das Qigong zielt darauf ab, dieses zwar vorhandene aber brachliegende Auge zu öffnen. Es gibt auch eine spürbare Reaktion, die beim Sich-Öffnen des Himmelsauges auftritt. Man kann sogar spüren, wie sich die Stelle am oberen Ende des Nasenbeins strafft, als ob sich die Muskeln zusammenzögen und nach innen bohrten. Dieses

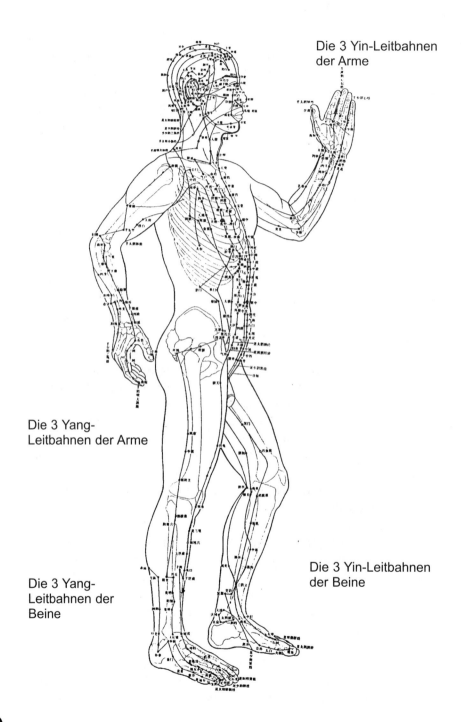

durch Qigong trainierte Auge verfügt allerdings über andere Wahrnehmungskräfte. Es ist sensibilisiert für das Qi. Deshalb konnten die Qigong-Meister bereits vor 2100 Jahren das Qi-System des Menschen beschreiben. Und auch die heutigen Meister nehmen dieses Qi-System so wahr, wie es in der chinesischem Medizin beschrieben ist.

Die Wahrnehmung mit dem dritten Auge hat nichts mit Übernatürlichkeit zu tun. Es wird lediglich eine Fähigkeit erworben, die wenige Menschen von Geburt an haben, die sich aber jeder aneignen kann. Wie scharf das Himmelsauge eines Menschen sieht, hängt davon ab, wieviel essentielle Energie er besitzt. Je mehr essentielle Energie man besitzt, desto mehr Schärfe bekommen die Bilder. Deshalb fällt es Kindern unter sechs Jahren leicht, das Himmelsauge zu öffnen, denn ein Kind wird von dieser materiellen Welt wenig beinflusst und seine angeborene essentielle Energie ist gut erhalten. Über dem Siegeszug der Naturwissenschaft, die sich auf mess- und zählbare Fakten beschränkt, ist das Interesse an nur qualitativer Wertung – weil unwissenschaftlich – verlorengegangen. Da heute alles, was nicht in Zahlen und Formeln festgehalten werden kann, als subjektiv verworfen wird, wird die Betrachtung von Qi mit dem dritten Auge abgelehnt.

Nicht dass die Naturwissenschaft grundsätzlich die Funktion der Zirbeldrüse als drittes Auge ablehnen würde, derzeit werden sogar Experimente durchgeführt, um deren Lichtempfindlichkeit zu beweisen. Solange indes die Messtechnik der Naturwissenschaften nicht ausreicht, um bestimmte Kräfte oder Funktionszusammenhänge experimentell nachzuweisen, gelten entsprechende Theorien für viele Skeptiker als Utopien. Und selbst plausible Indizienbeweise werden abgelehnt. Wie Heisenberg schon sagte, können sich neue Theorien nur dadurch durchsetzen, dass skeptische aber hochdekorierte Wissenschaftler, die als Autoritäten gelten, sterben.

Beim Beispiel des dritten Auges wurde nicht nur herausgefunden, dass sich die Zirbeldrüse und die Netzhaut strukturell ähnlich sind; aus immunhistochemischer Sicht wäre es sogar plausibel, dass die Zirbeldrüse lichtempfindlich ist. Und ein Experiment mit einem blinden Fisch ließ aufhorchen: Wurde ein Lichtstrahl auf den Kopf dieses Fisches gelenkt, und zwar oberhalb der Zirbeldrüse, reagierte der Fisch. Nachdem die Zirbeldrüse zerstört wurde, gab es keine Reaktionen mehr.

14 Haupt-Leitbahnen

In der chinesischen Medizin ist genau beschrieben, wie das Qi in bestimmten Leitbahnen durch den Körper fließt. Danach gibt es 12 Haupt-Leitbahnen, die jeweils den Namen des Organ-Funktionskreises tragen, mit dem sie verknüpft sind: Die 3 Yin-Leitbahnen der Arme beginnen in der Achselgegend und ziehen zu den Fingerspitzen (Herz, Lunge, Kreislauf-Sexus). Die 3 Yang-Leitbahnen der Arme beginnen an den Fingerspitzen und ziehen zum Gesicht (Dickdarm, 3-Fach-Erwärmer, Dünndarm). Die 3 Yang-Leitbahnen der Beine beginnen im Gesicht und ziehen zu den Zehenspitzen (Magen, Gallenblase, Blase). Die 3 Yin-Leitbahnen der Beine beginnen an den Zehenspitzen und führen zum Rumpf (Nieren, Leber, Milz) (Abb. 1)

Kapitel IV: Häufig verwendete Punkte am Körper

Die Punkte an den oberen Extremitäten

Di 4 (IC 4)
Anwendungen: Kopfschmerzen, Hypertonie, Zahnschmerzen, Halsschmerzen, Rötung der Augen, Verzerrung der Gesichts-Muskulatur
Lage: Der Punkt befindet sich in der Mitte des Mittelhandknochens des Zeigefingers in Richtung des Daumens (Abb.84).
Manipulationen:
Drücken gegen die Wand (Abb.46). Auf den Boden legen! Eine Hand liegt am Hinterkopf, der Ball wird an dem oben beschriebenen Punkt plaziert. Die andere Hand fixiert den Ball in dieser Position, dann den Kopf zurücklegen (Abb.85).

3 E 5 (T 5)
(Kardinal-Punkt der Retroaurikularregion)
Anwendungen: Verstopfung, Tinnitus, Taubheit, Zittern der Hand, Schmerzen in Flanken.
Lage: 2 Finger breit unterhalb der Handgelenksfalte am Handrücken, in der Mitte des Unterarms (Abb.84)
Manipulationen:
1. Drücken gegen die Wand (Abb.86) · 2. Rollen am Unterarm und an der Hand

Di 11 (IC 11)
Anwendungen: Fieber, Hypertonie, Schmerzen im Ellenbogen (Tennis-Ellenbogen), Lähmungserscheinungen an der oberen Extremität
Lage: am lateralen Ende der Ellenbogen-Falte bei Beugung von 90° (Abb.84)
Manipulationen:

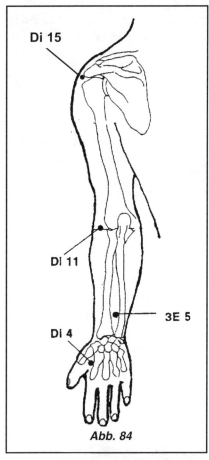
Abb. 84

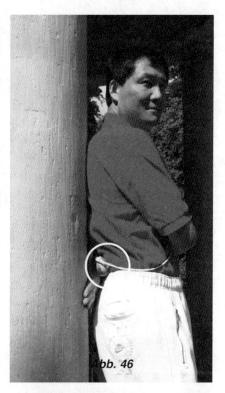
Abb. 46

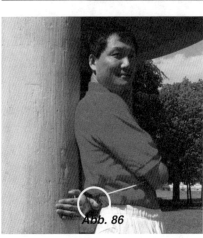
Abb. 86

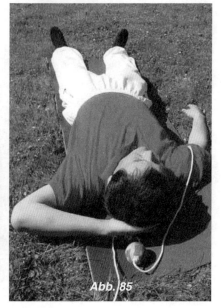
Abb. 85

1. Den Ellenbogen beugen und die Bälle mit dem Körpergewicht an dem Punkt gegen die Wand drücken. · 2. Rollen an der Ellenbogen-Außenseite · 3. Kreisen des Ellenbogen-Gelenks. · 4. Kombiniertes Klopfen von Oberschenkel und Ellenbogen. · 5. Die Methode des Schiebens

Di 15 (IC 15)
Anwendungen: Schulterschmerzen
Lage: bei herabhängendem Arm ca. 2 PZ vom acromialen Ende der Clavicula nach unten im Knochenspalt (Abb.84)
Manipulationen:
1.Rollen am Schulter-Gelenk · 2. Die Methode des Schiebens · 3. Rollen an der Arm-Innenseite

Lu 1 (P 1)
(MU–Alarm-Punkt der Lunge)
Anwendungen: Schulterschmerzen, Husten, Schmerzen in der Brust
Lage: im 1. Rippenzwischenraum unterhalb des äußeren Endes des Schlüsselbeines, 6 PZ außerhalb der Körper-Mittelline (Abb.87)
Manipulationen:
1. Rollen am Schultergelenk · 2. Die Methode des Schiebens · 3. Rollen an der Arm-Innenseite

KS 6 (Pc 6)
(Kardinal – Punkt der Brust)
Anwendungen: Herzklopfen, Erbrechen, Brust-Beklemmungsgefühl
Lage: 2 Finger breit unter der Handgelenks-Falte in der Mitte der Arm-Innenseite (Abb.87)
Manipulationen:
1.Die Unterarme auf den Rücken legen, die Handflächen zeigen nach außen. Einen Ball zwischen den Punkt und der Wand plazieren und mit dem Körpergewicht gegen die Wand drücken (Abb.88) · 2. Rollen am Unterarm und an der Hand

KS 8 (Pc 8)
Anwendungen: Herzklopfen, Erbrechen, Pilzinfektionen der Hand und des Fußes
Lage: Bei geschlossener Faust zwischen der Spitze von Mittel- und Ringfinger (Abb.87)
Manipulationen:
1. Rollen am Unterarm und an der Hand. · 2. Gegenschlagen mit der Handfläche

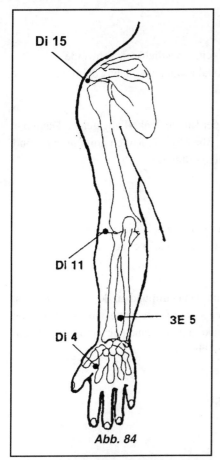

Abb. 84

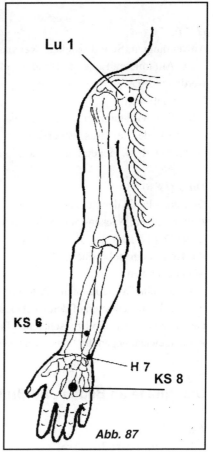

Abb. 87

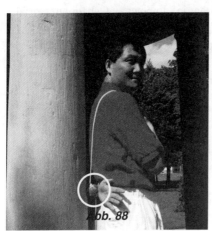

Abb. 88

H 7 (C 7)
Anwendungen: Schlaflosigkeit, Reizbarkeit, Ängstlichkeit, Schweiße
Lage: Am inneren Ende der Handgelenksfalte kann eine Sehne deutlich getastet werden (Abb.87)
Manipulationen:
1.Der Ball wird ganz außen an die Seite der Handgelenks-Falte gelegt. Dann mit der Stirn oder der Brust gegendrücken (Abb.89). · 2. Rollen am Unterarm und an der Hand · 3. Gegen eine Wand klopfen (Abb.90).

Dü 3 (IT 3)
(Kardinal–Punkt des Rückens)
Anwendungen: Nackensteife, Schulter-Arm-Syndrom, Rückenschmerzen
Lage: Faust bilden. Der Punkt befindet sich seitlich shinter dem distalen Ende des fünften Mittelhandknochens (Abb.87).
Manipulationen:
1. Gegen eine Wand klopfen ·2. Rollen am Unterarm und an der Hand · 3. Faust bilden. Die Unterarme auf den Rücken legen, der fünfte Mittelhandknochen zeigt nach außen. Einen Ball zwischen den Punkt und die Wand plazieren und mit dem Körpergewicht gegen die Wand drücken (Abb.91)

Die Punkte an Bauch und Brust

KG 3 (Rs 3)
(MU-Alarm-Punkt der Blase)
Anwendungen: Retention von Urin, Polyurie, Impotenz, Gebärmuttervorfall, Bettnässen
Lage: Der Punkt befindet sich 3 PZ unter dem Nabel (Abb.92).
Manipulationen:
1. Rollen am Bauch. 2. Rückwärts-Dehnung in der Bauchlage

KG 4 (Rs 4)
(MU-Alarm-Punkt des Dünndarms)
Anwendungen: Allgemeiner Kräfteverfall, geringe Belastbarkeit, Verstopfung
Lage: Der Punkt befindet sich 3 PZ unter dem Nabel (Abb.92)
Manipulationen:
1. Rollen am Bauch. · 2. Rückwärts-Dehnung in der Bauchlage

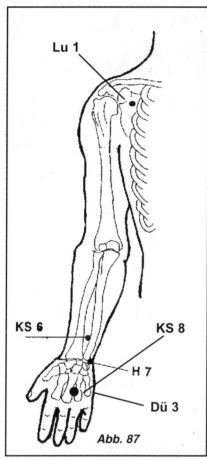
Abb. 87

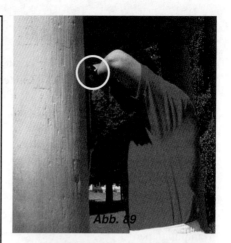
Abb. 89

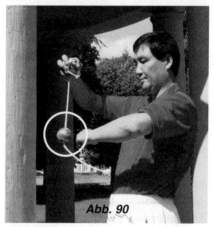
Abb. 90

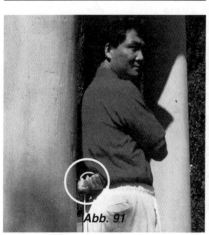
Abb. 91

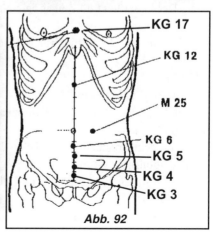
Abb. 92

KG 5 (Rs 5)
(MU-Alarm-Punkt des 3 Erwärmers)
Anwendungen: Schmerzen im Unterbauch, Durchfälle
Lage: Der Punkt befindet sich 2 PZ unter dem Nabel (Abb.92).
Manipulationen:
1. Rollen am Bauch. 2. Rückwärtsdehnung in der Bauchlage

M 25 (S 5)
(MU-Alarm-Punkt des Dickdarms)
Anwendungen: Verstopfung, Diarrhoe, Blähungen, Spannungsschmerz im Bauch
Lage: Der Punkt befindet sich 2 PZ lateral des Nabels (Abb.92).
Manipulationen:
1. Rollen am Bauch. · 2. Rückwärts-Dehnung in der Bauchlage

KG 12 (Rs12)
(MU-Alarm-Punkt des Magens)
Anwendungen: Schmerzen in der Magengegend, Spannungsgefühl in der Leibesmitte, Übelkeit und Brechreiz
Lage: Der Punkt liegt 4 PZ über dem Nabel (Abb.92).
Manipulationen:
1. Rollen am Bauch. · 2. Rückwärts-Dehnung in der Bauchlage

KG 14 (Rs 14)
(MU-Alarm-Punkt des Herzens)
Anwendungen: Schmerzen in der Brust, Aufstoßen, Erbrechen, Herzklopfen
Lage: Der Punkt liegt 6 PZ über dem Nabel (Abb.92).
Manipulationen:
1. Rollen am Bauch. 2. Rückwärts-Dehnung in der Bauchlage

KG 17 (Rs 17)
(MU-Alarm-Punkt des B14)
Anwendungen: Asthma, Schluckauf, Schmerzen in der Brust, Muttermilchmangel
Lage: auf dem Brustbein, in der Höhe des 4. Zwischenrippenraums (Abb.92).
Manipulationen:
1. Rollen am Bauch. ·2. Rückwärts-Dehnung in der Bauchlage

Le 13 (H 13)
(MU-Alarm-Punkt der Milz)

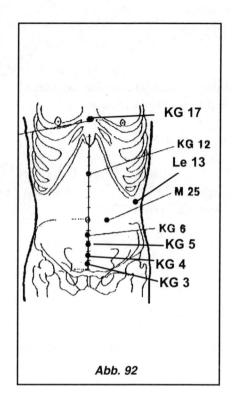

Abb. 92

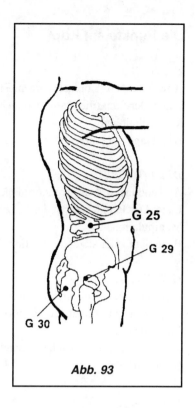

Abb. 93

Anwendungen: Schmerzen in Flanken, Blähungen, Verdauungstörungen
Lage: unter dem Ende der 11. Rippe, wo sie die mittlere Achsellinie trifft (Abb.92).
Manipulationen:
1. Rollen mit der Hand. 2. Rückwärts-Dehnung in der Bauchlage

G 25 (F 25)
(MU-Alarm-Punkt der Niere)
Anwendungen: Schmerzen im unteren Rücken, Verspannungen des Bauches
Lage: auf der äußeren Seite des Bauches, an der unteren Grenze des freien Endes der 12. Rippe (Abb.93)
Manipulationen:
1. Rollen am Bauch. 2. Rückwärts-Dehnung in der Bauchlage.

Die Punkte am Kopf

B 2 (V 2)
Anwendungen: Kopfschmerzen, Tränenfluß bei Wind, Zucken der Augenlider
Lage: Der Punkt liegt am medialen Ende der Augenbraue (Abb.94).
Manipulationen:
Bauchlage oder sitzende Position. Rollen, Drücken, Schieben

Di 20 (IC 20)
Anwendungen: Nasenverstopfung, Rhinorrhoe
Lage: Der Punkt liegt an der Seite des Nasenflügels (Abb.94).
Manipulationen:
Bauchlage oder sitzende Position. Rollen mit der Hand, Drücken, Schieben

G 8 (F 8)
Anwendungen: Einseitiger Kopfschmerz
Lage: Der Punkt liegt senkrecht oberhalb der Spitze des Ohrs (Abb.94).
Manipulationen:
Auf der Seite liegen oder sitzende Position. Rollen mit der Hand, Drücken, Schieben

G 2 (F 2)
Anwendungen: Ohrensausen. Zahnschmerzen
Lage: bei geöffnetem Mund im Grübchen vor und unter dem Tragus (Abb.94)
Manipulationen:
Auf der Seite liegen oder sitzen! Rollen mit der Hand, Drücken, Schieben

Tai Yang
Anwendungen: Kopfschmerzen, Schmerzen des Auges
Lage: Der Punkt befindet sich an der Schläfe (Abb.94).
Manipulationen:
Auf der Seite liegen oder sitzen. Rollen mit der Hand, Drücken, Schieben.

LG 20 (Rg 20)
Anwendungen: Kopfschmerzen, Schlaganfall, Schwindel, Tinnitus, Nasenverstopfung, Vorfall des Rektums
Lage: kleine Fontanelle, 5 PZ vom Mittelpunkt des Haaransatzes (Abb.95)
Manipulationen:
1. Die Bälle werden mit beiden Händen auf die Mitte des Schädeldachs gepreßt, die

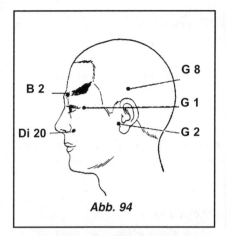

Abb. 94

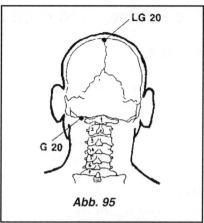

Abb. 95

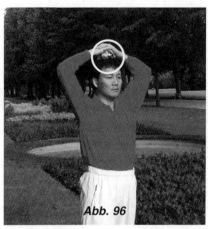

Abb. 96

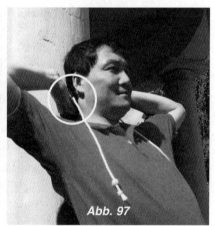

Abb. 97

Arme locker hängen lassen (Abb.96). ·
2. Die Position mit dem Kopf gegen die Wand.

G 20 (F 20)
Anwendungen: Kopfschmerzen, Schwindel, Verspannung der Nackenmuskulatur, Erkältung
Lage: im Nacken unmittelbar auf der Haargrenze zwischen den Muskelansätzen des Musculus trapezius und des M. sternocleidomastoídus (Abb.95)
Manipulationen:
1. Auf dem Rücken liegen. Beide Hände legen die Bälle an den Punkt G 20, mit dem Körpergewicht gegen den Boden drücken (Abb.97). · 2. Rollen am Nacken. Die Methode des Greifens

Die Punkte an Nacken und Rücken

G 21 (F 21)
Anwendungen: Verspannung der Nacken-Muskulatur, Schmerzen im Schultergürtel und im Rücken, Arbeitsunlust
Lage: in der Vertiefung am höchsten Punkt der Schulter (Abb.98)
Manipulationen:
1. Rollen am Schultergürtel. · 2. Position der Brücke. · 3. Diagonales Klopfen. 4. Kombiniertes Klopfen von Schultergürtel und Unterschenkel-Außenseite

Dü 11 (IT 11)
Anwendungen: Diffuse Schmerzen in Schulter und Rücken, Steifigkeit, Verspannung der Nackenmuskulatur
Lage: in der der Mitte des Schulterblattes (Abb.98)
Manipulationen:
Rückenlage oder stehende Position:
1. Die Bälle werden in der Mitte des Schulterblattes plaziert und dann durch den Druck des Körpergewichts gegen Wand oder Bett hin und her gerollt. · 2. Diagonales Klopfen. · 3. Die Methode des Schiebens

B 13 (V 13)
(Lungen-Zustimmungs-Punkt)
Anwendungen: Husten, Atembeklemmung, Druck auf der Brust, reichlicher Auswurf von Schleim
Lage: 1,5 PZ lateral des Dornfortsatzes des 3. Brustwirbels (Abb.99)
Manipulationen:
1. Rückenlage oder stehende Position. Gegen Bett oder Wand drücken. · 2. Rollen am Rücken. · 3. Klopfen durch Hin- und Herschwingen des Oberkörpers. 4. Drücken in Rückenlage. · 5. Die Methode des Schiebens

B 14 (V 14)
(Kreislauf-Sexus-Zustimmungs-Punkt)
Anwendungen: Fieber, Reizbarkeit, Herzklopfen
Lage: 1,5 PZ lateral des Dornfortsatzes des 4. Brustwirbels (Abb.99)
Manipulationen:
1. Rückenlage oder stehende Position. Gegen Bett oder Wand drücken. · 2. Rollen am Rücken. · 3. Klopfen durch Hin- und Herschwingen des Oberkörpers. · 4. Drücken in Rückenlage. · 5. Die Methode des Schiebens

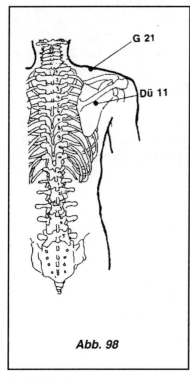

Abb. 98

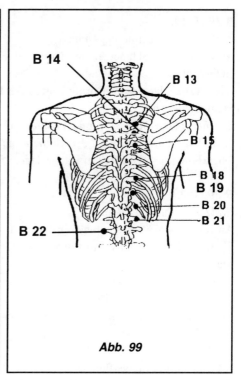

Abb. 99

B 15 (V 15)
(Herz-Zustimmungs-Punkt)
Anwendungen: Unruhe und Nervosität, Beklemmungsgefühl in der Brust, Schlaflosigkeit, Herzklopfen
Lage: 1,5 PZ lateral des Dornfortsatzes des 5. Brustwirbels (Abb.99)
Manipulationen:
1. Rückenlage oder stehende Position. Gegen Bett oder Wand drücken! ·
2. Rollen am Rücken. · 3. Klopfen durch Hin- und Herschwingen des Oberkörpers. · 4. Drücken in Rückenlage. · 5. Die Methode des Schiebens

B 18 (V 18)
(Leber-Zustimmungs-Punkt)
Anwendungen: Schmerzen in Brust und Flanken, Sehstörungen, Gelbsucht
Lage: 1,5 PZ lateral des Dornfortsatzes des 9. Brustwirbels (Abb.99)
Manipulationen:
1. Rückenlage oder stehende Position. Gegen Bett oder Wand drücken! ·
2. Rollen am Rücken. · 3. Klopfen durch Hin- und Herschwingen des Oberkörpers. · 4. Drücken in Rückenlage. · 5. Die Methode des Schiebens

B 19 (V 19)
(Gallenblase-Zustimmungs-Punkt)
Anwendungen: Schmerzen in Brust und Flanken, bitterer Mundgeschmack, Gelbsucht
Lage: 1,5 PZ lateral des Dornfortsatzes des 10. Brustwirbels (Abb.99)
Manipulationen:
1. Rückenlage oder stehende Position. Gegen Bett oder Wand drücken! · 2. Rollen am Rücken. · 3. Klopfen durch Hin- und Herschwingen des Oberkörpers. · 4. Drücken in Rückenlage. · 5. Die Methode des Schiebens

B 20 (V 20)
(Milz-Zustimmungs-Punkt)
Anwendungen: Verspannungen in Bauch, Erbrechen, Durchfall
Lage: 1,5 lateral des Dornfortsatzes des 11. Brustwirbels (Abb.99).
Manipulationen:
1. Rückenlage oder stehende Position. Gegen Bett oder Wand drücken. · 2. Rollen am Rücken. · 3. Klopfen durch Hin- und Herschwingen des Oberkörpers. · 4. Drücken in Rückenlage. · 5. Die Methode des Schiebens

B 21 (V 21)
(Magen-Zustimmungs-Punkt)
Anwendungen: Schmerzen, Druckgefühl in der Magengegend, Blähungen, Schmerzen im Rücken, Verdauungsstörungen
Lage: 1,5 lateral des Dornfortsatzes des 12. Brustwirbels (Abb.99)
Manipulationen:
1. Rückenlage oder stehende Position. Gegen Bett oder Wand drücken! · 2. Rollen am Rücken. · 3. Klopfen durch Hin- und Herschwingen des Oberkörpers. · 4. Drücken in Rückenlage. · 5. Die Methode des Schiebens

B 22 (V 22)
(3Erwärmer-Zustimmungs-Punkt)
Anwendungen: Blähungen, Steifheit im Rücken, Verdauungsstörungen.
Lage: 1,5 PZ lateral des Zwischenraums zwischen 1. und 2. Lendenwirbel (Abb.99).
Manipulationen:
1. Rückenlage oder stehende Position. Gegen Bett oder Wand drücken! · 2. Rollen am Rücken. · 3. Klopfen durch Hin- und Herschwingen des Oberkörpers. · 4. Drücken in Rückenlage. · 5. Die Methode des Schiebens

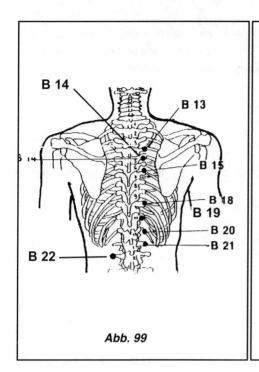

Abb. 99

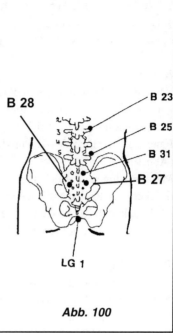

Abb. 100

B 23 (V 23)
(Nieren-Zustimmungs-Punkt)
Anwendungen: Rückenschmerzen, Impotenz, Schwächung der Knie, Tinnitus, Regelstörungen
Lage: 1,5 PZ lateral des Dornfortsatzes des 2. Lendenwirbels (Abb.100)
Manipulationen:
1. Rückenlage oder stehende Position. Gegen Bett oder Wand drücken! · 2. Rollen am Rücken. · 3. Klopfen durch Hin- und Herschwingen des Oberkörpers. · 4. Drücken in Rückenlage. · 5. Rollen am Rücken vor und zurück. · 6. Klopfen mit dem Schritt des Pferdes. · 7. Die Methode des Schiebens

B 25 (V 25)
(Dickdarm-Zustimmungs-Punkt)
Anwendungen: Bauchschmerzen, Verstopfung, Durchfall, Schmerzen im unteren Rücken
Lage:unter dem 4. LWD. 1,5 PZ lateral (Abb.100)
Manipulationen:
1. Rückenlage oder stehende Position. Gegen Bett oder Wand drücken! ·

2. Rollen am Rücken. · 3. Klopfen mit gleichzeitiger Hüftbewegung. · 4. Drücken in Rückenlage. · 5. Rollen am Rücken vor und zurück. · 6. Klopfen mit dem Schritt des Pferdes. · 7. Die Methode des Schiebens

B 27 (V 27)
(Dünndarm-Zustimmungs-Punkt)
Anwendungen: Verpannungen im Unterbauch, Verstopfung, Durchfall, Schmerzen im unteren Rücken
Lage: in der Höhe des 1. Punktes sacral, 1,5 PZ lateral der Leibesmittellinie (Abb.100).
Manipulationen: 1. Rückenlage oder stehende Position. Gegen Bett oder Wand drücken! · 2. Rollen am Rücken. · 3. Klopfen mit gleichzeitiger Hüftbewegung. · 4. Drücken in Rückenlage. · 5. Rollen am Rücken vor und zurück. · 6. Klopfen mit dem Schritt des Pferdes. · 7. Die Methode des Schiebens

B 28 (V 28)
(Blase-Zustimmungs-Punkt)
Anwendungen: Miktionsstörungen aller Art, Kreuzbeinschmerzen, Bettnässen, Retention von Urin
Lage: in der Höhe des 2. Punktes sacral, 1,5 PZ lateral der Leibesmittellinie (Abb.100).
Manipulationen:
Rückenlage oder stehende Position. 1. Gegen Bett oder Wand drücken! · 2. Rollen am Rücken. ·3. Klopfen mit gleichzeitiger Hüftbewegung. · 4. Drücken in Rückenlage. · 5. Rollen am Rücken vor und zurück. · 6. Klopfen mit dem Schritt des Pferdes. · 7. Die Methode des Schiebens

LG 1 (Rg 1)
Anwendungen: Hämorrhoiden, Vorfall des Rektums
Lage: Die Bälle befinden sich in der Mitte zwischen der Spitze des Steißbeines und des Anus (Abb.100).
Manipulationen:
Sitzende Position. Drücken!

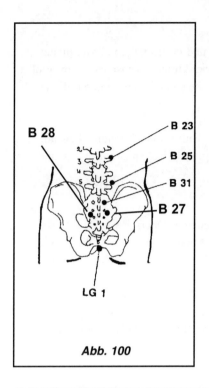

Abb. 100

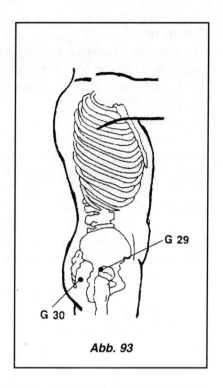

Abb. 93

Die Punkte an den unteren Extremitäten

G 29 (F 29)
Anwendungen: Schmerzen im unteren Rücken und Hüftgelenk
Lage: in der Mitte einer Verbindungslinie zwischen dem oberen vorderen Kreuzbeindorn und dem großen Trochanter-Muskel (Abb.93)
Manipulationen:
1. Rollen am Rücken und am Gesäß. · 2. Die Wirbelsäulen-Drehung in Rückenlage mit einem gebeugten Bein. · 3.Klopfen mit gleichzeitiger Hüftbewegung. · 4. Die Methode des Schiebens

G 30 (F 30)
Anwendungen: Schmerzen im Hüftgelenk und in den unteren Extremitäten
Lage: am 1. Drittel der Entfernung nach hinten zwischen dem großen Knochenvorsprung des Oberschenkelknochens und dem unteren Ende des Kreuzbeins (Abb.101)
Manipulationen:
1. Hüftgelenks-Dehnung im Liegen. · 2. Hüftmuskel-Dehnung liegend. · 3. Klopfen mit gleichzeitiger Hüftbewegung. · 4. Rollen am Rücken und am Gesäß. · 5. Die Methode des Schiebens

G 31 (F 31)
Anwendungen: Schmerzen an der Außenseite des Oberschenkels
Lage: Der Punkt liegt an der Außenseite des Oberschenkels, 7 PZ oberhalb der Kniegelenksfalte (Abb.101).
Manipulationen:
1. Hüftgelenksdehnung im Liegen. · 2. Die Position der Dehnung in Ruhestellung. · 3. Rollen an der Oberschenkel-Außenseite. · 4. Klopfen mit gleichzeitiger Hüftbewegung. · 5. Klopfen mit dem Schritt des gespannten Bogens

N 1 (R 1)
Anwendungen: Schwindel, Schlaflosigkeit, Reizbarkeit
Lage: In der Vertiefung unterhalb der Fußballen der Fußsohle (Abb.101)
Manipulationen:
1. Klopfen mit nach innen gehobenen Beinen · 2. Sitzende Position. Die Bälle unter die Füße legen und entweder mit dem Körpergewicht Druck ausüben oder die Füße kreisen lassen. · 3. Treten mit den Fußsohlen

Le 8 (H 8)
Anwendungen: Schmerzen im Knie, Retention von Urin
Lage: In der Mitte der Knie-Innenseite (Abb.102)
Manipulationen:
1. Die Körperdrehung im Sitzen mit geschlossenen Beinen. · 2. Klopfen mit nach innen gehobenen Beinen. · 3. Rollen an der Knie-Innenseite

MP 9 (L 9)
Anwendungen: Schmerzbefunde im Kniegelenk, Blähungen, Miktionsstörungen
Lage: Das Punkt liegt in einer Vertiefung am Unterrand der medialen Seite des

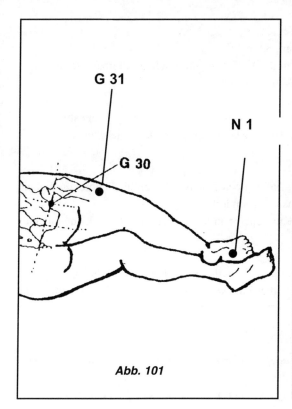 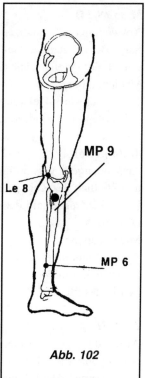

Abb. 101 Abb. 102

Tibiakopfes (Abb.102).
Manipulationen:
1. Die Körperdrehung im Sitzen mit geschlossenen Beinen.
2. Klopfen mit nach innen gehobenen Beinen!

MP 6 (L 6)
Anwendungen: Schlaflosigkeit, Blasenentzündungen, Regel-störungen
Lage: 3 PZ (4 Finger breit) oberhalb der Spitze des Innen-Knöchels hinter dem Schienbein (Abb.102)
Manipulationen:
1. Die Körperdrehung im Sitzen mit geschlossenen Beinen.
2. Klopfen mit nach innen gehobenen Beinen

M 35 (S 35)
Anwendungen: Schmerzen im Knie
Lage: Bei gebeugtem Knie in der Vertiefung unmittelbar unterhalb der Patellar, seitlich der Patellarsehne (Abb.103)
Manipulationen:
1. Rückwärts-Dehnung in der vereinfachten Liegestütze. ·
2. Klopfen mit hochgezogenen Knien. · 3. Rollen an der Kniescheibe.

M 36 (S 36)
Anwendungen: Verstopfung, allgemeines Schwächegefühl, Schmerzhaftigkeit und Steifheit des Kniegelenks, verminderter Appetit
Lage: 3 PZ unterhalb der Kniescheibe und 1 PZ seitlich der Schienbeinkante (Abb.103).
Manipulationen:
1. Die Position der Dehnung in Ruhestellung. · 2. Klopfen mit hochgezogenen Knien. · 3. Rollen an der Unterschenkel-Außenseite. · 4. Klopfen mit dem Schritt des Pferdes

Le 3 (H 3)
Anwendungen: Unruhe, Kopfschmerz, Schlaflosigkeit, Schmerzen und Schwellung im Fuß
Lage: oberhalb der Vertiefung zwischen 1. und 2. Mittelfuß-Knochen (Abb.103)
Manipulationen:
1. Die Position der Katze. · 2. Treten mit dem Fußrücken.

B 40 (V 40)
Anwendungen: Schmerzhaftigkeit der Lenden und Beine, Bewegungsunfähigkeit des Kniegelenks
Lage: in der Mitte der Kniekehle (Abb.104)
Manipulationen:
Klopfen mit gestreckt hochgezogenen Beinen
Rückwärts-Dehnung in der Rückenlage

B 57 (V 57)
Anwendungen: Schmerzen in Hüften und Oberschenkel, Krämpfe in der Unterschenkelmuskulatur, Hämorrhoiden
Lage: Am Ende des Wadenmuskels (Abb.104).
Manipulationen: 1. Rollen an den Waden. · 2. Klopfen mit gestreckt hochgezogenen Beinen

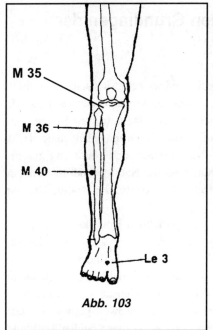
Abb. 103

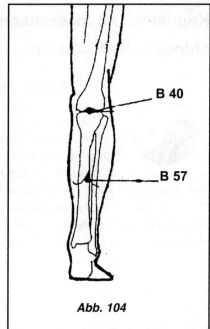
Abb. 104

B 60 (V 60)
Anwendungen: Schwellung und Schmerzen in der Ferse, Kopfschmerzen, Steifheit des Nackens
Lage: im Mittelpunkt der Verbindungslinie zw. der Spitze des äußeren Knöchels und der Achillessehne (Abb.105)
Manipulationen: 1. Rollen an den Waden. · 2. Klopfen mit nach hinten gebeugten Beinen. · 3. Rollen an der Achillessehne

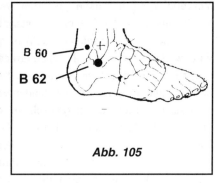
Abb. 105

B 62 (V 62)
(Kardinal–Punkt des Rückens)
Anwendungen: Rückenschmerzen, Schwellung und Schmerzen in der Ferse, Kopfschmerzen, Schwindel
Lage: In der Mulde direkt unterhalb des äußeren Knöchels (Abb.105)
Manipulationen: Die Körperdrehung im Sitzen mit geschlossenen Beinen
Klopfen mit nach innen gehobenen Beinen

Kapitel V: Die theoretischen Grundlagen der chinesischen Medizin

Abb.106

Die chinesische Medizin entwickelte sich seit dem 3.Jh. v. Chr. und entfaltete sich während des folgenden Jahrtausends zu einem geschlossenen, medizin-theoretischen System von hoher Leistungsfähigkeit. Einer der Grundgedanken der TCM im allgemeinen ist es, daß Mensch und Natur eng zusammenhängen. Im Zentrum steht der Natur-Grundsatz von Yin und Yang (Abb.106), jenem Gegenspiel der Kräfte der Natur, die im Gleichgewicht gehalten werden sollen.

Die Theorie von Yin und Yang bedeutet hauptsächlich Komplementarität bei gleichzeitigem Gegensatz, d.h. der Gegensatz zweier Aspekte ist nie absolut, sondern immer relativ zu verstehen. Auf jeder Stufe befindet sich beides: sowohl Yin als auch Yang. Beide sind notwendig zur Erhaltung des Lebens. In diesem Sinne sagt die chinesische Medizin: Jeder Mensch hat sowohl Yin-Anteile als auch Yang-Anteile: Der Mensch ist nur insoweit gesund, solange beide Teilkräfte harmonisch zusammenspielen. Wenn diese beiden Teilkräfte Yin und Yang in einem gestörten Verhältnis zueinander stehen, also das Ungleichgewicht der Teilkräfte zu stark wird, ist der Mensch krank.

Der spezifische Ansatz der TCM ist ganzheitlich: Das Krankheitsgeschehen wird in der TCM nicht als reparaturbedürftige Organ-Erkrankung lokalisiert, sondern vielmehr als eine Störung der Energie und des Gesamt-Gleichgewichts der Yin- und Yang-Anteile verstanden werden. Denn alle „Organe" sind in der chinesischen Medizin energetisch zu verstehen und nicht mit den inneren Organen gleichen Namens identisch. Die „Organe" tragen in der TCM zwar Namen wie Leber, Herz, Milz usw., aber die TCM ordnete ihnen für uns nicht mehr einfühlbare Beziehungen im Rahmen ihres synthetischen (und nicht analytischen) Denkens zu: So umfaßt z.B. der Funktionskreis Lunge nicht nur dieses Atmungsorgan, sondern vor allem auch die Haut und Schleimhäute. Der Funktionskreis Niere hat einen großen Einfluß auf die Fortpflanzung, das Wachstum und die Entwicklung des Menschen. Die Funktionskreise Milz und Magen beschreiben die Verdauungsfunktionen. Dem Funktionskreis Leber zugeordnet sind außerdem auch emotionale Aktivitäten. Der Funktionskreis Herz wird auch als das Hauptorgan für die Steuerung der geistigen Aktivitäten und der gesamten physiologischen Funktion des Gehirns angesehen. Daher ist eine Lebererkrankung nach TCM oft mit Ärger oder Stress verbunden. Die Herzerkrankungen sind oft mit physischen Erkrankungen verbunden. Die

Funktionskreise sind dann den fünf Elementen zugeordnet, um die physiologischen Beziehungen zwischen den verschiedenen Organ-Funktionskreisen zu erklären.

Die Theorie von den fünf Wand-lungsphasen besagt, daß Holz - Feuer - Erde - Metall - Wasser die grundlegenden Elemente in einem geschlossenen Theoriesystem bilden. Die fünf Wandlungsphasen stehen in gesetzmäßiger Reihenfolge miteinander in Verbindung (Abb.107). Jedes Element erzeugt ein anderes Element. Das geschieht nach folgendem Zyklus: Holz - Feuer - Erde - Metall - Wasser - Holz. Diese Beziehung der gegenseitigen Erzeugung wird auch als „Mutter-Sohn-Beziehung" bezeichnet. Jedes Element hemmt aber auch ein anderes Element. Das geschieht nach folgendem Zyklus: Holz - Erde - Wasser - Feuer - Metall - Holz. Alles, was im Universum lebt, wurde diesen fünf grundlegenden Elementen zugeordnet. Schon sehr früh wurden Kataloge aufgestellt, was man alles den fünf Wandlungsphasen zuordnet:

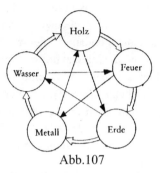

Abb.107

Da die Anatomie im alten China nur einen sehr untergeordneten Stellenwert hatte, war die genaue Kenntnis der Lage einzelner Organe nicht so wichtig. Man interessierte sich weitaus mehr für die Wechselwirkung zwischen den verschiedenen Organen. Nehmen wir ein Beispiel aus der klinischen Praxis: Der Funktionskreis Leber entspricht dem Element Holz. Holz unterhält das Feuer. Wenn zuviel Holz vorhanden ist, kann sich das Feuer ungehindert ausbreiten. Das Feuer entspricht dem Funktionskreis Herz. Daher ist die Erkrankung des Funktionskreises Leber oft mit Hitze-Empfinden, schnellem Puls und Brust-

Fünf Wandlungs-phasen	Organ-Funktions-kreis ZANG	Organ-Funktions-kreis FU	Sinnes-organe (Öffner)	Gefühle	Jahres-zeiten	Farbe	Himmels-richtung
Holz	Leber	Galle	Auge	Ärger	Frühling	Grün	Ost
Feuer	Herz	Dünndarm	Zunge	Freude	Sommer	Rot	Süd
Erde	Milz	Magen	Mund	Grübeln	Sommer	Gelb	Mitte
Metall	Lunge	Dickdarm	Nase	Kummer	Herbst	Weiß	West
Wasser	Niere	Blase	Ohr	Angst	Winter	Schwarz	Nord

Beklemmungsgefühl verbunden. Holz hemmt auch die Erde. Erde entspricht den Funktionskreisen Milz und Magen. Daher führt die Erkrankung des Funktionskreises Leber auch zu Appetitlosigkeit, Völlegefühl und Blähungen. Eine zentrale Rolle bei der TCM spielt der Begriff des Qi (Lebensenergie). Der ganze Körper ist sowohl von Qi gefüllt, als auch von Qi umhüllt und stellt ein komplexes Energiesystem dar. Die Vorstellungen des menschlichen Energiesystems in der TCM konnten durch westliche medizinische Forschung bisher nicht nachgewiesen werden. Die Gründe dafür liegen darin, dass das gesamte Fundament der westlichen Naturwissenschaften auf Erscheinungen beruht, die mit den physischen Sinnen erfaßbar sind. In der TCM stellen die Qi-Leitbahnen eigentlich eine Art feinstoffliches System dar. Deshalb kann sich die Forschung in der TCM unter westlicher wissenschaftlicher Anleitung nur auf die sichtbaren Dinge beschränken: Unter den sichtbaren Dingen sind uns nur drei Zustände des Körpers wohlbekannt: der feste, der flüssige und der gasförmige Aggregatzustand. Phänomene wie das Qi, eine Art formlose Substanz, die in unserem Weltraum nicht zu sehen und zu messen sind, wagt man nicht anzurühren. Weil eine der wichtigsten Prämissen der Wissenschaften lautet, nur sichtbare Phänomene für gültig zu erklären, werden alle weiteren Ebenen bis heute von Wissenschaftlern einfach für „ungültig" erklärt. Aber die Welt enthält viel mehr, als wir mit dem äußeren, dem physischen Auge wahrnehmen können. Einige Spitzenwissenschaftler haben schon vor etlichen Jahren herausgefunden, daß das Qi wirklich existiert. Nehmen wir ein Beispiel aus den Naturwissenschaften! In den zwanziger Jahren unseres Jahrhunderts meinten die meisten Astronomen, daß die Anziehung der Sternhaufen zu einer allmählichen Verzögerung der kosmischen Expansion führen müsse. Aber die weit entfernt explodierenden Sterne wiesen darauf hin, daß die Expansion des Universums beschleunigt sein könnte, mit anderen Worten: Das Universum muß von einer noch unbekannten, unsichtbaren Form der Energie erfüllt sein, die der Schwerkraft entgegenwirkt. Bei der Forschung in der Hochenergie-Physik gibt es die Ansicht, daß auch das Qi aus Atomen und ähnlichen Substanzen bestehe. Die neue Atom-Physik hat schon längst erkannt, daß der gasförmige Körper - wir nennen es das Wasserstoff-Atom - nicht das letzte ist (Atom bedeutet im Griechischen „Unteilbares"). Inzwischen wurde das „Atom" geteilt: in Elektronen, Protone, Neutronen usw. Heute unterteilt man immer noch weiter. Denn für die Teilbarkeit gibt es keine Grenzen, auch wenn diese Miniteilchen für unsere Augen nicht mehr sichtbar sind. Das beweist, daß das Qi kein Speculativum ist, sondern wirklich existiert. Deshalb sagt Laotse: „Sein und Nichtsein erzeugen einander". Das Nichtsein bedeutet eigentlich das unsichtbare Qi. Nach der TCM werden die inneren Organe durch den ununterbrochenen Kreislauf des Qi in den Leitbahnen genährt. Der dauernde, ungestörte Fluß des Qi ist Voraussetzung für die Gesundheit. Wenn der Qi-Fluß beeinträchtigt ist oder die energetischen Impulse verschiedenster Frequenzen gestört werden, kommt es dadurch zur Entstehung einer Krankheit. Die TCM kennt hauptsächlich zwei Krankheits-Ätiologien. Die äußeren Ursachen (hier vor allem die „sechs Klima-verändernden Einflüsse": Ventus (Wind), Algor (Kälte), Aestus (Sommerhitze), Humor (Feuchtigkeit), Ariditas (Trockenheit), Ardor (Feuer).

Bei dieser Betrachtungsweise ist eine prinzipielle Ähnlichkeit zur westlichen Medizin (Bakteriologie und Virologie) erkennbar. Der Unterschied zwischen westlichem und chinesisch-ätiologischem Denken liegt jedoch darin, daß in der TCM die Ursache von Krankheiten nicht nur außerhalb, sondern auch innerhalb derselben liegt. Die chinesischen Philosophen betrachten die äußeren Ursachen nur als Bedingungen der Veränderung und die inneren Ursachen als deren Grundlage, wobei die äußeren Ursachen nur durch die inneren Ursachen wirken. Was sind nun die inneren Ursachen? Das ist Qi (Energie).

Nach der TCM gibt es zwei energetische Zustände: Das „positive Qi" ist eine harmonische Substanz und das „negative Qi" eine unharmonische Substanz. Das sogenannte „positive Qi" steht sowohl für die normale physiologische Funktion als auch für die Abwehrkräfte. Es wird in der TCM kurz als „Zheng" bezeichnet. Das „negative Qi" steht sowohl für die physiologisch funktionellen Störungen als auch für die geschwächte Abwehrkraft. Es wird in der TCM kurz als „Xie" bezeichnet. Warum spielt das Qi eine so große Rolle? Der Grund liegt darin, daß der Mensch als Teil des Kosmos sich den Klima-Veränderungen der äußeren Welt anpassen muß. Der Mensch bleibt nur dann gesund, wenn seine Abwehrkräfte (positives Qi) die Krankheiten verursachende Klimaveränderung abwehren kann. Die Bakterien können deshalb in den Körper eines Menschen kommen, weil das positive Qi (Abwehrkräfte) zu schwach und nicht in der Lage ist, sich gegen die Bakterien zu wehren. Das bedeutet gleichzeitig auch, daß das negative Qi zu stark ist. Ein überwiegend „negatives Qi" ist ein unharmonisches Umfeld im Körper und für die Bakterien ein idealer Nährboden. Das sind die wichtigsten Ursachen für die Erkrankung des Menschen.

Wie entscheiden sich die verschiedenen Qi-Zustände des Menschen? Antwort: Der Qi-Zustand des Menschen hängt von seiner geistigen Haltung ab. Wir bekommen ein „positives Qi", wenn wir gute Gedanken haben wie Nächstenliebe, Mitleid, Wahrhaftigkeit, Natürlichkeit, Geduld. Aber wir bekommen ein „negatives Qi", wenn wir schlechte Gedanken haben wie Neid, Habgier, Haß und vor allem die eigensinnige Anhaftung an Dingen. Die Besonderheit des chinesisch-ätiologischen Denkens liegt jedoch darin, daß in der TCM die seelische Disharmonie als Krankheiten verursachender Faktor verstanden wird. Die verschiedenen seelischen Veränderungen verletzen die jeweils korrespondierenden Organe. Die TCM sagt in diesem Zusammenhang: Zorn verletzt die Leber, übermäßige Freude verletzt das Herz, Kummer und Schwermut verletzen die Lunge, Nachdenklichkeit verletzt die Milz, Angst und Schrecken verletzen die Nieren. Diese werden als „die sieben seelischen Faktoren" in der TCM bezeichnet. Sie sind physiologische Phänomene und verursachen unter normalen Bedingungen keine Krankheiten. Nur wenn die Gefühle sehr intensiv sind, können sie zu Krankheiten führen. So wie Essen, Arbeit und Schlaf für den Menschen notwendig sind, so muß alles in Maßen geschehen: Zuviel ist auch nicht gut! Die chinesischen Philosophen betrachten das Extrem in jeder Beziehung als eine Fehlhaltung! Denn dies bedeutet, daß einer von den normal wirkenden und zusammengehörenden Yin- und Yang-Gegensätzen im Übermaß vorhanden ist. Kungfutse sagte: „Zuviel ist gerade so (falsch) wie zuwenig." Seine Grundidee kommt in der sogenannten „goldenen Mitte" zum Ausdruck. Aber auf welchem Weg können wir das erreichen? Antwort: Durch das Aufgeben des Haftens an Dingen. Das (An-)Haften an Dingen bedeutet, daß man bewußt und zielstrebig an materiellen Dingen festhält, um möglichst nur Gewinn zu erzielen und Verlust zu vermeiden. Dies wird im Buddhismus als Hauptgrund des Leidens betrachtet. Warum spielt nun das (An-)Haften an Dingen hier eine so wichtige Rolle? Die Gründe dafür liegen darin, daß eine der Theorien der Yin- und Yang-Lehre heißt: „Austausch bei gleichzeitiger Opposition". Das bedeutet, die Gegensätze zweier Aspekte, z.B. Gewinn und Verlust, Reichtum und Armut, Glück und Unglück sind nicht feststehend, sondern in einem Zustand der dauernden (Um-)Wandlung. Der Wechsel der vier Jahreszeiten ist ein Beispiel dafür. So sagte Laotse: „Im Glück steckt oft Unglück, im Unglück steckt oft Glück.." Eine solche Einstellung bedeutet Gleichmut gegenüber Gewinn oder Verlust und Reichtum oder Armut. Man soll alle Dinge leicht nehmen, und darf an den Dingen nicht eigensinnig festhalten. Im Taoismus wird Wert darauf gelegt, „es so sein zu lassen, wie es ist" – das ist „chinesisches Wuwei", das Nicht-Handeln. Das bedeutet aber nicht, daß man überhaupt nicht handeln solle, sondern nur, daß man nicht künstlich, nicht übertrieben, das Maß überschreitend handeln soll: lebhaft, wenn erforderlich, aber nicht übereifrig - ohne an seinen Vorteil zu denken und ohne Berechnung: So wie eine Pflanze, die Licht braucht, intuitiv zur Sonne hin wächst – wie z.B. die Sonnenblume (wörtlich im Französischen „Tourne-sol") - so sollte es auch bei den Menschen sein! Frei von Habgier und frei von Anspannung vollbringt der Weise, was immer notwendig ist, und er hört genau in dem Augenblick auf, da die Notwendigkeit erreicht ist.

Aber was bedeutet Notwendigkeit? Diese ist für die Menschen sehr schwer zu erkennen. Es liegt in den Eigenschaften des Menschen, dass er, solange die Möglichkeit besteht, noch mehr zu bekommen, es ihm schwerfällt einen Rückzieher zu machen. Ein Beispiel ist das Glücksspiel: Solange der Spieler Geld hat, hört er nicht auf. Selbst nach einem Gewinn strebt er nach mehr, anstatt es dabei bewenden zu lassen. Da aufhören bedeutet für ihn Verzicht und vermeintlichen Verlust. Man muß aber einen Verzicht annehmen können. Das aber fällt den meisten Menschen schwer - denn Verzicht wird nur ungern geübt. In der Tat ist es so: Wenn man wirklich auf etwas verzichtet, wird man eine völlig neue Chance entdecken. Ein chinesisches Sprichwort sagt: „Ein Schritt zurück ist ein unendliches Meer und ein grenzenloser Himmel." Ein Gleichnis finden wir in der Tierwelt: Eine Libelle hatte sich in einem Raum verirrt und versuchte verzweifelt, wieder nach draußen zu gelangen. Sie flog über eine Stunde immer wieder vor das Fenster bis zur völligen Erschöpfung, ja sogar bis zum Tod. Eigentlich hätte sie nur ein Stück weiter zur Seite fliegen müssen, um einen Ausweg zu finden. Uns Menschen geht es oft ähnlich wie der Libelle, die die Glasscheibe nicht wahrnehmen konnte und wie besessen einen Ausweg suchte. Wir glauben häufig, einen Ausweg gefunden zu haben, um dann letztendlich doch festzustellen, daß es sich um eine Sackgasse handelt. Dabei genügt oft ein Schritt zurück, um eine andere Lösung finden zu können. Deshalb wird im Taoismus und Buddhismus immer wieder betont, wie wichtig die nicht eigensinnige Anhaftung sowie das Ausüben von Verzicht ist. Denn Verzicht entspricht einem Naturgesetz. Wer nicht verliert, gewinnt auch nicht. Gewinn bedeutet gleichzeitig auch Verlust. Die meisten Menschen verstehen dieses Naturgesetz nicht, deshalb tendiert der Mensch im großen und ganzen dahin, daß ein Gewinn ohne Verlust bestehen kann: Licht ohne Dunkelheit oder Vergnügen ohne Schmerzen.

Mancher Mensch kämpft sein ganzes Leben lang um Materielles. Ob er gewinnnen kann, bleibt ungewiß. Sicher ist, daß er sich im Innern müde und unausgeglichen fühlt. Er kann nicht gut essen, nicht gut schlafen und bekommt allerlei Krankheiten. Das Materielle ist eigentlich nur dazu da, daß man es nutzt, um das Leben zu gewinnen - und nicht umgekehrt, daß man das Leben benutzt, um die Dinge zu gewinnen. Wenn man „eigensinnig" an den Dingen festhält, bedeutet dies, daß man gegen die Yin- und Yang-Regeln der Naturgesetze handelt. Das kann zum Ungleichgewicht von Yin und Yang führen. Es entsteht eine Krankheit gerade durch dieses Haften an Dingen. Aus diesem Grunde legt man bei der TCM großen Wert auf eine verbesserte geistige Haltung des Menschen.

Kapitel VI: Die chinesische Diagnostik

Die chinesische Diagnostik ist das Eingangstor zur praktischen Anwendung der TCM. Besonders wichtig ist bei der TCM die klinische spezifische Anpassung, mit anderen Worten: Die individuellen Besonderheiten des Patienten und seiner Krankheit müssen nach den Gesichtspunkten der TCM aufgeschlüsselt werden. Es ist unmöglich, TCM zu betreiben, ohne vorher eine chinesische Diagnose zu erstellen. Um das zu erklären, möchte ich zuerst die Unterschiede zwischen chinesischer und westlicher Diagnostik darstellen.

Die diagnostischen Verfahren der modernen Medizin stützen sich auf technische Apparate und sind alle um Präzision und strenge Wissenschaftlichkeit bemüht. Die Gründe dafür liegen darin, daß das abendländische Denken kausal-analytische Verbindungen herstellt und sich primär an Maß und Substrat orientiert. Dieses kann freilich nur durch genaueste und sicherste Messung erreicht werden. Deswegen wird man in der modernen Medizin überall mit Maß und Messung konfrontiert. Was wird von der modernen Diagnostik bestimmt? In diesem Fall lautet die Antwort: das Stoffliche, das Materielle, das Somatische, die Quantität. Zweifellos bringen diese Messungen der Medizin durch moderne technische Hilfsmittel auf der einen Seite eine präzise Information über den somatischen Körper, auf der anderen Seite sind viele Menschen durch diese labormäßigen Aussagen in vielerlei Hinsicht auch fixiert und beschränkt. Wer nach Osten ausschaut, der sieht den Westen nicht. Wer nach Süden blickt, der sieht den Norden nicht. Seine Gedanken verlaufen allein in eine bestimmte Richtung. Die Gründe dafür liegen darin, daß diese messende, auf ein Maß bezogene Wissenschaft begrenzt ist, weil allein das Begrenzbare meßbar ist.

Im Gegensatz zu der modernen Diagnostik benutzt die chinesische Diagnostik keine medizintechnischen Apparate. Sie vertraut nur auf die Zeichen des Körpers der Patienten. Dieses individuelle Bild eines Patienten kann freilich nur mit einer ganzheitlichen und minuziösen Beobachtung erreicht werden. Die TCM bedient sich solcher Hinweise, um aus ihrer Sicht „Krankheiten" im Sinne von Störungen der Energie zu diagnostizieren. Sie konzentriert sich nicht direkt auf die Symptome, sondern vielmehr auf die übergeordneten Faktoren, die hinter den Symptomen stehen.Die chinesische Diagnostik hat kein Maß, sondern nur eine Richtung - keine Quantitäten, sondern Qualitäten! Zum einen waren damals weder die Anatomie noch die Chirurgie entwickelt, zum anderen stellt das chinesische Denken induktiv-synthetische Verbindungen her und orientiert sich primär an Richtung und Funktion. In der Vorstellung der Chinesen ist der Mensch ein Qi, eine bestimmte energetische Konstellation. Qi ist eine im Augenblick stattfindende Erscheinung - und direkt keiner messenden Definition und Bestimmung zugänglich. Deshalb wird das Qi in der TCM durch Verwendung von Norm-Konventionen wie Yin und Yang, Algor und Calor, Intima und Species, Depletio und Repletio in allgemein verständlicher und nachprüfbarer Weise bestimmt.

Intima und Species zur Unterscheidung der aktuellen Bewegungsrichtung einer Störung.

Species-Syndrome

Frösteln, Fieber, Kopfschmerzen, Nasen-Verstopfung, , schmerzende Gelenke
Oberflächlicher Puls, weißer Zungenbelag

Intima-Syndrome

Fieber, Reizbarkeit, Durst, Bauchschmerzen, Völlegefühl in der Brust, Verstopfung
Tiefer oder schneller Puls, gelber Zungenbelag

Algor und Calor zur Beschreibung und Qualifikation der Steigerung oder Verringerung einer Temperatur.

Algor-Syndrome

Frösteln, Bauchschmerzen, die durch Wärme verbessert werden; Durchfall, klarer reichlicher Urin, kalte Extremitäten
Tiefer langsamer Puls, weißlicher und feuchter Zungenbelag

Calor-Syndrome

Fieber, Durst, gerötetes Gesicht, rote Augen, Verstopfung, Reizbarkeit, konzentrierter Urin
Schneller Puls, rote Zunge mit gelbem Belag usw.

Depletio und Repletio zur Aussage über geschwächte oder im Übermaß abgespaltene Energien

Depletio-Syndrome Kraftlosigkeit, spontanes Schwitzen, Herzklopfen, Tinitus, Kurzatmigkeit, bleicher Teint, Rückenschmerzen
Blasse Zunge mit dünnem Belag, erschöpfter Puls
Repletio-Syndrome Völlegefühl im Bauch und Spannung in der Brust, rauhes Atmen, Bauchschmerzen, die sich bei Druck verschlimmern, Verstopfung
Rote Zunge mit dickem Belag, großer Puls

Die klinischen Befunde betreffend, gehören Repletio- und Calorsyndrome hauptsächlich zu den Krankheits-Syndromen Yang, während Depletio- und Algor-Syndrome hauptsächlich zu den Krankheits-Syndromen Yin gehören. Wenn man die Medizin mit westlichem kausal-analytischen Denken in ihren Einzelheiten erklärt, ist dies sehr kompliziert, aber wenn man sie mit chinesischem induktiv-synthetischen Denken auf der höchsten Ebene betrachtet, ist es sehr einfach. Denn die menschliche Energie ist wie eine Pyramide gestaltet. Je weiter oben, desto einfacher, je tiefer, desto komplexer. Die chinesische Medizin betrachtet den Menschen von oben nach unten in linearer Weise, während die moderne Medizin den Menschen quer in einzelnen Schichten betrachtet. Wenn man den Menschen von oben nach unten betrachtet, stehen nur die leitenden Prinzipien an der Spitze, zusammengefaßt in zwei Worten: Yin und Yang. Weicht die Yin und Yang-Linie von oben ein bisschen unregelmäßig ab, dann ist die Abweichung unten sehr groß. Diese wurden in der TCM als 8 leitende Kriterieren bezeichnet. Sie sind im Rahmen der chinesischen Diagnostik die wichtigsten (qualitativen!) Normkonventionen. Dies abzuklären und von den vordergründigen Symptomen zu den übergeordneten und allgemeinen Faktoren vorzudringen, ist Aufgabe der chinesischen Diagnose.

Die vier diagnostischen Verfahren

I. Inspektion

Die Inspektion ist die Diagnose durch Augenschein. Sie beinhaltet die Beobachtung der konstellierenden Kraft (shen), der Hautfarbe und der Zunge.

Inspektion der konstellierenden Kraft (Shen)
Shen ist jene Kraft, welche die energetische Situation gestaltet. Sie befaßt sich direkt mit jenen Erscheinungen des Patienten, die im Augenblick vorhanden sind. Diese Untersuchung kann zwar nicht messen, wohl aber positiv wahrnehmen. Wenn z.B. ein Mensch uns spontan sympathisch oder unsympathisch ist, so liegt auch das an den Energie-Schwingungen, die wir spüren. Das wurde in der chinesischen Diagnostik als wangshen (Inspektion der konstellierenden Kraft) bezeichnet.

Inspektion der Hautfarbe
Farbüberlagerungen der Haut können in verschiedenen Varianten auftreten. Krankhafte Gesichtsfarben werden wie folgt definiert

Es weist Gesichtsfarbe	auf den
rote	Calor oder Affekionen des Funktionskreises Herz
gelbe	Humor oder Depletion des Funktionskreises Milz
weiße	Algor oder Depletio oder Affetionen des Funktionskreises Lunge
schwarze	Dolor oder Depletion des Funktionskreises Niere
blaugrüne	Ventus oder Affekionen des Funktionskreises Leber

Inspektion der Zunge
Die Inspektion der Zunge inklusive des Zungenkörpers und des Zungenbelags ist auch eine wichtige Maßnahme innerhalb der chinesischen Diagnostik. Es gibt eine enge Verbindung zwischen der Zunge und den Organ-Funktionskreisen. Jede Störung in diesen Bereichen kann eine Veränderung der Zunge zur Folge haben. Hinweise auf die Natur der Krankheit können erkannt werden, indem die Farbe, die Form und im Zustand der Trockenheit oder Feuchtigkeit sowohl der Zungenkörper als auch der Zungenbelag beobachtet werden.

Ist der Zungenkörper:	*so bedeutet dies:*
weiß weich und zart rot	Depletio des Yang oder des Blutes Depletio des Qi, Calor oder Depletion des Yin
rot und rauh	Calor oder Repletion
geschrumpft	Erschöpfung des Yin

Ist der Zungenbelag:	so ist zu schließen auf:
weiß	Ventus oder Algor
zugleich dünn und schlüpfrig	Humor und Algor
gelb	Calor
gelb, zugleich dick und schlüpfrig	Calor und Humor im Magen
schwarz	Calor überlagert den Funktionskreis Nieren

II. Hören und Riechen

Der chinesische Begriff „wen" bezeichnet gleichermaßen das Gehör und die Geruchswahrnehmung.

Man beurteilt	als Zeichen von
eine laute Stimme	Repletion
eine leise und schwache Stimme	Depletion
ein laute, geräuschvolle Atmung	Repletion
ein leise, kaum hörbare Atmung	Depletion
einen lauten Husten	Repletion
einen leisen Husten	Depletion

Geruch	deutet auf
ein auffallend übler Mundgeruch	Calor im Funktionskreis Magen
ein auffallend penetranter Schweißgeruch	Calor ventus im Funktionskreis Lunge
ein intensiver Geruch der Ausscheidungen	Calor
ein schwacher Geruch der Ausscheidungen	Algor

III. Patientenbefragung

Die Befragung des Patienten ist besonders wichtig, um die Beschwerden des Patienten genau einzuordnen und eine Diagnose stellen zu können.

Temperaturempfinden
Man deutet: *als Zeichen von:*
Frieren — Depletion yang
Inneres Hitzegefühl — Depletion yin
Frösteln — Algor venti et speciei
Schüttelfrost bei hohem Fieber — Calor venti und speciei
Fieber ohne Schüttelfrost — Calor Intima

Schweiß
Man deutet: *als Zeichen von:*
Schweißlosigkeit — Repletion speciei
Vermehrte Schweißabsonderung — Depletion speciei
Spontane Schweiße bei
geringster Belastung — Depletion des Yang
Schweiße während des Schlafs — Depletion des Yin

Stuhlgang und Miktion
    ist ein Zeichen von
Obstipation mit trockenem Stuhl — Repletion und Calor
Obstipation bei allgemeiner Schwäche — Depletion und Schwäche des Qi
Diarrhoe mit unverdauter Nahrung — Depletion und Algor
Diarrhoe bei blutigem Stuhl mit Eiter — Calor

    deutet auf
vermehrte Urinausscheidung — Depletion des Funktionskreises Nieren
verringerte Urinausscheidung — Repletion und Calor
klarer Urin — Algor
dunkler Urin — Calor

Menstruation

	deutet auf
Regel mit einem verkürzten Zyklus und starker Blutung mit dunkelroter Farbe	Repletion und Calor
ein verlängerter Regelzyklus mit heller Farbe	Depletion und Algor
Schmerzen vor der Regel	Stagnation des Qi und des Blutes
Schmerzen nach der Regel	Depletion und Algor

Schmerzen

	deutet auf
Schmerzen durch Druck verschlimmert	Repletion, Stauungen des Qi und des Blutes
Schmerzen durch Druck gebessert	Depletion
Schmerzen durch Wärme gebessert	Algor
Schmerzen durch Kälte gebessert	Calor
Nachts kontinuierliche Schmerzen	Intima
Schmerzen durch Bewegung gebessert	Species

Essen und Trinken, Appetit und Mundgeschmack

	deutet auf
Durst, Verlangen nach kalten Getränken	Calor
Durstlosigkeit	Algor
verminderter Appetit	Depletion des Qi im Funktionskreis Magen
Magerkeit trotz reichlicher Nahrungsaufname	Calor im Funktionskreis Magen

Ist der Mundgeschmack:	*so deutet dies auf*
bitter	Calor im Funktionskreis Leber und Magen
fade	Humor im Funktionskreis Magen und Milz

IV. Palpation (Diagnose durch Tastung)

Die Pulsdiagnostik

In der chinesischen Diagnostik spielt die Palpation eine wichtige Rolle. Berühmt ist die Pulsdiagnostik: Sie zählt nicht - wie bei der Schulmedizin - die Frequenz des Herzschlags, sondern unterscheidet und interpretiert heute noch bis zu 28 verschiedene Arten des Pulses. Die Beurteilung des Pulses hängt von vielen Merkmalen ab: rechte oder linke Hand, oberflächlich und tief, langsam und schnell usw (Abb.109).

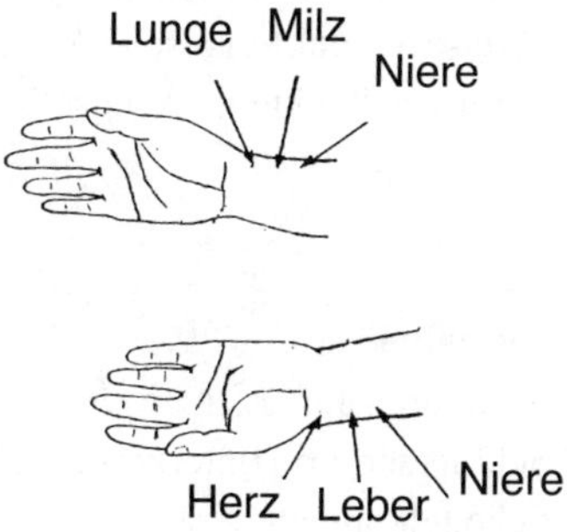

Abb. 109

Der erschöpfte Puls: Der Puls ist kraftlos und schwach. Dies tritt oft bei Depletion auf.

Schlüpfriger Puls: Der Puls bewegt sich gleitend, schlüpfrig. Dies tritt oft bei Humor der Schwangerschaft auf.

Oberflächlicher Puls: Der Puls schlägt an der Oberfläche und wird erst bei nachlassendem Druck deutlich tastbar. Dies tritt oft im frühen Stadium einer Species-Symptomatik auf.

Tiefer Puls: Dies tritt oft bei Intima-Symptomatik auf.

Saitenförmiger Puls: Der Puls ist gespannt wie eine Lautensaite. Dies tritt oft bei Überaktivität vom Funktionskreis des Leber-Yang auf.

Beschleunigter Puls: Dies tritt oft bei Calor auf.

Verlangsamter Puls: Dies tritt oft bei Algor auf.

Betastung

Die diagnostische Tastung dient bei der Aku-Gymnastik vor allem zur eindeutigen Ortung eines therapiewürdigen Punktes. Ein zentraler Ansatz der chinesischen Medizin ist die Blockade-Lösung. Deshalb ist bei der Akupressur die

Behandlung an der richtigen Stelle entscheidend. Um die richtige Blockadelösung zu finden, spielt das Abtasten an den betroffenen Körperregionen eine große Rolle. Dabei achtet man besonders auf den Spannungszustand der Muskulatur, Verhärtungen des Gewebes und druckschmerzhafte Stellen. Nachfolgend zeigen wir in Tabellenform, in welcher Weise charakteristische Befunde der TCM zu Sensibilitätsveränderungen bestimmter Punkte in Wechselbeziehung stehen.

Kopfschmerzen:
1. Stirnkopfschmerzen: B 2, G 1
2. Schmerzen im Hinterkopfbereich: G 20
3. Scheitelkopfschmerzen: LG 20
4. Einseitiger Kopfschmerz: G 8, G 1, G 20

Herzklopfen:	B 15
Magenschmerzen:	B 21
Bauchschmerzen:	KG 6, M 25, M 36, B 25
Ohrensausen:	G 2
Nasenverstopfung:	Di 20, B 2
Verliegen:	G 20, G 21
Halswirbelsäulen-Syndrom:	G 20, G 21
Schulterschmerzen:	Dü 11, G 21, L 1
Ellenbogenschmerzen:	Di 11
Schmerzen im Lumbalbereich:	B 23, B 25
Ischialgien:	B 31 G 29, G 30
Schmerzen im Knie:	Le 8, M 35, B 40

Teil 2: Die chinesische Diätetik

Chinesische Diätetik ist nicht einfach eine Kombination aus Nahrungsmitteln und chinesischen Heilkräutern, sondern angeleitet durch eine theoretische Erklärung der chinesischen Medizin. Nicht nur die Effizienz der Medizin, sondern auch die delikaten Nahrungsmittel können benutzt werden, um Krankheiten vorzubeugen oder sie sogar zu heilen.

Kapitel I: Historisches und Theorie der chinesischen Diätetik

Die chinesische Diätetik hat eine lange Geschichte. In der Zhou Dynastie, über tausend Jahre vor Christi Geburt, wurden die königlichen Doktoren in vier Arten unterteilt. Eine Art der Ärzte waren Diätfachleute. In dem bekannten medizinischen Buch Huang Di Nei Jing (Innerer Klassiker des Gelben Fürsten) sind verschiedene medizinisch verordnete Diätvorschriften aufgezeigt worden. In dem Buch „Shen Nong Ben Cao Jing" („Shennongs Klassiker der Drogenkunde"), welches ungefähr in der späten Han-Zeit veröffentlicht wurde und die ausführlichste und früheste Monographie der Medizinwissenschaften ist, wurden viele Arten von Medikamenten erwähnt, die sowohl als Droge als auch als Nahrungsmittel benutzt wurden, wie z. B. Sesamkörner, chinesische Marmelade, Weintrauben, Walnss, frischer Ingwer usw. In dem Buch „Shang Han Lun" („Abhandlung über algor laedens"), geschrieben von Zhang Zhong Jing, einem bekannter Mediziner im 2. Jahrhundert (der östlichen Han Dynastie), wurde medizinische Diätetik aufgezeichnet, z. B. Suppe von chinesischen Angelica-Wurzeln, frischem Ingwer und Schaffleisch (Danggui Shengjiang Yangrou Tang) usw., alles Stoffe, die auch heute noch einen hohen Stellenwert haben. Bis zur Periode der Sui und Tang Dynastie wurden mehr als 60 verschiedene Bücher über Diätetische Behandlung veröffentlicht, wie z. B. das Buch „Shi Liao Ben Cao" („Diätetische Drogenkunde") von Meng Xian in der Tang Dynastie, das einen sehr großen Einfluss auf die danach folgenden Generationen hat. Es ist die ausführlichste und früheste Monographie über diätetische Behandlungen.

In der Song Dynastie schrieb Chen Zhi das Buch, „Yang Lao Shou Qin Shu" („Werk über die Pflege der Alten und Eltern"). Das ist eine ausführliche frühe Monographie über die Gerontologie in China. Das Buch enthält etwa 70 Prozent medizinisch verordneter Diätetik. Es wird darin betont, dass die Diättherapie Vorrang bei allen altersbedingten Erkrankungen hat, der dann die medikamentöse Therapie folgt, wenn die Erkrankung nicht geheilt werden kann. In dem Buch „Yin Shan Zheng Yao" („Richtlinien zu Getränken und Speisen") von Hu Sihui, einem königlichen Leibarzt in der Yuan Dynastie, wurde sehr viel medizinische Diätetik besprochen. Zusätzlich wurden Fragen diätetischer Kontraindikationen in der Schwangerschaft, diätetischer Kontraindikationen für Säuglinge, Kontraindikationen für alkoholische Getränke usw. in diesem Buch besprochen. In der Ming Dynastie sammelte Li Shi Zhen in seinem Buch „Ben Cao Gang Mu" („Systematische Drogenkunde") viele Arten medizinischer Diätetik, von denen Dutzende von medizinischem Wein handelten. Monographien über medizinische diätetische Behandlung in der Qing Dynastie variierten in ihrer Charakteristik: In dem Buch „Diao Ji Yin Shi Bian" („Analyse von Nahrungsmitteln und Getränken für die Behandlung von Krankheiten") von Zhang Mu werden viele medizinische Nahrungsmittel besprochen. In dem Kochbuch von Suiyuan werden Kochgrundlagen und Methoden besprochen, während in dem Buch „Yang Shen Bi Ji" („Notizen über Gesundheitsvorsorge") von Cao Ting Dong über 100 diätetische Verordnungen für Alterskrankheiten aufgelistet werden.

Charakteristiken

Chinesische Diätetik unterscheidet sich von der normalen Nahrung und den normalen Getränken. Wenn sie zubereitet und verzehrt wird, sollte besondere Vorsicht geboten werden bezüglich Natürlichkeit und Geschmack der essbaren chinesischen Diätetik, der Verträglichkeit und Nichtverträglichkeit der medizinischen Diätetik, der Auswahl des Materials und der Durchführung des Kochens usw. Die angewandten Grundprinzipien der medizinisch verordneten Diätetik müssen außerdem beachtet werden.

Gut im Geschmack und leicht einzunehmen

Es gibt das chinesische Sprichwort „gute Medizin schmeckt bitter", weil die chinesischen Diätetiken bitter schmecken. Einige Menschen, besonders Kinder, haben eine Aversion gegen die bittere chinesische Diätetik und weigern sich, diese einzunehmen. Die meisten Zutaten, die für die chinesische Diätetik benutzt werden, sind sowohl essbar als auch medizinisch und erhalten die Eigenschaften der Nahrungsmittel: die Farbe, den süßen Geschmack, den Duft usw. Das gilt auch für die chinesi-schen Kräuter, deren Natur und Geruch mit in die Herstellung von schmackhaften, medizinischen Diätetiken einbezogen wird, indem sie mit Nahrungsmitteln gemischt und sorgfältig gekocht werden. Deshalb kann man sagen, dass medizinische Diätetik gut im Geschmack und leicht einzunehmen ist.

Die Ganzheit wird auf der Basis einer Differential-diagnose betont

Ganzheitliche Betrachtung und Auswahl einer medizinischen Diätetik auf der Basis einer Differentialdiagnose bedeutet für uns, dass medizinische Diätetik verordnet wird, indem zunächst eine Gesamtanamnese des körperlichen Zustandes, der Gesundheitsverfassung, der Art der Erkrankung, der Jahreszeit, in der der Patient krank wurde, die geografische Lage, in der er krank wurde usw. in das Urteil des Syndromtyps einfließt. Danach wird dann nach ganzheitlichen Prinzipien die richtige diätetische Therapie ausgewählt.

Sowohl für die Prävention als auch für die Behandlung von Krankheiten

Obwohl medizinisch verordnete Diätetik in gewisser Hinsicht mild ist, hat es einen wichtigen Effekt auf die Prävention und die Heilung von Krankheiten. Hier sind einige wissenschaftliche Forschungsergebnisse der Shangdong TCM Universität zu nennen: Nahrhafter Extrakt der Laiyangbirne und Pilze, der aus dem Saft der Birne, dem Extrakt von Pilzen und Tremella gemacht wird. Wenn die Patienten im mittleren und hohen Alter an chronischen Krankheiten leiden und diesen einnehmen, können nicht nur die Symptome der Krankheit verschwinden, sondern auch die Blutfettwerte können gesenkt und ihr Immunsystem kann verbessert werden.

Eigenschaft und Geschmack

Die chinesische Diätetik gehört zu der chinesischen Medizin, deshalb ist die Theorie der traditionellen chinesischen Medizin ebenso anzuwenden auf die chinesische Diätetik. Wie auch die traditionelle chinesische Pharmakologie, ist auch die chinesische Diätetik unterschiedlich in der Eigenschaft und im Geschmack. Allgemein gesprochen bedeutet das, dass Nahrungsmittel der chinesischen Diätetik, die von Natur aus warm oder heiß sind, wie z. B. frischer Ingwer (Rhizoma Zingiberis Recens) und die chinesische grüne Zwiebel oder chinesische Datteln, Walnuss usw. die Funktion haben, das Innere des Körpers aufzuwärmen, Algor herauszutreiben und „Yang" zu stärken und werden somit benutzt, um Algor-Syndrome und „Yin"-Syndrome zu behandeln. Auf der anderen Seite gibt es Nahrungsmittel in der chinesischen Diätetik, die in der Natur kalt sind, wie z. B. Mungbohne, Lotuswurzel, Wassermelone, Birne,

Wasserkastanie oder Chrysantheme. Diese können Calor kühlen, Ardor auslöschen, und sie können beim Calor-Syndrom und dem „Yang"-Syndrom benutzt werden. Nehmen wir z. B. das Fleisch der Tiere: Lammfleisch ist in der Natur warm, während das Fleisch der Hasen kühl ist, das Fleisch der Pferde ist kalt und das Fleisch der Esel, Schweine und Rinder ist neutral in der Natur. Für die fünf Geschmacksrichtungen gilt: Nahrungsmittel der chinesischen Diätetik, die sauer sind, wie z. B. die schwarze Pflaume und der Granatapfel, sind aufrauend und können Absonderungen stoppen. Solche, die bitter sind, können Calor kühlen, das „Qi" absenken, Ardor auslöschen und Humor umwandeln, z. B. kann bitterer Flaschenkürbis calor kühlen und entgiften, ebenso wie die Aprikosen, indem sie das „Qi" senken. Solche, die süß sind, z. B. chinesische Datteln, Honig, gemahlener Zucker usw. sind nahrhaft, wirken stärkend und können „Qi", das Xue und die Funktion der Organe regulieren usw. Sie können Verkrampfungen lösen und Schmerzen lindern. Solche die scharf sind, haben die Funktion des Freimachens und des Vorantreibens der Zirkulation des „Qi", z. B. können frischer Ingwer und chinesische grüne Zwiebeln ventus austreiben und Erkältungen beseitigen, die Früchte von Mandarinen und Ammonum können die Zirkulation des „Qi" vorantreiben. Solche, die salzig sind, wie z. B. Saragassum und japanisches Seeknäuel, können verhärtete Masse weich machen; solche die neutral sind, wie z. B. Poria, Weintrauben können die Urinausscheidung vorantreiben. Die medizinische Diätetik betrachtet außerdem die Beziehung zwischen den fünf Geschmacksrichtungen der chinesischen Diätetik und dem Fünf-Organe-Funktionskreis. Zusammengefasst gesagt: Scharfes wirkt auf den o. Lunge, Süßes wirkt auf den o. Milz, Bitteres wirkt auf den o. Herz, Saures wirkt auf den o. Leber, Salz wirkt auf den o. Niere. Nahrhafte und gesunde Nahrung für den Körper mit dem Ziel, Krankheiten vorzubeugen oder zu heilen, kann im Rahmen der medizinischen Diätetik dann zur Geltung kommen, wenn die Natürlichkeit des Stoffes und der Geschmack Beachtung finden.

Verträglichkeit und Unverträglichkeit der chinesischen Diätetik

Zur Kräftigung und zum Wohlbefinden in den vier Jahreszeiten ist es ratsam, medizinische Diätetik mit dem Vertreibungseffekt im Frühling einzunehmen, medizini-sche Diätetik, die Calor wegnimmt, ist im Sommer, medizinische Diätetik, die mild im Geschmack ist, im Spätsommer (letzter Monat im

Sommer), medizinische Diätetik, die moderat in der Natürlichkeit ist, im Herbst und medizinische Diätetik, die neue Lebenskräfte weckt, im Winter einzunehmen.

Bezogen auf die Erkrankungen im Fünf-Organe- Funktionskreis, ist es ratsam folgende Nahrungsmittel zu vermeiden: die im Geschmack scharf sind bei o. Lebererkrankungen, die bitter im Geschmack sind bei o. Lungenerkrankungen, die salzig im Geschmack sind bei o. Herz- und o. Nierenerkrankungen, die süß und sauer im Geschmack sind bei Milz- und Magenerkrankungen.

Es gilt der Grundsatz, bezogen auf die physische Kondition des Patienten, dass die, die schwach sind, stärkende medizinische Diätetik nehmen sollten und die Nahrungsmittel mit auflösendem oder vernichtendem Effekt meiden sollten. Jene Menschen, die bereits stark sind, sollten nicht zusätzlich kräftigende medizinische Diätetik nehmen, diejenigen, die von Natur aus warm sind, sollten nicht Diätetik mit wärmenden Effekt zu sich nehmen, die „Yang"-Schwachen sollten medizinische Diätetik mit wärmenden und kräftigendem Effekt zu sich nehmen, sie sollten es vermeiden, salzige und in ihrer Natur kalte Nahrung zu sich zu nehmen.

Die Menschen, die zu wenig „Yin" haben, sollten medizinische Diätetik bevorzugen, die „Yin" aufbaut und Nahrung vermeiden, die scharf im Geschmack und von Natur aus heiß ist. Je nach Eigenschaft der Erkrankung, die Calor von Natur ist, sollte Diätetik mit kühlendem Effekt angewandt werden. Medizinische Diätetik, die scharf im Geschmack oder heiß in der Natur ist sollte bei Calor-Syndromen vermieden werden; medizinische Diätetik, die warm ist oder heiß ist von Natur her, sollte für Algor-Syndrome verwendet werden und Nahrung, die salzig im Geschmack ist und kalt in der Natur, sollte bei Algor-Syndromen vermieden werden.

Die Menschen, die mit Krankheiten der oo. Milz und Magen, oder mit der Verdauung Probleme haben, sollten fettige Nahrung und Getränke meiden; jene, die Probleme mit der Haut haben, z. B. Pyogenic-Infektionen, oder die gerade eine Operation hatten, sollten „Fawu" vermeiden. Fawu bezieht sich auf die Nahrung, die Calor vorantreibt oder die Produktion von Auswurf fördert, z. B. Fisch, Krabben, Schweinekopf, alkoholische Getränke, chinesische grüne Zwiebeln und chinesisches Schnittlauch. Diese Nahrungsmittel sollten gemieden werden, um die Krankheit nicht schlimmer werden zu lassen, oder den Heilungsprozess nicht zu unterbrechen.

Zusätzlich gibt es einige Unverträglichkeiten von chinesischer Diätetik, die in der alten Literatur beschrieben wird, z.B. Schwarze Pflaumen sind nicht verträglich mit Schweinefleisch; Truthahn ist unverträglich mit dreifarbigem

Amarant; Gingseng ist unverträglich mit Radieschen usw. Obwohl kein experimenteller Beweis vorliegt, muss die Anwendung der chinesischen Diätetik immer vorsichtig erfolgen.

Kapitel II: Praxis der chinesischen Diätetik

Selektion von Material und Herstellungsprozess

Die Nahrungsmittel, die für die chinesische Diätetik verwandt werden, sollten sorgfältig und ernsthaft ausgesucht werden. Zu allererst sollte eine Sauberkeitsselektion erfolgen, um sicherzustellen, dass die Nahrungsmittel, die gebraucht werden, sauber und rein sind und nicht verdorben oder beeinträchtigt. Die nächste Sache, die Aufmerksamkeit erfordert, ist die Reinheit der Farbe und des Geruchs, der schönen Erscheinung und der guten Qualität des Materials und Nahrungsmittels. Nehmen Sie z. B. chinesische Datteln. Es sollten die benutzt werden, die groß, dunkelrot, fleischig und nicht veraltet sind. Wenn diese Kriterien nicht erfüllt sind, sind die Früchte in der Qualität schlecht und sollten nicht verwendet werden. Nehmen Sie z. B. von den Wolfbeerenfrüchten jene mit großen Beeren, mit viel Fleisch und wenig Samen, die rot in der Farbe und weich sein sollten.

Um die erwünschte Qualität der medizinischen Diätetik zu garantieren, ist es notwendig, dass ein bestimmter Herstellungsprozess durchlaufen wird. Einige Nahrungsmittel müssen in Teile geschnitten werden, einige müssen zu Puder gemahlen werden und einige müssen nach den Herstellungsrichtlinien der chinesischen Diätetik gewonnen werden, z. B. kann geröstete Hagedornfrucht den o. Milz kräftigen und die Verdauung fördern, während die auf Holzkohle geröstete Hagedornfrucht nicht nur den o Milz kräftigt und die Verdauung fördert, sondern auch den Durchfall verhindert.

Kochtechniken

Kochtechniken müssen bei der Herstellung guter chinesischer Diätetik erwogen werden. Neben der Farbe, dem Geruch, dem Geschmack und der

Form, die die gekochte Nahrung im herkömmlichen Sinne hat, muss Aufmerksamkeit auf den Kochprozess gerichtet werden, um so viele Nahrungsbestandteile wie möglich zu erhalten, um die volle Wirkung des jeweiligen Nahrungsmittels in der Gesundheitsvorsorge zum Tragen kommen zu lassen. Der Hauptgrund für das Kochen der medizinischen Diätetik mit guten Zutaten ist, die speziellen Eigenschaften des Originalfruchtsaftes und -geschmacks der Nahrung der chinesischen Diätetikethik zu erhalten, damit die Natürlichkeit und der Geschmack eng verbunden bleiben. Im Ergebnis hat die chinesische Diätetik nicht nur eine gute Farbe, Geruch, Geschmack und Aussehen, sie erregt auch Appetit und hat eine heilende Wirkung. Die übliche essbare chinesische Diätetik und jene mit keinem ungewöhnlichen Geruch (von deren feinem Puder) können zusammen mit Nahrungsmitteln gekocht werden. Wenn die gekochten Nahrungsmittel zuviel sind, oder einen deutlich unangenehmen Geschmack haben, können Sie in ein Papier eingewickelt werden. Das Mull wird zusammen mit dem Essen gekocht und somit kann die Eigenschaft der Diätetikethik in die Nahrung oder die Suppe mit übergehen. Der Bodensatz muss entfernt werden, bevor das Mittel eingenommen wird. Chinesische Diätetik kann außerdem durch Auskochen zubereitet werden sowie durch das Abschütten der Flüssigkeit bei Bodensatz, das Hineingeben der Flüssigkeit in die Nahrung und das anschließende Kochen, solange bis die medizinische Diätetik fertig ist. Um soviel Schaden wie möglich zu vermeiden, werden die Methoden des Dämpfens, Schmorens, Siedens und Kochens bei Suppen verwendet, während die Methoden des Bratens und Röstens selten gebraucht werden.

Angewandte Prinzipien der medizinischen Diätetik

In der Anwendung der medizinischen Diätetik sollte die Aufmerksamkeit neben dem Schwerpunkt des Grundprinzips der Ganzheit und der Differenzialdiagnose auf die folgenden zwei Punkte gelenkt werden:

a) Die richtige Menge und Ausdauer des „moderaten Essens und Trinkens" ist ein wichtiges Prinzip der Gesundheitserhaltung und der Gesundheitsvorsorge in der chinesischen Medizin. Richtige Menge und Mäßigung in der medizinischen Therapie ist ebenso notwendig. Es ist nicht gut, zuviel auf einmal zu sich zu nehmen, am selben Tag oder in einer kurzen Zeitperiode hintereinander. Man sollte weder eilig handeln noch ungeduldig sein, wenn der Erfolg sich nicht gleich einstellt. Die medizinische Diätetik sollte regelmäßig eingenommen werden, in geringen Mengen, über eine längere Zeitdauer gemäß der phy-sischen Kondition des Patienten; das bedeutet, es wird immer ein wenig eingenommen, ohne Unterbrechung, und nach einer langen Zeitperiode stellt sich der Erfolg ein.

b) Korrekte Handhabung in der medizinischen Therapie und der diätetischen Therapie. Es ist für keinen Menschen notwendig, Medikamente einzunehmen, wenn er nicht krank ist. Sie können jedoch die medizinische Diätetik, die sowohl gut ist zur medizinischen Vorsorge, als auch für die Gesundheitserhaltung, jederzeit einnehmen. Natürlich ist medizinische Diätetik besonders gut für die, die mit einer schwachen Veranlagung geboren wurden, oder für die, die schwach und alt sind. Es ist klar, dass diejenigen, die an einer akuten Erkrankung leiden oder an einer Krankheit, die schwierig und kompliziert ist, mit Medizin behandelt werden sollten, oder die Medikamente auf die medizinische diätetische Therapie abgestimmt werden, so dass ein noch besserer kurativer Effekt erzielt werden kann. Medizinische Diätetik ist sehr angemessen und sehr erfolgreich in der Rekonvaleszenzphase oder bei der medizinischen Versorgung von chronischen Erkrankungen, was nicht bedeutet, dass diese Menschen nicht zusätzlich durch Medikamente behandelt werden können. Es ist notwendig, hervorzuheben, daß die medizinische Diätetik auf einer breiteren Skala als die medikamentöse Behandlung wirkt, doch sie kann bei weitem nicht so gezielt wirken wie die medikamentöse Behandlung. Wenn beides aufeinander abgestimmt ist und sich ergänzt, kann ein noch besserer Effekt erzielt werden.

Kapitel III: Diätetische Monographie
1. Früchte

Birne

Temperaturverhalten: kühl
Sapor: süß, sauer
Orbisbezug: Lunge und Magen
Wirkung: die Energie mehrend, Säfte erzeugend, Zusammenballungen zerstreuendes Xue dynamisierend.
Indikationen: Husten, Halsentzündung, Unruhe, trockener Mund, Diabetes.

Zubereitungsarten: roh, gekocht, als Saft.

Mandarine

Temperaturverhalten: kühl (Fruchtschale: warm)
Sapor: süß, sauer (Fruchtschale: scharf und bitter)
Orbisbezug: Lunge und Magen
Wirkung: Säfte erzeugend, den o. Magen harmonisierend, Pituita umwandelnd, den o. Lunge befeuchtend.
Indikationen: übermäßiger Alkoholgenuss, trockener Mund, verminderter Appetit.
Zubereitungsarten: roh, als Saft.

Pflaume

Temperaturverhalten: neutral
Sapor: süß und sauer
Orbisbezug: Leber und Magen
Wirkung: Calor kühlend, Säfte hervorbringend, den o. Leber besänftigend, diuretisch, laxierend.
Indikationen: Durst, trockener Mund, Diabetes, Obstipation.
Zubereitungsarten: roh, als Saft oder Dekokt, in Alkohol eingelegt.

Aprikose

Temperaturverhalten: Tendenz zur Wärme
Sapor: süß und sauer
Orbisbezug: Lunge und Magen
Wirkung: Säfte hervorbringend, durststillend, den o. Lunge befeuchtend, keuchenstillend.
Indikationen: Husten, Kurzatmigkeit, Hypertonie, Hyperlipidämie, Arteriosklerose.
Zubereitungsarten: roh, kandiert, als Dekokt.

Apfel

Temperaturverhalten: kühl
Sapor: süß und sauer
Orbisbezug: Milz und Magen
Wirkung: Säfte hervorbringend, Ariditas befeuchtend, die oo.Milz und Magen stützend.

Indikationen: Verdauungsstörungen, nach übermäßigem Alkoholgenuss, verminderter Appetit.
Zubereitungsarten: roh, kandiert, als Dekokt, als Saft.

Banane
Temperaturverhalten: kalt
Sapor: süß
Orbisbezug: Magen und Dickdarm
Wirkung: Säfte hervorbringend, calor kühlend, Dickdarm befeuchtend, Verdauung fördernd.
Indikationen: Verdauungsstörungen, Obstipation, Hämorrhoiden.
Zubereitungsarten: roh, als Saft.

Ananas
Temperaturverhalten: neutral
Sapor: süß
Orbisbezug: Milz, Magen, Niere
Wirkung: den o. Milz und Niere stützend, Säfte erzeugend, den o. Magen harmonisierend.
Indikationen: Übelkeit, Erbrechen, verminderter Appetit, Unruhe, Durst, Miktionsstörungen, Ödeme.
Zubereitungsarten: roh, als Saft.

Weintrauben
Temperaturverhalten: neutral
Sapor: süß und sauer
Orbisbezug: Milz, Lunge, Niere
Wirkung: Säfte hervorbringend, Yin stützend, Energie kräftigend, diuretisch, Muskel, Sehnen und Knochen stützend.
Indikationen: Schwäche in Hüften und Knie, Palpitationen, Schwindel, Miktionsstörungen, spärlicher Urin, Schwellungen, Hypertonie, Hyperlipidämie.[1]
Zubereitungsarten: roh, als Saft.

Kirsche
Temperaturverhalten: warm
Sapor: süß und sauer

Orbisbezug: Milz und Magen
Wirkung: Energie stützend, humor und ventus vertreibend.
Indikationen: Kraftlosigkeit, Verdauungsblockaden, Ariditas der Haut, Samenverlust, Schwäche in Hüften und Knie, Palpitationen, Schwindel.
Zubereitungsarten: roh, als Saft.

Wassermelone

Temperaturverhalten: kalt
Sapor: süß
Orbisbezug: Herz, Magen, Blase
Wirkung: Calor kühlend, Sommercalor herauslösend, Säfte hervorbringend, Unruhe und Durst beseitigend, diuretisch.
Indikationen: Fieber bei Sommercalor, Unruhe, Durst, Geschwüre in Zunge, Schwellungen des Halses, Hypertonie, Hyperlipidämie, Arteriosklerose.
Zubereitungsarten: roh, als Saft.

2. Getreide

Hafer

Temperaturverhalten: neutral
Sapor: süß
Orbisbezug: Milz, Magen
Wirkung: die Mitte des Körpers freimachend, Qi ab senkend, den o. Herz kräftigend, Schweiß zurückhaltend. Neue Untersuchungen ergaben, dass Hafer den Cholesterinspiegel auf natürliche Weise senkt. (Hong 2002; 68)
Indikationen: Übermäßiger Durst, Diabetes, Verstopfung, Übergewicht, Hypertonie, Hyperlipidämie.
Zubereitungsarten: Brei, Dekokt, Pulver.

Weizen

Temperaturverhalten: kühl
Sapor: süß, salzig
Orbisbezug: Herz, Milz, Niere
Wirkung: die Mitte harmonisierend und kräftigend, das Qi stützend, Calor kühlend, Unruhe und Durst beseitigend
Indikationen: Schlaflosigkeit, Unruhe, Durst, trockener Mund, erschwerte Miktion, Bedrücktheit.
Zubereitungsarten: Dekokt, gekocht und gedämpft

Hirse

Temperaturverhalten: kühl
Sapor: süß, salzig
Orbisbezug: Herz, Milz, Niere
Wirkung: die „Mitte" harmonisierend und kräftigend, den o. Niere stützend, Calor beseitigend, Qi stützend, Unruhe und Durst beseitigend, entgiftend, diuretisch..
Indikationen: Schlaflosigkeit, Unruhe, erschwerte Miktion, verminderter Appetit.
Zubereitungsarten: Brei, Dekokt, Pulver, gedämpft.

Buchweizen

Temperaturverhalten: kühl
Sapor: süß, neutral
Orbisbezug: Milz, Magen, Dickdarm
Wirkung: die oo. Milz und Magen kräftigend, Calor kühlend, Humor ausleitend.
Indikationen: Diarrhöe, Geschwüre, Bauchschmerzen, Hypertonie, Hyperlipidämie.[1]
Zubereitungsarten: Brei, Dekokt, Pulver.

Mais

Temperaturverhalten: neutral
Sapor: süß
Orbisbezug: Milz, Magen
Wirkung: die Mitte suppletierend, das Qi regulierend, den o. Magen harmonisierend, diuretisch
Indikationen: Müdigkeit, Kraftlosigkeit, verminderter

Appetit, Miktionsstörungen, Ödeme, Hypertonie, Arteriosklerose.[2]
Zubereitungsarten: Dekokt, gekocht und gedämpft.

3. Hülsenfrüchte

Mungbohnen

Temperaturverhalten: kühl
Sapor: süß
Orbisbezug: Herz, Magen
Wirkung: Calor kühlend, entgiftend, Sommerhitze herauslösend, Wasser ausleitend
Indikationen: Fieber, Ödeme, Geschwüre, Diarrhöe, Diabetes, Miktionsstörungen, Unruhe, trockener Mund.
Zubereitungsarten: Dekokt, gekocht.

Sojabohne (Gelbe)

Temperaturverhalten: neutral
Sapor: süß
Orbisbezug: Milz, Magen und Dickdarm
Wirkung: die Mitte des Körpers freimachend, das Qi und Xue stützend, den o. Milz kräftigend, Ariditas befeuchtend, Humor ausleitend, Diarrhöe behebend. Ein aktuelle Studie zeigt, dass das Phyto-Östrogen Genistein, das Hauptisoflavon in Soja, in Laborversuchen mit ähnlicher Affinität an die Beta-Östrogenrezeptoren bindet wie Tamoxifen, ein Medikament, das zur Vorbeugung und zur Behandlung von Frauen mit Brustkrebs eingesetzt wird. Genistein scheint außerdem eine starke Wirkung auf das Zellwachstum und die Zellregulierung zu haben. Es hilft, die Aktivität von Enzymen, die für die Zellteilung nötig sind, zu unterdrücken und die Bildung neuer Blutgefäße zur Versorgung der entstandenen Krebszelle zu verhindern. (Morton 2003).
Indikationen: Gedunsenheit, Ödeme, Verdauungs-

störungen, Durchfall, Spannungsgefühle im Abdomen, Diabetes, Klimakterium-Beschwerden.
Zubereitungsarten: Dekokt, gekocht und pulverisiert.

Sojamilch

Temperaturverhalten: neutral, Tendenz zur Kälte
Sapor: süß
Orbisbezug: Milz, Dickdarm
Wirkung: die oo. Milz und Magen kräftigend, den o. Lunge kühlend, Ariditas befeuchtend, Pituita umwandelnd
Neue Untersuchungen ergaben, dass Sojaprodukte positiv auf das Hormon Östrogen einwirken und daher klimakterielle Beschwerden lindern (Hong 2002; 57).
Indikationen: Husten, Keuchatmung, Kurzatmigkeit, Miktionsstörungen, Klimakterium-Beschwerden, übermäßiger Durst, Diabetes, Verstopfung, Übergewicht.
Zubereitungsarten: Dekokt, gekocht.

Sojaquark, Tofu

Temperaturverhalten: neutral, Tendenz zur Kälte
Sapor: salzig
Orbisbezug: Milz, Magen Dickdarm
Wirkung: die Energie stützend, die Mitte des Körpers freimachend und harmonisierend, Säfte hervorbringend und Ariditas befeuchtend, Calor kühlend
Indikationen: Müdigkeit, Kurzatmigkeit, Regelstörungen, verminderter Appetit, überbermäßiger Durst, Diabetes, Klimakterium-Beschwerden.
Zubereitungsarten: Dekokt, gekocht.

Azukibohnen

Temperaturverhalten: neutral
Sapor: süß, sauer
Orbisbezug: Milz, Dickdarm
Wirkung: den o. Milz kräftigend, Humor ausleitend, Gedunsenheit und Ödeme beseitigend, Calor kühlend, Eiter ausleitend, entgiftend
Indikationen: Gedunsenheit, Ödeme, Miktionsstör-

ungen, Durchfall, verminderter Milchfluss, Ikterus, Hämorrhoiden, Furunkel, Hautgeschwüre.
Zubereitungsarten: Dekokt, gekocht.

Erbse
Temperaturverhalten: neutral
Sapor: süß
Orbisbezug: Milz und Magen
Wirkung: entgiftend, Humor ausleitend, Mitte des Körpers harmonisierend
Indikationen: verminderte Harnausscheidung, Ödeme, Gedunsenheit, Schwellungen, Diarrhöe, Diabetes.
Zubereitungsarten: Dekokt, gekocht, geröstet.

4. Samenfrüchte

Erdnuss
Temperaturverhalten: neutral
Sapor: süß
Orbisbezug: Milz und Lunge
Wirkung: den o. Magen harmonisierend, den o. Lunge befeuchtend, Husten stillend, Milchbildung fördernd.
Indikationen: verminderter Appetit, Abmagerung, Müdigkeit, Husten, Zahnfleischbluten, verminderter Milchfluss.
Zubereitungsarten: gekocht, geröstet.

Pinienkerne
Temperaturverhalten: Tendenz zur Wärme
Sapor: süß
Orbisbezug: Leber, Lunge und Dickdarm- Orbis
Wirkung: den o. Lunge befeuchtend, trockenen Husten stillend, Ventus vertreibend, den o. Dickdarm glättend
Indikationen: trockener Husten ohne Auswurf, Schwindel, Benommenheit, Obstipation.
Zubereitungsarten: gekocht, geröstet.

Mandel

Temperaturverhalten: neutral
Sapor: süß
Orbisbezug: Lunge und Dickdarm
Wirkung: den o. Lunge befeuchtend, Husten und Keuchen stillend, Verdauung fördernd
Indikationen: verminderter Appetit, Obstipation, Husten, Keuchatmung, Trockenheit des Rachens.
Zubereitungsarten: roh oder gekocht.

Sonnenblumenkerne

Temperaturverhalten: neutral
Sapor: süß, neutral
Orbisbezug: Lunge und Dickdarm
Wirkung: oo. Milz und Lunge kräftigend, den o. Dickdarm befeuchtend, laxierend.
Indikationen: Obstipation, Exantheme, Appetitlosigkeit.
Zubereitungsarten: roh oder geröstet.

Kastanie

Temperaturverhalten: warm
Sapor: süß
Orbisbezug: Milz, Magen und Niere
Wirkung: oo. Milz und Magen stützend, den o. Niere suppletierend, Funktionen der Muskeln und Sehnen kräftigend
Indikationen: Kraftlosigkeit, Beinschwäche, Diarrhöe, Verletzungen, Schwellungen.
Zubereitungsarten: roh oder geröstet.

5. Gemüse

Knoblauch

Temperaturverhalten: warm
Sapor: scharf
Orbisbezug: Milz, Magen und Lunge

Wirkung: den oo. Milz und Magen erwärmend, die Energie bewegend, entgiftend, antiparasitisch, Schwellungen und Ulzerationen zerstreuend.
Untersuchungen ergaben, dass die Inhaltsstoffe in Knoblauch die Abwehrkräfte stabilisieren. Deshalb wird Knoblauch auch begleitend in der Krebstherapie einge setzt (Hong 2002; 64).
Indikationen: Bauchschmerzen, Diarrhöe, Erkältungen, Husten, Vorbeugung von Hypertonie,[1] Hyperlipidämie
Zubereitungsarten: roh, klein geschnitten.
Kontraindikation: Ardor infolge von Depletion Yin

Frühlingszwiebeln
Temperaturverhalten: warm
Sapor: scharf
Orbisbezug: Lunge und Magen
Wirkung: die Extima lösend, das Yang durchlässig machend, Algor zerstreuend
Indikationen: Schüttelfrost, Fieber ohne Schweiß, Kopfschmerzen, verstopfte Nase, Bauchschmerzen.
Zubereitungsarten: als Saft, Dekokt, Brei oder Gewürz.

Zwiebeln
Temperaturverhalten: Tendenz zu warm
Sapor: scharf und süß
Orbisbezug: Magen
Wirkung: den o. Magen kräftigend, die Energie regulierend, Appetit fördernd und die Mitte des Körpers freimachend
Indikationen: verminderter Appetit, Bauchschmerzen, Diarrhöe, Hyperlipidämie.
Zubereitungsarten: als Saft, angebraten, getrocknet.

Chili, Paprika
Temperaturverhalten: heiß
Sapor: scharf
Orbisbezug: Milz, Magen und Herz

Wirkung: Mitte des Körpers erwärmend, den o. Magen öffnend, Algor zerstreuend, schweißtreibend
Indikationen: Schüttelfrost, wenig Schweiß, verminderter Appetit, Durchfall, Bauchschmerzen, Übergewicht.
Zubereitungsarten: roh, gebraten, als Suppe
Kontraindikation: Ardor infolge von Depletion Yin.

Ingwer

Temperaturverhalten: warm
Sapor: scharf
Orbisbezug: Milz und Magen, Lunge
Wirkung: die Extima lösend, Algor zerstreuend, Mitte des Körpers erwärmend und Übelkeit beseitigend, Pituita umwandelnd.
Indikationen: Husten, Schüttelfrost, Keuchatmung, Erkältungen, Erbrechen, verminderter Appetit, Durchfall, Bauchschmerzen, Magenschmerzen.
Zubereitungsarten: als Dekokt, als Saft, als Gewürz.
Kontraindikation: Ardor infolge von Depletion Yin.

Fenchel

Temperaturverhalten: warm
Sapor: süß und scharf
Orbisbezug: Niere, Leber, Milz und Magen
Wirkung: Mitte des Körpers harmonisierend, das Qi regulierend, schmerzstillend den o. Niere erwärmend
Indikationen: Gelenkschmerzen, Aufstoßen, Erbrechen, verminderter Appetit, Bauchschmerzen.
Zubereitungsarten: als Dekokt, als Gewürz.

Rettich

Temperaturverhalten: kühl
Sapor: süß und scharf
Orbisbezug: Lunge und Magen
Wirkung: Verdauungsblockaden beseitigend, Pituita umwandelnd, das Qi absenkend, Mitte des Körper freimachend, entgiftend
Indikationen: Husten, Auswurf, Diabetes, Miktionsstörungen, Diarrhöe, Übelkeit, Blähungen.

Zubereitungsarten: roh, gekocht, als Saft, Dekokt.

Karotte

Temperaturverhalten: neutral
Sapor: süß
Orbisbezug: Lunge, Milz und Leber
Wirkung: den o. Milz kräftigend, Verdauungsblockaden beseitigend, hustenstillend
Indikationen: Nachtblindheit, Husten, Blähungen, verschwommene Sicht.[1]
Zubereitungsarten: roh, gekocht, als Saft, Dekokt.

Chinakohl

Temperaturverhalten: neutral, Tendenz zur Kühle
Sapor: süß
Orbisbezug: Lunge, Magen
Wirkung: den o. Magen kräftigend, Calor kühlend, Unruhe beseitigend und Säfte hervorbringend
Indikationen: Husten, Obstipation, Nervosität, Blähungen.
Zubereitungsarten: roh, gekocht, als Saft, Dekokt.

Brauntang

Temperaturverhalten: kalt
Sapor: salzig
Orbisbezug: Leber, Magen, Niere
Wirkung: Calor kühlend, Verdauungsblockaden beseitigend, diuretisch, entgiftend, Pituita umwandelnd, Verhärtungen erweichend.
Neue Untersuchungen ergaben, dass Brauntang das Immunsystem stabilisiert, die Elastizität der Blutgefäße verbessert und somit hilft, Krebs und Herz-Kreislauf- Erkrankungen vorzubeugen (Hong 2002; 50).
Indikationen: Kopschmerzen, Gedunsenheit und Ödeme, Schluckbeschwerden. Nach der Verbindung von westlicher und chinesischer Medizin auch bei Hypertonie, koronaren Herzerkrankungen, Adipositas sowie Tumoren (Liu 1987: 138, Shi 1988: 40).[3]
Zubereitungsarten: roh, gekocht, als Saft, Dekokt.

Gurke

Temperaturverhalten: kühl
Sapor: süß
Orbisbezug: Milz, Magen und Dickdarm
Wirkung: Calor kühlend, Säfte erzeugend, diuretisch, entgiftend
Indikationen: Halsschmerzen, Durst, Unruhe, gerötete und geschwollene Augen, Ödeme, Miktionsstörungen
Zubereitungsarten: roh, gekocht, angebraten, als Saft.

Sellerie

Temperaturverhalten: kühl
Sapor: süß (etwas bitter)
Orbisbezug: Leber, Magen
Wirkung: die Überaktivität des o. Leber besänftigend, Calor kühlend, Humor ausleitend, den krankheitsverursachenden Wind vertreibend,
Indikationen: Unruhe, übermäßiger Alkoholgenuss, Hypertonie, Übelkeit, Miktionsstörungen.
Zubereitungsarten: roh, gekocht, als Saft, Dekokt.

Spinat

Temperaturverhalten: kühl
Sapor: süß
Orbisbezug: Magen und Dickdarm
Wirkung: Calor kühlend, das Xue erhaltend, das Yin zusammenhaltend, Ariditas befeuchtend
Indikationen: Obstipation, Hämorrhoiden, Unruhe, übermäßiger Alkoholgenuss, Hypertonie, Übelkeit.
Zubereitungsarten: roh, gekocht.

Bambussprossen

Temperaturverhalten: kühl
Sapor: süß und scharf
Orbisbezug: Lunge und Magen
Wirkung: Calor kühlend, Pituita umwandelnd, Mitte des Körpers harmonisierend, Verdauung fördernd

Indikationen: Obstipation, Unruhe, Durst, Miktionsstörungen.
Zubereitungsarten: gekocht, gebraten.

Salat

Temperaturverhalten: kühl
Sapor: süß und bitter
Orbisbezug: Magen und Dünndarm
Wirkung: Calor kühlend, den Milchfluss durchlässig machend
Indikationen: Behinderungen des Milchflusses, Miktionsstörungen.
Zubereitungsarten: roh, gekocht, gebraten.

Kartoffel

Temperaturverhalten: neutral
Sapor: süß
Orbisbezug: Magen und Milz
Wirkung: den o. Milz kräftigend, die Energie stützend, Schmerzzustände lindernd
Indikationen: Verdauungsprobleme, Diarrhöe Obstipation, Bauschmerzen, Diabetes.
Zubereitungsarten: roh, gekocht, gebraten.

Yamsknolle

Temperaturverhalten: neutral
Sapor: süß
Orbisbezug: Niere, Lunge und Milz
Wirkung: den o. Milz kräftigend, den o. Lunge stützend, den o. Niere konsolidierend
Indikationen: Diarrhöe, verminderter Appetit, Ausfluss bei Frauen, Samenverlust, Diabetes.
Zubereitungsarten: gekocht, geröstet.

Süßkartoffel

Temperaturverhalten: neutral
Sapor: süß
Orbisbezug: Magen und Milz
Wirkung: die oo. Milz und Magen kräftigend, das

Xue harmonisierend, entgiftend, laxierend
Indikationen: Verdauungsprobleme, Obstipation, Kraftlosigkeit, Bauchschmerzen, Diabetes.
Zubereitungsarten: roh, gekocht, gebraten.

Lotoswurzel
Temperaturverhalten: in rohem Zustand kühl; in gekochtem Zustand warm
Sapor: süß
Orbisbezug: Herz, Lunge und Milz
Wirkung: in rohem Zustand Calor kühlend; in gekochtem Zustand Durchfall behebend
Indikationen: Fieber, Reizbarkeit, Durst, Beklemmungsgefühl, Übelkeit, verminderter Appetit, Diarrhöe.
Zubereitungsarten: roh, gekocht, als Saft.

Tomate
Temperaturverhalten: kühl
Sapor: süß und sauer
Orbisbezug: Leber und Magen
Wirkung: den o. Magen kräftigend, Appetit fördernd, Calor kühlend, Säfte erzeugend
Die westliche Analytik ergab, dass der Inhaltsstoff Lykopin, ein Carotinoid,[1] positiv auf das Immunsystem einwirkt und daher Krebs vorbeugen kann. Lycopin reduziert auch das Risiko von koronaren Herzkrankheiten und Arteriosklerose (Giovannucci;1999).
Indikationen: verschwommene Sicht, Trockenheit der Augen, Durst, verminderter Appetit, Hypertonie.
Zubereitungsarten: gekocht, angebraten.

Aubergine
Temperaturverhalten: kühl
Sapor: süß
Orbisbezug: Milz, Magen und Dickdarm
Wirkung: Calor kühlend, entgiftend, das Xue dynamisierend und Schwellungen beseitigend
Indikationen: Obstipation, Hämorrhoiden, blutiger Stuhl, Geschwüre.

Zubereitungsarten: roh, gekocht, angebraten.

Judasohr

Temperaturverhalten: neutral
Sapor: süß
Orbisbezug: Herz, Magen und Dickdarm
Wirkung: den o. Herz kräftigend, den o. Lunge befeuchtend, das Qi stützend, das Xue bewegend und Blutungen stillend.
Neue Untersuchungen ergaben, dass das Judasohr die gefäßerweiternden und blutfließenden Eigenschaften verbessert und daher hilft, Herz-Kreislauf-Erkrankungen vorzubeugen (Hong 2002; 68).²
Indikationen: Druckgefühl und Schmerzen im Thorax, Beklemmungsgefühl in der Brust,
Zubereitungsarten: als Dekokt, gekocht, angebraten.

Silbermorchel

Temperaturverhalten: neutral
Sapor: süß und neutral
Orbisbezug: Lunge und Magen
Wirkung: den o. Magen stützend, Säfte hervorbringend, das Yin stützend den o. Lunge befeuchtend
Indikationen: trockener Husten ohne Schleim oder mit wenig und klebrigem Schleim, blutiger Auswurf, trockener Rachen und Mund, Obstipation.
Zubereitungsarten: gekocht

Shiitake-Pilz

Temperaturverhalten: neutral
Sapor: süß
Orbisbezug: Milz, Magen
Wirkung: den o. Magen kräftigend, das Qi mehrend, Exanthemen zum Durchbruch verhelfend
Indikationen: Kraftlosigkeit, Müdigkeit, verminderter Appetit, Miktionsstörungen, Masern, Hyperlipidämie.
Zubereitungsarten: gekocht, angebraten

Moschuskürbis

Temperaturverhalten: kalt
Sapor: süß
Orbisbezug: Milz, Magen, Niere
Wirkung: Calor kühlend, Mitte suppletierend, Qi stützend, entgiftend
Untersuchung ergaben, dass Moschuskürbis auf die Bauchspeicheldrüse einwirkt und daher hilft, Diabetes vorzubeugen (Hong 2002; 84).
Indikationen: Durst, Heißhunger, Reizbarkeit, trockener Mund, Schwäche im Rückenbereich.
Zubereitungsarten: roh, gekocht, als Saft.

Champignon

Temperaturverhalten: kühl
Sapor: süß
Orbisbezug: Lunge, Magen und Darm
Wirkung: den o. Magen kräftigend, das Qi stützend und regulierend, Pituita umwandelnd
Indikationen: Kraftlosigkeit, Müdigkeit, Übelkeit, Diarrhöe, verminderter Appetit, Husten mit klebrigem Schleim, Erkältung vorbeugend
Zubereitungsarten: gekocht

6. Milchprodukte

Kuhmilch

Temperaturverhalten: neutral
Sapor: süß
Orbisbezug: Lunge und Magen
Wirkung: Säfte hervorbringend, die Haut befeuchtend, Depletion suppletierend, den o. Magen stützend,
Indikationen: Überanstrengung, geistige Abgeschlagenheit, verschwommene Sicht, Obstipation, trockener Mund.
Zubereitungsarten: roh, gekocht.

Schafs- und Ziegenmilch

Temperaturverhalten: warm
Sapor: süß
Orbisbezug: Lunge und Magen
Wirkung: erwärmend und befeuchtend, Depletio suppletierend, den o. Magen stützend
Indikationen: Überanstrengung, Abmagerung, Schwäche, Obstipation, trockener Mund, Geschwüre im Mund, Brechreiz.
Zubereitungsarten: roh, gekocht.

Joghurt

Temperaturverhalten: neutral
Sapor: süß und sauer
Orbisbezug: Lunge und Darm
Wirkung: das Yin regierend, den o. Lunge stützend, den o. Darm befeuchtend, durststillend.
Indikationen: Überanstrengung, Obstipation, trockener Mund, Durst.
Zubereitungsarten: roh, gekocht.

Butter / Sahne

Temperaturverhalten: neutral mit Tendenz zur Kälte
Sapor: süß
Orbisbezug: Leber und Milz, Lunge, Niere
Wirkung: Qi und Xue stützend, Ariditas befeuchtend, durststillend.
Indikationen: Husten, Obstipation, trockene Haut, Geschwüre im Mund.
Zubereitungsarten: roh, gekocht.

7. Gewürze

Weißzucker

Temperaturverhalten: neutral
Sapor: süß
Orbisbezug: Milz, Magen und Lunge

Wirkung: den o. Milz stützend, die Mitte des Körpers harmonisierend, den o. Lunge befeuchtend, hustenstillend
Indikationen: Husten, nach übermäßigem Alkoholgenuss.

Brauner Zucker

Temperaturverhalten: warm
Sapor: süß
Orbisbezug: Milz, Magen und Leber
Wirkung: die Mitte des Körper harmonisierend, den o. Leber besänftigend, das Xue dynamisierend, Schmerzzustände lindernd
Indikationen: Erkältung, Bauchschmerzen, Regelstörungen, schmerzhafte Regel.

Honig

Temperaturverhalten: neutral
Sapor: süß
Orbisbezug: Milz, Lunge, Dickdarm
Wirkung: die Mitte der Körper stützend, Ariditas befeuchtend, akute Schmerzzustände lindernd, entgiftend.
Indikationen: Müdigkeit, Kraftlosigkeit, verminderter Appetit, Bauchschmerzen, Obstipation, trockener Husten, Kurzatmigkeit, Dysenterie.
Zubereitungsarten: in heißem Wasser aufgelöst.

Salz

Temperaturverhalten: kalt
Sapor: salzig
Orbisbezug: Magen, Niere, Darm
Wirkung: Calor kühlend, Pituita umwandelnd, entgiftend
Indikationen: Obstipation, Völlegefühl in der Leibesmitte, Geschwüre.

Grüner Tee

Temperaturverhalten: kühl
Sapor: bitter und süß
Orbisbezug: Herz, Lunge, Magen, Niere

Wirkung: die geistige Wachheit fördernd, diuretisch, Xue bewegend, Verdauungsblockaden beseitigend, entgiftend.
Die westliche Analytik ist überzeugt, dass grüner Tee eine Unmenge verschiedener Inhaltsstoffe enthält, von denen einige antioxidativ wirken, Giftstoffe direkt entschärfen können und daher vor Krebs schützen (Gasiewicz 2003).
Grüner Tee hat eine vorbeugende Wirkung gegen Arteriosklerose und ist 20mal wirksamer bei der Minderung des Alterungsprozesses, als das bisher dafür bekannte Vitamin E (Okada 2003).
Indikationen: Schlafsucht, Abgeschlagenheit, Müdigkeit, verminderter Appetit, Miktionsstörungen, Verdauungsstörungen, Hepatitis,[1] Arteriosklerose.
Zubereitungsarten: als Dekokt

Pfeffer

Temperaturverhalten: heiß
Sapor: scharf
Orbisbezug: Magen und Dickdarm
Wirkung: die Mitte des Körpers erwärmend, Kälte zerstreuend, entgiftend, das Qi absenkend
Indikationen: Erkältung, Bauchschmerzen, verminderter Appetit, Übelkeit.
Zubereitungsarten: als Gewürz.
Kontraindikation: Ardor infolge von Depletion Yin.

Essig

Temperaturverhalten: warm
Sapor: sauer und bitter
Orbisbezug: Magen, Leber
Wirkung: den o. Magen harmonisierend, entgiftend, Stasen zerstreuend, antiparasitisch.
Indikationen: Verhärtungen im Abdomen, Verdauungsblockaden durch übermäßigen Genuss von Fleisch, Diarrhöe, verminderter Appetit.

Sojapaste und -soße

Temperaturverhalten: kalt
Sapor: salzig
Orbisbezug: Milz, Magen, Niere
Wirkung: Calor kühlend, Unruhe beseitigend, entgiftend
Indikationen: verminderter Appetit, Verdauungsstörungen, Vergiftungserscheinungen aufgrund des Verzehrs von Fisch und Pilzen, Unruhe.

Rotwein

Temperaturverhalten: warm
Sapor: scharf, süß, bitter
Orbisbezug: Herz, Lunge, Magen
Wirkung: das Xue dynamisierend, die Leitbahnen durchlässig machend, Algor zerstreuend.
Neue Untersuchungen ergaben, dass Rotwein einen bei Gefäßkrankheiten wichtigen Faktor, das Endothelin 1, hemmt (Martin 2001: 863).
Indikationen: Herz-Kreislauf-Erkrankungen Arteriosklerose, Hypertonie, Schmerzen im Brustbereich, Bauchschmerzen, Schmerzen in den Extremitäten, Abgeschlagenheit.
Kontraindikation: Ardor infolge von Depletion Yin.

8. Fleisch

Hühnerfleisch

Temperaturverhalten: warm
Sapor: süß
Orbisbezug: Milz und Niere
Wirkung: die Mitte des Körpers erwärmend, das Qi stützend, das Struktivpotential vermehrend, das Knochenmark ergänzend
Indikationen: allgemeine Schwäche, Schwindel, Abgeschlagenheit, verminderter Milchfluss, Samenverlust, verminderter Appetit, Diarrhöe, Ödeme.
Zubereitungsarten: gekocht, gedämpft, angebraten.

Hühnerei
Temperaturverhalten: neutral
Sapor: süß
Orbisbezug: Eigelb: Herz und Niere, Eiweiß: Lunge
Wirkung: Eigelb: das Qi stützend, das Xue nährend, das Yin regierend
Einweiß: Calor kühlend.
Indikationen: Eigelb: Schlafstörungen, Nervosität, Palpitationen, allgemeine Schwäche, Diarrhöe
Eiweiss: Halsschmerzen, Husten, gerötete Augen.
Zubereitungsarten: roh, gekocht, gebraten.

Entenfleisch
Temperaturverhalten: Tendenz zu kühl
Sapor: süß und salzig
Orbisbezug: Magen
Wirkung: das Qi vermehrend, das Yin regierend, den o. Magen stützend, diuretisch
Indikationen: verschwommene Sicht, allgemeine Schwäche, Schwindel, Abgeschlagenheit, Kurzatmigkeit, Schlafstörungen, Gedunsenheit, Miktionsstörungen, Diarrhöe, Ödeme.
Zubereitungsarten: gekocht, gedämpft, angebraten.

Gänsefleisch
Temperaturverhalten: neutral
Sapor: süß
Orbisbezug: Magen und Lunge
Wirkung: den o. Magen harmonisierend, das Qi stützend, Körperschwäche kräftigend, durststillend
Indikationen: Abmagerung, Müdigkeit, Kurzatmigkeit, verminderter Appetit, Diabetes.
Zubereitungsarten: gekocht, gedämpft, angebraten

Schweinefleisch
Temperaturverhalten: neutral
Sapor: süß und salzig
Orbisbezug: Milz, Magen, Niere

Wirkung: den o. Niere stützend, das Xue nährend, das Yin regierend, Ariditas befeuchtend
Indikationen: allgemeine Schwäche, Schwindel, Abmagerung, Abgeschlagenheit, trockene Haut, Schwäche in den Knien.
Zubereitungsarten: gekocht, gedämpft, angebraten.

Schweinelunge

Temperaturverhalten: neutral
Sapor: süß
Orbisbezug: Lunge
Wirkung: den o. Lunge stützend, hustenstillend
Indikationen: chronischer Husten, Kurzatmigkeit.
Zubereitungsarten: gekocht, gedämpft, angebraten

Schweineherz

Temperaturverhalten: neutral
Sapor: süß und salzig
Orbisbezug: Herz
Wirkung: den o. Herz stützend, Schweiß zurückhaltend.
Indikationen: Palpitationen, Schlafstörungen, nächtlicher Schweiß.
Zubereitungsarten: gekocht, gedämpft, angebraten.

Schweineleber

Temperaturverhalten: warm
Sapor: süß und bitter
Orbisbezug: Leber
Wirkung: den o. Leber stützend, das Xue nährend, die Sicht klärend.
Indikationen: Trockenheit der Augen, gerötete Augen, verschwommene Sicht.
Zubereitungsarten: gekocht, gedämpft, angebraten.

Schweineniere

Temperaturverhalten: neutral
Sapor: salzig
Orbisbezug: Niere

Wirkung: den o. Niere stützend, Rückenschmerzen stillend, abschwellend
Indikationen: Rückenschmerzen, Gedunsenheit
Zubereitungsarten: gekocht, gedämpft, angebraten.

Schaf

Temperaturverhalten: warm
Sapor: süß
Orbisbezug: Milz, Niere
Wirkung: das Qi und Xue stützend, die Mitte und den o. Niere erwärmend
Indikationen: Impotenz, Kraftlosigkeit, Rückenschmerzen, Schwäche in Knie und Lumbalregion, Abmagerung, Diarrhöe.
Zubereitungsarten: gekocht, gedämpft, angebraten.

Schafleber

Temperaturverhalten: kühl
Sapor: süß und bitter
Orbisbezug: Leber
Wirkung: den o. Leber stützend, das Blut nährend, die Sicht klärend
Indikationen: verschwommene Sicht, Abmagerung, Abgeschlagenheit.
Zubereitungsarten: gekocht, gedämpft, angebraten.

Schafniere

Temperaturverhalten: warm
Sapor: süß und bitter
Orbisbezug: Niere
Wirkung: den o. Niere stützend, Rückenschmerzen stillend, Ohrensausen stillend
Indikationen: Rückenschmerzen, Tinnitus, Impotenz, Kraftlosigkeit, Schwäche in Knie und Lumbalregion.
Zubereitungsarten: gekocht, gedämpft, angebraten.

Rinderfleisch

Temperaturverhalten: warm
Sapor: süß

Orbisbezug: Milz und Magen
Wirkung: den o. Milz kräftigend, das Qi stützend, Muskeln, Sehnen und Knochen stärkend
Indikationen: Impotenz, Kraftlosigkeit, Schwäche in Knie, Abmagerung, spontaner Schweiß.
Zubereitungsarten: gekocht, gedämpft, angebraten.

Rinderleber

Temperaturverhalten: neutral
Sapor: süß
Orbisbezug: Leber
Wirkung: den o. Leber stützend, das Xue nährend, die Sicht klärend.
Indikationen: verschwommene Sicht, Abmagerung, Kraftlosigkeit, Schwindel.
Zubereitungsarten: gekocht, gedämpft, angebraten.

Rinderniere

Temperaturverhalten: warm
Sapor: süß
Orbisbezug: Niere
Wirkung: den o. Niere stützend, das Struktivpotential kräftigend.
Indikationen: Rückenschmerzen, Impotenz, Samenverlust, Kraftlosigkeit, Schwäche in Knie- und Lumbalregion.
Zubereitungsarten: gekocht, gedämpft, angebraten.

9. Fisch

Meeräsche

Temperaturverhalten: neutral
Sapor: süß
Orbisbezug: Magen
Wirkung: den o. Milz kräftigend, den o. Magen stützend
Indikationen: verminderter Appetit, Verdauungs-

störungen, Kraftlosigkeit, Abmagerung.
Zubereitungsarten: gekocht, gedämpft, angebraten.

Karpfen
Temperaturverhalten: neutral
Sapor: süß
Orbisbezug: Milz, Niere, Lunge
Wirkung: Feuchtigkeit ausleitend, diuretisch, Schwellungen behebend, das Qi absenkend, den Milchfluss bei Stillenden durchlässig machend
Indikationen: Husten, Völlegefühl im Brustbereich, Gedunsenheit, Ödeme, Ikterus, mangelnder Milchfluss.
Zubereitungsarten: gekocht, gedämpft, angebraten.

Hering
Temperaturverhalten: neutral
Sapor: süß
Orbisbezug: Milz, Lunge
Wirkung: Mitte des Körper erwärmend, kräftigend bei Körperschwäche
Indikationen: Kurzatmigkeit, verminderter Appetit, Husten, Verdauungsstörungen.
Zubereitungsarten: gekocht, gedämpft, angebraten.

Barsch
Temperaturverhalten: neutral
Sapor: süß
Orbisbezug: Leber, Niere, Milz
Wirkung: den o. Niere kräftigend, die oo. Leber und Milz stützend, diuretisch
Indikationen: Schwäche von Muskeln, unruhiger Fetus, Abgeschlagenheit, Diarrhöe, verminderter Appetit.
Zubereitungsarten: gekocht, gedämpft, angebraten.

Sardelle
Temperaturverhalten: warm
Sapor: süß

Orbisbezug: Milz, Magen
Wirkung: Mitte des Körper erwärmend, das Qi kräftigend
Indikationen: Kraftlosigkeit, verminderter Appetit, Verdauungsstörungen, Abgeschlagenheit.
Zubereitungsarten: gekocht, gedämpft, angebraten.

Aal

Temperaturverhalten: neutral
Sapor: süß
Orbisbezug: Milz, Leber, Niere
Wirkung: Qi und Xue stützend, Ventus Humor zerstreuend
Indikationen: Rückenschmerzen, Kurzatmigkeit, Kraftlosigkeit, verminderter Appetit, Verdauungsstörungen.
Zubereitungsarten: gekocht, gedämpft, angebraten.

10. Kräuter

Ling Zhi

Temperaturverhalten: neutral
Sapor: süß
Orbisbezug: Leber, Niere
Wirkung: den o. Milz und Niere stützend, Unruhe beseitigend, den o. Herz kräftigend und Qi vermehrend
Indikationen: Asthma, Arthritis, Allegien, Bluthochdruck, Bronchiti, Diabetes, Herzinfarkt zur Vorbeugung, Herzhythmusstörungen, Magengeschwüre, Schlaflosigkeit, Wechseljahrsbeschwerden, Krebs zur Vorbeugung, Chemotherapie zur Minderung der Nebenwirkungen.

Der Pilz Ling Zhi stand aus der botanischen Familie der Polyporaceae, seine wissenschaftliche Bezeichnung lautet, "ganoderma lucidum" Untersuchungen ergaben, dass die Inhaltsstoffe in Ling zhi direkt auf das Immunsystem einwirken und die Abwirkräfte stabilisieren. Deshalb wird Ling Zhi auch begleitend in der Krebstherapie eingesetzt. Die immunstimulierende Wirkung dürfte nicht nur auf die in Ling zhi enthaltenen Adaptogene zurück zu führen sein, sondern auch auf seinen hohen Gehalt an Polysacchariden. Diese erhöhen das Erinnerungsvermögen der T-Zellen und der T-Helferzellen, wodurch die Immunoglobine wesentlich leichter und gezielter arbeiten und die Angriffe von Bakterien abwehren.

Renshen (Ginseng)

Temperaturverhalten: neutral
Sapor: süß
Orbisbezug: Milz, Lunge
Toxizität: Übermäßige höhere Dosierung kann zu Schlaflosigkeit, Blutdruckanstieg, Juckreiz sowie Schwindel führen.[1]
Wirkung: Das Qi primum ergänzend, die Mitte harmonisierend, die Produktion aktiver Säfte anregend, Unruhe beseitigend
Indikation:
a) Allgemeine Depletion des Qi: große Müdigkeit und Kraftlosigkeit, Unruhe, Angst, Palpitationen, Schlaflosigkeit
b) Depletion o. Lunge: schwacher hechelnder Atem
c) Depletion oo. Milz und Magen: chronischer Durchfall, Aftervorfall

Teil 3: Qigong

Kapitel I: Einführung und Historisches des Qigong

Einführung

Qigong ist ein wichtiger Bestandteil der chinesischen Medizin. Das Wort „Qigong" ist ein chinesischer Ausdruck; für das Schriftzeichen Qi finden sich vielfältige Begriffe, z.b. Lebensenergie, Atem, Luft. In Bezug auf Qigong kann man unter Qi die vitale Lebensenergie verstehen, das Schriftzeichen „Gong" bedeutet Übungen. Die Übungen, die als Qigong bezeichnet werden und die die Entwicklung des Qi beabsichtigen, bewirken, dass man mittels meditativen Atmens und bestimmter Körperhaltungen oder Bewegungsübungen den Geist und Körper des Menschen mit Yin und Yang in Harmonie miteinander verbindet. Das geschieht, indem die Wirkungen von Atembeherrschung und körperlichen Haltungen mit geistiger Konzentration und der vollendeten Ruhe emotionaler Ausgeglichenheit verbunden sind. Nach der chinesischen Medizin kann der menschliche Körper durch Qigong in seinen ursprüglichen Zustand zurückkehren und somit die Zusammensetzung des Körpers verändern und zu einer Substanz mit hoher Energie umformen. Wenn man dieses Stadium erreicht hat, ist man nicht mehr von den fünf Wandlungsphasen gefesselt, sondern hat einen Körper erworben, der aus der Substanz einer anderen Dimension besteht. Man wird nicht mehr von Zeit und Raum unserer Dimension beeinflusst und bleibt immer jung. Hierzu gibt es eine Geschichte: Ein Sinologe aus dem Westen kam nach China. Auf dem Marktplatz eines kleinen Dorfes sah er, wie eine junge Frau einen älteren Mann schlug. Nach der Ähnlichkeit des Gesichtes zu urteilen, waren es Vater und Tochter. Der Sinologe trat dazwischen und sagte: „Erstens schlägt man keine älteren Menschen. Zweitens schlägt man schon gar nicht seinen Vater. Warum tun Sie das?" Die Frau sah den Sinologen an und antwortete: „Erstens ist er nicht älter sondern jünger. Zweitens ist er nicht mein Vater, sondern mein Sohn. Ich schlage ihn, weil er kein Qigong macht. Deshalb sieht er so alt aus." Diese Geschichte ist natürlich nur eine lustige Anekdote. Aber auf jeden Fall ist Qigong eine Methode, bei der der Mensch selbst aktiv wird. Die jedem Menschen innewohnende Selbstheilungskraft breitet sich über das Qigong im ganzen Körper aus. Dies geschieht sowohl durch die materiell feststellbaren Veränderungen wie stärkere Durchblutung, vermehrte Produktion von Körpersäften, Lösung und Veränderung des Muskeltonus, ganzheitliche elastische Atembewegung usw. als auch durch feinere Schwingungen, die die stofflichen Veränderungen begleiten oder verursachen, und die als Lichtempfinden, Weite oder Wohlgefühl erlebt werden können. Qigong stellt einen aktiven Prozess der Selbstregulierung, der Selbstwiederher-stellung und des Selbstaufbaus dar. Aus diesem Grunde gilt Qigong seit alters her als wichtige Methode zur Heilung von Krankheiten und zur Verlängerung des Lebens. Obgleich Qigong ganz allgemein der Regulierung des Gesamtbefindens dient, gibt es doch auch spezifische Übungen, die bei bestimmten Krankheitsbildern anzuwenden sind.

Dieses Buch führt 27 verschiedene Übungen für unterschiedliche Krankheiten auf. Darüber hinaus werden für häufig auftretende Krankheiten und Symptome ausgewählte Übungsformen vorgestellt. Das heißt: Die in diesem Buch dargestellten Übungsmethoden wurden nach Kriterien der klinisch-praktischen Wirksamkeit ausgesucht.

Historisches

Die Entwicklung des Oigong ist auf die Yao-Zeit vor über 5000 Jahren zurückzuführen. In dieser Zeit litten viele Menschen wegen der Feuchtigkeit unter Gelenkkrankheiten. Schon damals wurde erkannt, dass bestimmte harmonische Bewegungen zur Bekämpfung dieser Krankheiten wichtig sind. Das bekannte medizinische Buch Huang Di Nei Jing („Innerer Klassiker des Gelben Fürsten") beschreibt schon das grundlegende Wissen über Qigong. Auf Huang Di Nei Jing folgten, während verschiedener dynastischer Perioden geschrieben, eine große Zahl weiterer Abhandlungen über Qigong. Daraus kann man schließen, dass die früheren Ärzte die Lehre des Qigong als sehr wichtig erachteten. Es gab einige berühmte Ärzte, die die Qigong-Übungen des „Leitens und Dehnens" (Daoyin) weiterentwickelten. So schreibt z. B. der bedeutendste Arzt der Han-Zeit, Zhang Zhongjing (Mitte 2. Jh. bis 3. Jh. n. Chr.) in seinem berühmten Buch „Wichtige Besonderheiten aus dem goldenen Schrein" (Jin Gui Yao Lüe) über den Gebrauch von Qigong-Übungen als Therapiemethode. Er sagt: „Wenn sich die fünf Gliedmaßen schwer anfühlen, praktiziere man die Übungen des Leitens und Dehnens und des Ein- und Ausatmens (Daoyin Tuna), wenden Akupunktur, Moxibustion, Pflaster und Salben sowie Massage an und sorge dafür, dass die 9 Köperöffnungen nicht verstopft sind." Ein anderes Beispiel ist der berühmte Arzt Hua Tuo, der in der späten Han-Zeit lebte (2. Jh. n. Chr.). Er entwickelte eine Reihe von Qigong-Übungen, die „das Fünf-Tiere-Spiel" (Wu Jin Xi) genannt werden und die die Bewegungen und Gesten des Tigers, des Bären, des Hirschen, des Affen und des Kranichs imitieren. Das

Übungsziel be- steht darin, die „Blutzirkulation anzuregen und dem Auftreten von Krankheiten vorzubeugen".

Nach Hua Tuo wurden in folgenden Werken Abhandlungen zum Thema Qigong geschrieben: „Abhandlung über Ursprung und Verlauf aller Krankheiten" (Zhu Bing Yuan Hou Zong Lun) von Chao Yuan Fang (620 n. Chr., Sui-Dynastie); „Wichtige Rezepturen, die 1000 Goldstücke wert sind" (Qian Jin Fang, Qian Jin Yi Fang), von Sun Si Mo (7. Jh. n. Chr., Tang-Dynastie); „Esoterische Wichtigkeiten von der äußeren Terrasse" (Wai Tai Bi Yao), von Wang Tao (752 n. Chr.) und „Komplette Aufzeichnungen der kaiserlichen Rezepturen" (Sheng Ji Zong Lu, 1111-1117 n. Chr., Song-Dynastie).

Weiterhin sind die Werke der großen Ärzte der Jin- und Yuan-Zeit zu nennen: „Abhandlungen zur Gesundheits-pflege" (She Sheng Lun) von Liu Wan Su (1120 1200 n. Chr.); „Geheimnisse des Orchideenzimmers" (Lan Shi Mi Zang) von Li Dong Yuan (1180-1251 n. Chr.); „Abhandlung über Krankheiten, die durch zuviel Yang verursacht werden" (Ge Zhi Yu Lun) von Zhu Dan Xi (1281-1358 n. Chr.) u.a.

In der Ming-Zeit äußerte sich der größte Arzt der chinesischen Medizin, Li Shizhen, in seinem berühmten Werk „Untersuchungen über die acht unpaarigen Leitbahnen" (Ji Jing Ba Mai Jao, erschienen 1578 n. Chr.) zur Praxis des Qigong. Er war bereits der Meinung, dass die aufnehmende Leitbahn, „Renmai" und die Leitbahn der Steuerung, „Du- mai" den kleinen Kreislauf des Körpers bilden und das Durchlässigwerden dieser beiden Leitbahnen die Voraussetzung eines ungehinderten Qi-Flusses sei. Wang Ken Tang berichtet in „Richtschnur von Diagnose und Therapie in den sechs Disziplinen" (Liu Ke Zheng Zhi Zhun Sheng, 1602 n. Chr.): „Es gibt viele Unheilbare, die geheilt werden könnten, wenn sie das wahre Qi (Zhen Qi) davor bewahren könnten, sich zu verflüchtigen, wenn sie das Primäre Qi (Yuan Qi) umfassten und als Einheit bewahrten". Die zuvor erwähnten Schriften belegen, dass Qigong in China von alters her erforscht und weiterentwickelt wurde.

Kapitel II: Theorie des Qigong

Qigong und Yin-Yang

Im Jahre 206 v. Chr. wurde der Begriff des Yin und Yang, des Qi, also der Lebensenergie, in dem ersten medizinischen Werk, „Im Inneren Klassiker des Gelben Fürsten" (Huang Di Nei Jing), eingeführt. Es steht geschrieben: „Wenn Yin und Yang ausgeglichen sind, finden Körper und Seele harmonisch zusammen. Wenn man gelassen und frei von Wünschen ist, erhält man sich das wahre Qi; wenn man die geistigen Kräfte im Inneren bewahrt, wie könnte Krankheit einen da angreifen?"

Die chinesische Philosophie hat für die Medizin ihrer Zeit eine umfassende Kosmogonie entwickelt, die im Dualismus von Yin (weibliches Prinzip) und Yang (männliches Prinzip) mündet. In diesem Sinn sagt die chinesische Medizin: Jeder Mensch hat Yang-Organ-Anteile und Yin-Organ-Anteile, Yin und Yang sind nie absolut, sondern immer relativ zu verstehen. Auf jeder Stufe befindet sich beides, sowohl Yin als auch Yang. Beide Teile sind notwendig zur Erhaltung des Lebens. Deshalb ist jeder Mensch nur dann gesund, wenn die beiden Teilkräfte Yang und Yin harmonisch zusammenspielen. Jedes Organ erkrankt manifest, wenn die beiden Teilkräfte Yang und Yin in einem gestörten Verhältnis zueinander stehen oder das Ungleichgewicht der Teilkräfte zu stark ist.

Das Qigong kann eine Brücke schaffen zwischen den Vorgängen im Körper = Yin und seelisch geistigem Erleben = Yang, zwischen Körperverfassung = Yin und Gemütslage = Yang, unbewusstem Yin und bewusstem Yang. Es wurde hier unter dem Aspekt gesehen, dass Yin und Yang des menschlichen Körpers erhalten werden, indem sich beide verbinden und miteinander vermischen. Verbindung und Vermischung von Yin und Yang bedeutet auch, dass wir eine Beziehung von Bewusstsein = Yang zur Stofflichkeit = Yin jeder Zelle herstellen. Dadurch könnte ein Zellbewusstsein entstehen, das die Materie durchleuchten und verwandeln und den Leib vergeistigen kann. So trägt das Qigong dazu bei, das primäre Qi wiederzuentdecken und zu erhalten, damit das Qi mit unserer bewussten Atemzirkulation durch den ganzen Körper fließt. Das Qi führt zum Beginn eines neuen inneren Lebens, so wie es ein neugeborenes Kind erlebt. Wissenschaftlich bedeutet das die Erkenntnis wichtiger Stoffwechselprozesse im menschlichen Organismus. Psychologisch gesehen, führt dies zur Suche nach innerem Frieden und zur Verbesserung der menschlichen Persönlichkeit.

Qigong und die fünf Wandlungsphasen

Um das komplizierte Yin und Yang-Wechselspiel noch besser beschreiben und genauere Diagnosen stellen zu können, bedient sich die chinesische Medizin der Theorie der fünf Wandlungsphasen. Genau bestimmt werden die Verhältnisse zwischen Elementen, Organen und Emotionen.

Der spezifische Ansatz der chinesischen Medizin ist ganzheitlich. Das Krankheitsgeschehen soll nicht nur als reparaturbedürftige Organerkrankung lokalisiert, sondern als eine Störung des Gesamtgleichgewichts der Kräfte im menschlichen Organismus verstanden werden: eine Folge von Disharmonie und Ungleichgewicht. Es geht jedenfalls nicht bloß um Krankheiten, die der Mensch hat, sondern ganzheitlich um einen Menschen, der krank ist inmitten der fünf Wandlungsphasen von Beziehungen zwischen den Organ-Funktionskreisen.

Qigong kann auf der einen Seite die Beziehungen innerhalb der fünf Wandlungsphasen beeinflussen, damit die fünf Elemente harmonisch miteinander verbunden werden. Auf der anderen Seite kann Qigong auch auf die einzelnen Organ-Funktionskreise einwirken. Zahlreiche Ergebnisse der expe-rimentellen Forschung über die Wirkungen der Qigong-Übungen auf den menschlichen Organismus liegen vor.

Qigong und der o. Herz

Der o. Herz wird auch als das Hauptorgan für die Steuerung der geistigen Aktivitäten und der gesamten physiologischen Funktion des Gehirns angesehen. Qigong zu praktizieren bedeutet, die Gedanken zu konzentrieren und den Geist in einen ruhigen Zustand zu bringen, um auf diese Weise das Ziel, nämlich die Regulierung und Erneuerung der mentalen Aktivitäten, zu erreichen. Der o. Herz ist auch verantwortlich für den Blutfluss und manifestiert sich äußerlich im Gesicht. Qigong-Übungen beeinflussen auch das Herz- und Kreislaufsystem, d.h. die Herzfrequenz wird gesenkt und das Blutbild verbessert.

Qigong und der o. Lunge

Qigong-Übungen wirken direkt auf den o. Lunge. Die Qigong-Atemübung in der Trainingspraxis besteht aus dem Einatmung der Qi-Essenz des Himmels und der Erde und der Ausatmung des verbrauchten Qi aus den inneren Organen. Die inhalierte Qi-Essenz des Himmels und der Erde berei-chert nicht nur das primäre Qi, sondern fördert auch ganz direkt die Zirkulation des Qi und des Blutes, so dass der Blut- und Qifluss im Körper frei zirkulieren kann und die fünf Zang-Orbis, die sechs Fu-Orbis, alle Gelenke und Knochen ihre Funktionen normal ausführen können.

Qigong und der o. Nieren

Die Atmung ist hauptsächlich an die Funktion des o. Lunge gebunden. Doch hilft der o. Nieren durch seine Kontrollfunktion bei der Annahme des Atem-Qi. Die Verteilung von sauberem Atem-Qi im ganzen Körper, das durch den o. Lunge inhaliert wird, hängt nicht nur von der säubernden Hinabführungsfunktion des o. Lunge ab, sondern auch von der Funktion des o. Nieren in Bezug auf Annahme und Kontrolle des Atem-Qi. Senkt nun der Übende das Qi durch Qigong mittels tiefer langer Bauchatmung zum „Dantian", So ist er in der Lage, die herabsenkende Funktion des o. Lunge zu stärken und ebenso die annehmende Funktion des o. Nieren. Auf diese Weise erreicht er einen Zustand von tiefer, langer und sanfter Atmung und die Nasenatmung ist kaum wahrnehmbar. Zu diesem Zeitpunkt sinkt die inhalierte Qi-Essenz des Himmels und der Erde herab, um sich mit der angeborenen Qi-Essenz des o. Nieren zu dem primären Qi des menschlichen Körpers zu verbinden. Dies ermöglicht die Bildung des inneren Qi und die Stärkung des Körpers.

Qigong und der o. Leber

Lang andauernde Depression oder Zorn können den o. Leber schwächen, so dass er unfähig wird, den unbehinderten und freien Fluss des Qi zu fördern. Entspannung und Ruhe in Form der Qigong-Übungen können hingegen die Gemütsverfassung stabilisieren und den normalen, unbehinderten und freien Fluss der Qi-Funktion des o. Leber wiederherstellen. Auf diese Weise wird das überaktive Yang des o. Leber herabgesenkt und die Stauung des Qi des o. Leber aufgelöst. Daraus entsteht spontane Freude und innerliche Zufriedenheit. Depression und leichte Reizbarkeit werden automatisch verschwinden. Der Einfluss von Qigong auf die Funktionen des Nervensystems, insbesondere auf die Funktion der Großhirnrinde, ist offensichtlich und durch die graphische Darstellung der elektrischen Hirnströme bewiesen worden.

Qigong und die oo. Milz und Magen

Auf der einen Seite können die Qigong-Übungen die Transport- und Umwandlungsfunktion von Nährstoffen im o. Milz stärken: Ein offensichtlicher Effekt ist die Speichelvermehrung. Auf der anderen Seite steigern die Qigong-Übungen die Bauchatmung, welche die nach oben und unten gehende Bewegung des Zwerchfells stärkt, was wiederum einen massierenden Effekt auf den Magen hat und die Peristaltik und die Verdauungsfunktionen fördert. Die Funktion des Verdauungssystems wird durch Qigong deutlich gefördert.

Kapitel III: Inhalt des Qigong

Man kann den Inhalt des Qigong in drei Hauptfaktoren zusammenfassen und zwar in Regulation der Atmung, Regulation der Körperhaltung und Regulation der Vorstellungskraft. Nur eine enge Verbindung dieser drei Hauptfaktoren in den Qigong-Übungen garantiert eine erfolg-reiche Durchführung.

Regulation der Atmung

Man kann lange Zeit verbringen ohne zu essen oder zu trinken, aber nicht ohne zu atmen. Das beweist, wie wichtig die Atmung ist, denn ohne Atem können wir auf der Erde nicht existieren. Er versorgt und nährt uns. Er ist der Hauch, der uns während des irdischen Daseins trägt. Über den Atem sind wir mit allem verbunden. Eine gesunde Atmung sti-muliert die Versorgung des Blutes mit Sauerstoff, welcher zu den Zellen befördert wird, die ihn für ihren Stoffwechsel benötigen.

Atem und Geist sind besonders über das Tonusgeschehen miteinander verbunden. Geistige Arbeit, psychische Erregungen usw. beeinflussen alles, was die Atmung betrifft. Die Atmung hat eine nachweisbare Wirkung auf unsere Psyche und unser vegetatives Nervensystem, das der Mensch über sein Atemzentrum willkürlich beeinflusst. Das bewusste Atmen kann hilfreich und wirkungsvoll sein, wenn es um das Erreichen bestimmter Ziele geht. In diesem Fall wird es benutzt und eingesetzt. Weil der Atem sehr zugänglich für Willensimpulse ist, haben sich im Qigong verschiedene Atemübungen gebildet, bei denen der Übende über das me-ditative Atmen auf Körper und Geist einwirkt.

Verbindung zwischen Körper und Geist bedeutet auch, dass wir eine Beziehung vom Bewusstsein zur Stofflichkeit jeder Zelle herstellen. So könnte ein Zellbewusstsein entstehen, das die Materie durchleuchten und verwandeln, den Leib vergeistigen kann.

Regulation der Atmung ist der Weg zwischen dem Verweilen im Unbewussten der Stofflichkeit Yin und der Bewusstheit und Erkenntnis Yang. Er ist nicht nur Träger des Stoffwechselgeschehens, sondern führt uns auch die nichtstoffliche Lebensenergie Qi zu. Diese Atemkraft vermittelt uns feine psychische Energien und Lebenskraft.

Natürliches Atmen

Der Übende atmet wie gewöhnlich und schenkt dem Atem keine besondere Beachtung.

Tiefe, lange Atmung

a) Auf der Grundlage natürlichen Einatmens lässt man das Ausatmen länger und tiefer werden.

b) Auf der Grundlage natürlichen Ausatmens lässt man das Einatmen länger und tiefer werden.

Normale Bauchatmung

Der Unterleib dehnt sich mit dem Einatmen langsam aus. Mit dem Ausatmen fällt der ausgedehnte Bauch langsam wieder zurück.

Umgekehrte Bauchatmung

Der Unterleib zieht sich beim Einatmen langsam ein. Beim Ausatmen schiebt man den eingezogenen Unterleib wieder hervor.

Anhalten des Atems

Der Atem wird entweder nach dem Einatmen oder nach dem Ausatmen willentlich angehalten, um die Intensität der Bauchatmung zu erhöhen.

Embryonalatmung

Die Embryonalatmung wird auch als „Nabel-Atmungs-Methode" bezeichnet. Das bedeutet, dass sich bei der Embryonalatmung die Vorstellungskraft im mittleren Dantian befindet.

Öffnen-und-Schließen-Atemmethode

Während des Einatmens stellt man sich vor: „Der Atem breitet sich im Körper aus", gleichzeitig stellt man sich vor: „Die Poren öffnen sich". Dann beginnt das Ausatmen. Dabei stellt man sich vor: „Die Poren schließen sich", so dass man das Gefühl bekommt, durch die Haut zu atmen. Deshalb wird diese Methode auch „Porenatmung" genannt.

Die Methode des Sprechens von Silben

Bei dieser Methode wird durch das leise Sprechen von speziellen Silben die Funktion der inneren Organe beeinflusst, z.B. „xu" für die Leber, „si" (sprich „sö") für die Lunge, „he" (sprich „ch") für das Herz, „chui" (sprich „tschui") für die Nieren, „hu" für die Milz.

Regulation der Körperhaltung

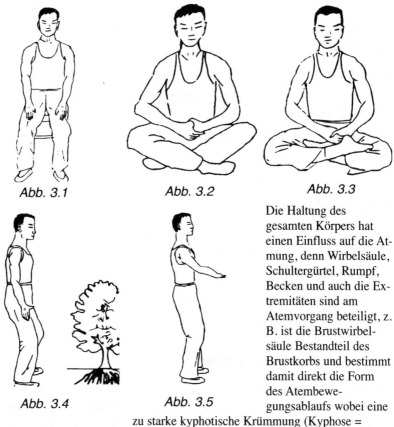

Abb. 3.1 Abb. 3.2 Abb. 3.3

Abb. 3.4 Abb. 3.5

Die Haltung des gesamten Körpers hat einen Einfluss auf die Atmung, denn Wirbelsäule, Schultergürtel, Rumpf, Becken und auch die Extremitäten sind am Atemvorgang beteiligt, z. B. ist die Brustwirbelsäule Bestandteil des Brustkorbs und bestimmt damit direkt die Form des Atembewegungsablaufs wobei eine zu starke kyphotische Krümmung (Kyphose = Biegung mit Wölbung nach hinten, konkav) den Atemraum verkleinert. Die Brustwirbelsäule beteiligt sich von der Bewegung her an der Atmung, und eine Versteifung führt zu einer Verarmung der Atmungsmöglichkeiten. Die Lendenwirbelsäule steht mit dem äußeren Atmungsablauf in Verbindung, da sie als Bestandteil des Bauchraums am costo-diaphragmalen Mechanismus beteiligt ist. Da sie auch Ursprungspunkt verschiedener Atem- und Atemhilfsmuskeln ist (z. B. des langen Rückenstreckers), bedingt ihre Haltung die mechanischen Arbeitsverhältnisse der Muskulatur. Ferner beeinflusst sie Becken- und Brustwirbelsäulenhaltung als Verbindungsstück zwischen beiden. Die Lordose (= Biegung mit Wölbung nach vorne, konvex) der Lendenwirbelsäule bedingt die Stärke der Beckenkippung und die Krümmung der Brustwirbelsäule und nimmt, abhängig von ihrer Stärke, Einfluss auf die Atmung.

Die Regulation der Körperhaltung ist also durch eine besondere Art und

Intensität der Muskelspannung ausgezeichnet, die die Atmungsvorgänge unterstützt und eine Widerstandsfähigkeit gegen Belastungen aufweist.

Normale Sitzhaltung

Man sitzt auf einem Stuhl, beide Füße ruhen auf der Erde. Ober- und Unterschenkel sollen im Kniegelenk im Winkel von 90° zueinander gebeugt werden. Die beiden Hände werden auf die Oberschenkel gelegt, die Brust nicht herausgestreckt. Die Schultern werden leicht gesenkt. Der Mund ist leicht geschlossen. Die Zunge berührt den Gaumen. Die Augen sind leicht geschlossen oder nur einen Spalt geöffnet (Abb. 3.1).

Schneidersitz

Die Unterschenkel überkreuzen sich, die Füße liegen unter den Oberschenkeln. Die vier Finger der einen Hand werden in die Handfläche der anderen Hand gelegt; der Daumen drückt auf den Daumen der anderen Hand. Die anderen Körperpartien bleiben in der normalen Sitzhaltung (Abb. 3.2).

Lotussitz

Der linke Fuß liegt auf dem Oberschenkel des rechten Beins, der linke große Zeh zeigt zum rechten Knie, der rechte Unterschenkel liegt auf dem linken Unterschenkel. Rechtes und linkes Bein können auch bei dieser Sitzhaltung miteinander vertauscht werden. Die anderen Körperpartien nehmen die gleiche Haltung ein wie beim Schneidersitz (Abb. 3.3).

Natürliches Stehen

a) Die Füße stehen etwa schulterbreit auseinander, die Knie sind leicht gebeugt. Der Brustbereich wird etwas zurückgenommen, der Bauch ein wenig eingezogen, die Schultern sind gelockert. Die Handflächen zeigen zum Körper, die Finger zeigen nach unten, sie sind gespreizt und gekrümmt. Die anderen Körperpartien bleiben in der normalen Sitzhaltung.

b) Das Gewicht verteilt sich gleichmäßig auf die Mitte beider Fußsohlen. Der Unterkörper senkt sich wie die Wurzel eines Baumes tief in die Erde. Von der Hüfte aufwärts reckt sich der Oberkörper wie ein Baum nach oben und ruht still zwischen Himmel und Erde (Abb. 3.4).

Den Ball drücken

Die Grundsituation dieser Haltung ist das natürliche Stehen. Die Finger sind leicht gespreizt und gekrümmt. Die Handfläche ist nach unten gewendet. Man stellt sich vor, dass man einen Ball ins Wasser drückt (Abb. 3.5).

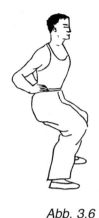

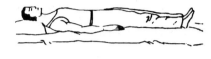

Abb. 3.8

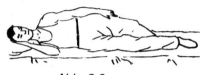

Abb. 3.6   Abb. 3.9

Der Schritt des Pferdes

Man steht mit gespreizten Füßen, wobei der Abstand der Füße am Boden etwas weiter gewählt ist als die Breite der Schultern. Die Fußspitzen sind nach innen gerichtet, etwa in ihrem Winkel den Kanten eines Daches entsprechend. Beide Knie werden gebeugt, jedoch nur so weit, dass eine gedachte Senkrechte von der Kniespitze nicht über die Fußspitze hinausreicht (Abb. 3.6).

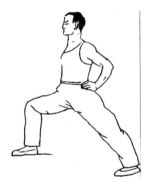

Abb. 3.7   **Der Schritt des gespannten Bogens**

Man setzt einen Fuß nach vorn, einen nach hinten und zwar so, dass sie etwas weiter auseinanderstehen als eine Schulterbreite. Bei dem nach vorn gesetzten Bein beugt man das Knie, richtet die Fußspitze etwas nach innen und dies so, dass der Unterschenkel senkrecht zum Boden steht und Ober- und Unterschenkel einen rechten Winkel bilden. Das nach hinten gestellte Bein wird hingegen gestreckt und seine Fußspitze etwas nach außen gedreht (Abb. 3.7).

Rückenlage

Der Übende liegt auf dem Rücken, die Arme liegen parallel zum Körper. Man kann die Hände auch aneinander halten und auf den Unterbauch legen. Die Beine werden natürlich ausgestreckt. Der Mund ist geschlossen. Die Augen sind leicht geschlossen oder einen Spalt geöffnet (Abb. 3.8).

Seitenlage

Rechte Seitenlage: Das rechte Bein ist gerade ausgestreckt, das linke Bein ist gebeugt und wird locker auf das rechte Bein gelegt. Die rechte Hand liegt in natürlicher Weise in Augenhöhe auf dem Kissen. Die linke Hand liegt in natürlicher Weise auf der linken Hüfte. Die anderen Körperpartien entsprechen denen der Rückenlage (Abb. 3.9).

Regulation der Vorstellungskraft

Beim Qigong werden die Atmung und Körperhaltung unter der Führung der Vorstellungskraft trainiert. Deshalb spielt die Regulation der Vorstellungskraft eine zentrale Rolle im Qigong. Die Regulation der Vorstellungskraft zielt auf Konzentration und Blick nach innen. Der Innenraum kann als Körperinneres in seiner natürlichen Gestalt oder als innerer Kosmos empfunden werden. Dieses wird mit der Steigerung der Empfindungsfähigkeit immer deutlicher spürbar. Der Außenraum ist die irdische Welt, die Weite des Raumes um uns herum. Grundsätzlich werden wir Menschen zu sehr von äußeren Erscheinungen abgelenkt und bestimmt und sind gleichzeitig zu sehr ichbezogen. Der Blick nach innen zielt auf die Abwesenheit von störenden Gedanken, um den Geist von äußeren Einflüssen frei zu halten. Die Augen sollten mit dem Inneren in Verbindung treten, vielleicht nur für eine Weile, um sich selbst zu vergessen. So wird die Seele leer und vermag die andere Dimension in sich aufzunehmen. Je mehr man sich nach innen wendet, desto offener wird man für die andere Dimension. Die Zeit hat ein Feld (eine räumliche Grenze). Wenn sich etwas nicht in diesem Zeitfeld befindet, wird es auch nicht durch dessen Zeit eingeschränkt. Durch Meditation und Blick nach innen können wir die Dimension unseres Zeitfeldes verlassen. Denn Zeit in unserer Dreidimensionalwelt bedeutet, dass man sich in gerader Linie auf einer waagerechten Ebene fortbewegt. Doch sobald man die Gedanken von unseren irdischen Dingen frei halten kann, wechselt die Dimension. Der physische Körper befindet sich zwar immer noch in unserer Dreidimensionalwelt, aber der energetische Körper bewegt sich schon in einer anderen Dimension. Die Zeit in der anderen Dimension bedeutet, dass man sich kreisförmig auf senkrechter Ebene fortbewegt. Das ist was im Taoismus mit „lebt in der Ewigkeit, nicht in der Zeit" gemeint ist und warum durch Qigong die Alterungprozesse verzögert werden können.

Die moderne Wissenschaft meint, dass in tiefster Meditation eine Hirnregion in den Scheitellappen ausgeschaltet wird. Aufgabe dieses Orientierungs-Assoziations-Areals" (OAA) ist es, dem Menschen jederzeit klar zu machen, wo der Körper endet und die äussere Welt beginnt. Das fanden Wissenschafter der Universität Pennsylvania bei der Untersuchung der Hirntätigkeit von meditierenden Mönchen heraus. Den Forschern zufolge vermittelt der linke Teil dieses Hirnareals das Gefühl für die physische Grenzen des Körpers. Der rechte Teil verarbeitet Informationen über Raum und Zeit. Auch dieser Bezug würde bei Mönchen als Folge fehlender Stimulation des rechten OAA-Bereichs verschwinden. Daraus resultiere ein Gefühl der Ewigkeit und Endlosigkeit, das die Meditierenden als völlig real empfänden. Sie würden tatsächlich eins mit dem Kosmos, so wie die Taoisten hofften, dass das Individuum zu einem System werden könnte, und der menschliche Körper selbst, genauso wie das Universum, ewig existiert. Daraus entsteht innere Ruhe und Freude. Auf diese Weise werden physiologische bzw. pathologische Funktionen des Organismus beeinflusst. Dadurch können wir uns körperlich und seelisch reinigen und deswegen wird manchmal auch vom Fasten des Herzens gesprochen. Der Japaner Masaro Ennoto hat mit Hilfe seiner sensationellen Erfindung der Fotografie von Wasserkristallen nachgewiesen, dass Wasser menschliche Vorstellungskraft aufnimmt und sich dementsprechend verändert. Aufgrund dieser Entdeckung hält er es für möglich, dass Wasser, dessen Qualität durch Schadstoffeinleitungen stark dezimiert wurde, durch menschliche Vorstellungskraft wieder zu positivem, energiereichem Wasser werden kann. Da unser Körper aus 70 Prozent Wasser besteht, könnte man die Schlussfolgerung ziehen: Hat die Gedankenkraft erst die Qualität des Wassers wieder optimiert, hat sie die Heilung der Menschen angeschoben.

Methode des Bewahrens der Vorstellungskraft

Dies bedeutet, dass man beim Qigong seine Vorstellungskraft auf einen bestimmten Bereich des Körpers, z.B. Dantian oder auf irgendeinen Gegenstand des Raumes konzentriert, um dadurch in die Ruhe einzutreten.

Methode des Öffnens und Schließens am Ort des Krankheitsgeschehens

Man führt die Vorstellungskraft zum Krankheitsort und übt dort langsame gedankliche Bewegungen des Öffnens und Schließens aus. Eine Übungsphase dauert etwa 3 bis 5 Minuten.

Methode des Umkreisens am Krankheitsort

Man lenkt die Vorstellungskraft zum Krankheitsort und umkreist den Krankheitsherd langsam in Gedanken.

Methode die Vorstellungskraft auf die Bedeutung von Worten zu richten

Man versucht bei dieser Übungsmethode die Bedeutung von Worten, die einen günstigen Einfluss auf die Gesundheit ausüben können, zu fühlen. Ausdrücke sind z.B. „ich entspanne mich", „ich komme zur Ruhe". Diese Worte kann man in Gedanken lesen oder in ihrer Bedeutung spüren.

Die Methode des Zählens der Atemzüge

Während der Übungen zählt man seine Atemzüge so lange, bis die Ohren keine Geräusche mehr wahrnehmen, die Augen nichts mehr sehen und der Geist nichts mehr auf-nimmt. So wird eine natürliche Form der Ruhe und Entspannung erreicht.

Der Begriff „Dantian" im Qigong

Das Dantian galt schon bei den alten Qigong-Meistern als ein Fixierungspunkt für die Gedankenbewegungen. Bezüglich der Lokalisation des Dantian gibt es verschiedene Überlieferungen und verschiedene Expertenmeinungen. Im Allgemeinen unterscheidet man drei Dantian, nämlich oberes, mittleres und unteres Dantian. Das obere Dantian entspricht dem Foramen Yin tang (Lage: exakt im Schnittpunkt auf der vertikalen Verlängerung der Nasenmittellinie und der horizontalen der Augenbrauen). Das untere Dantian entspricht dem Foramen prima clusarum, Guan yuan, KG 4 (Lage: 3 PZ unterhalb des Nabels). Das mittlere Dantian liegt zwischen Nabel und dem Foramen Yao yan guan, LG 3 (Lage: unterhalb des Dornfortsatzes des 5. Lendenwirbels).

Die Konzentration des Geistes auf „Dantian" bezieht sich in der Oigong-Führung gewöhnlich auf die Konzentration des „unteren Dantian", da diese Region wesentlich mit den Lebensaktivitäten des menschlichen Körpers verbunden ist. Sowohl die Theorie der chinesischen Medizin als auch die der Taoisten besagt, dass das „untere Dantian" Ausgangspunkt für die Zirkulation der Ren-Du-Leitbahn ist. Es wird außerdem als „Wurzel der 12 Leitbahnen" und als „Zusammenfluss von Yin und Yang" bezeichnet. Es ist weiterhin der Ort, an dem der Mann seinen Samen speichert und die Frau den Fötus ernährt. Aus diesem Grund kann die ausdauernde und intensive Konzentration des Menschen auf „Dantian" zum Aufbau und Erhalt seiner Gesundheit und zur Vorbeugung und Heilung von Krankheiten dienen.

Qigong und Dantian

Es ist wichtig, dass durch Qigong-Atemübungen und Konzentration des Geistes auf Dantian das Feuer des Tors zum Leben verstärkt wird, die Erde des Funktionsbereiches Milz erwärmt wird, die inneren Organe genährt werden, Nahrung und Qi transportiert werden, das Yang-Qi angehoben und die allgemeine Verfassung gestärkt werden. Ein berühmter Arzt, Xu Lingtai, glaubte, dass das Tor des Lebens einfach das „Dantian" sei. Ein weiterer berühmter Arzt, Zhang Jingyue, zeigte auf: „Das Tor des Lebens ist die Wurzel des primären Qi, die Heimat des Yin und Yang. Das Yin-Qi der fünf Zang-Orbis kann ohne dieses nicht ernährt werden;

das Yang-Qi der fünf Zang-Orbis kann ohne dieses nicht angehoben werden."

Meditation

Meditation heißt eigentlich: Die Konzentration auf den Körpermittelpunkt, nämlich „Dantian". Es ist nicht leicht, sich bei der Meditation auf „Dantian" zu konzentrieren. Viele Menschen sind überhaupt nicht in der Lage, bei der Meditation zur Ruhe zu kommen. Warum fällt es so vielen Leuten schwer, nur ein paar Minuten an nichts zu denken. Die Gründe liegen darin, dass es, um die Gedanken frei zu halten, ein reines Herz erfordert. Die Gedanken frei zu halten, bedeutet auch die Rückkehr zum Ursprung und zu der Natur. Wenn man mit dem Herzen immer noch stark an irdischen Dingen hängt, wie kann man sich zurück zum Ursprung führen? Das heißt: Ein reines Herz ist ein Voraussetzung für die Meditation. Man muss im alltäglichen Leben seine geistige Haltung verbessern, erst dann kann man sich in Meditationstunden konzentrieren. Ein ganz praktischer Vergleich aus dem Leben sind Versicherungen. Diese müssen vor einem eintretenden Schadensfall abgeschlossen werden, damit man von ihnen profitieren kann. Deswegen wird beim Qigong auch großer Wert auf die Verbesserung der geistigen Haltung gelegt. Die Verbesserung der geistigen Haltung bedeutet im Buddhismus das Einhalten von Geboten. Mit Geboten ist gemeint, dass man alle üblen Gedanken und Taten wie Töten, Stehlen, Tücke, Habgier und Neid vermeiden soll, damit das Herz rein bleibt und meditieren kann. Wie Buddha immer wieder lehrte: „Von Geboten durchdrungen ist die Meditation fruchtbar, von Meditation durchdrungen ist die Weisheit fruchbar, von Weisheit durchdrungen wird die Seele ganz von aller Verderbnis erlöst!" Ein Buddhist redet nicht von Qigong, doch in Wirklichkeit macht er bereits Qigong, denn wenn er sich zur Meditation hinsetzt, sammelt sich die Energie aus dem Kosmos und er nimmt sie in sich auf. Je länger man im Meditationzustand bleibt, desto mehr nimmt die Intensität zu, desto schneller entwickelt sich die Energie. Das zeigt die gleichen Ergebnisse, wie man sie beim Qigong erzielt. Aus diesem Grunde hat der Buddhismus zur Entwicklung des Qigong auch einen großen Beitrag geleistet.

Prinzipien des Qigong

Obwohl es im Oigong viele unterschiedliche Übungsmethoden gibt, basieren alle Übungen auf den folgenden gleichen Prinzipien.

Entspannung, Ruhe, Natürlichkeit

Mit Entspannung ist sowohl die Entspannung des Körpers als auch die

Entspannung des Geistes gemeint. Diese führt dann zur Ruhe und freiem Fluss des Qi. Zur Ruhe muss während der Übungen eine gelassene Stimmung im Geist herrschen. Durch umherschweifende Gedanken sollte man sich nicht ablenken lassen. Man möge zwar ruhig, doch zugleich wach sein. Dieses Befinden wird als Qigong-Zustand bezeichnet. Entspannung und Ruhe fördern und unterstützen sich gegenseitig. Wenn man entspannt ist, wird es leicht, sich zu beruhigen, und wenn man beruhigt ist, wird die Entspannung noch tiefer. Die Forderung nach „Natürlichkeit" betrifft alle Aspekte des Qigong. Nur wer sich seiner Natur gemäß verhält und die natürliche Seinsweise übt, kann in den Genuss der angenehmen Wirkungen des Qigong kommen.

Bewegung und Ruhe gehören zusammen

Im Allgemeinen kennt das Qigong zwei Kategorien: Übungen-in-Ruhe und Übungen-in-Bewegung. Die Übungen-in-Bewegung bezwecken durch die langsamen und sanften Bewegungen des Körpers den freien Fluss des Qi im inneren Körper. Die Übungen-in-Ruhe bedienen sich während des Trainings der Vorstellungskraft, damit sich das Qi bei Dantian sammelt. Wenn aber die Ausübung des Qigong eine gewisse Stufe erreicht, dann bezweckt es „Bewegung in der Ruhe" und „Ruhe in der Bewegung". Das heißt: Bei Übungen-in-Ruhe werden im Körper Ruhe und im Inneren Qi Bewegung trainiert. Bei Übungen-in-Bewegung werden im Körper Bewegung und im Geist Ruhe trainiert ohne jegliche Verkrampfung.

„Oben Leere" und „unten Fülle"

Von der Brustkorbmitte aufwärts gehören zum oberen Raum die Schulterblätter, Schultern, die Arme mit Händen und Fingern, sowie Hals- und Kopfraum mit den Sinnesorganen. Im oberen Raum finden wir den Bereich der Entfaltung, hier sind Bewusstsein, Denk- und Unterscheidungsvermögen angesiedelt. Ein Mensch, der seinen oberen Raum nicht entfaltet, sondern die Schultern einrollt oder Brustkorb, Hals und Arme verfestigt hat, leidet unter Trauer, Reizbarkeit und Verspannungen, sowie Kopfschmerzen, Nackenschmerzen, Schlafstörungen usw.

„Oben Leere" bedeutet, dass während der Ausübung von Qigong in den oberen Körperteilen, besonders in der Brust und im Kopf, das Gefühl der Leere, Leichtigkeit und inneren Freiheit herrschen soll. Mit Armen und Händen beschreiben wir sanfte und leichte Bewegungen und treten in Kontakt mit dem Himmel. Wir können auf diese Weise in den Himmel hineingreifen. Über die Leere in der oberen Körperhälfte verständigen wir uns mit dem Himmel. Von oben empfangen wir unsere Intuition und geistige Energie.

Der untere Raum umfasst Füße, Beine und Becken. In ihm enthalten sind die Knie, das Kreuzbein und das Dantian (unterhalb des Nabels). Wir erleben hier die

Erde in uns. Die Erdkraft versorgt uns mit Lebensenergie, sie richtet uns auf und birgt uns, sie nährt uns und gibt uns Halt. Ein Mensch, der seinen unteren Raum innerlich verlassen oder blockiert hat, kann an geschwächtem Willen, geschwächter Lebenszuversicht leiden und zu Ängstlichkeit, Schreckhaftigkeit, Schmerzen und Kältegefühl im Lendenbereich neigen.

„Unten Fülle" bedeutet, dass durch das Qi im unteren Bauch (Dantian) das Gefühl von Festigkeit und Kraft vorherrschen sollte. Im unteren Bauch (Dantian) ist das Zentrum der Lebenskraft, der dynamischen Impulse und das primäre Qi zu Hause. Es muss dort bewahrt werden. Deshalb führt man während der Übungen das Qi immer wieder zum Dantian in die untere Körperhälfte zurück. Nur wenn das Qi zu seiner Wurzel (Dantian) zurückkehrt, wird der Oberkörper leicht und leer.

„Oben Leere" und „unten Fülle" werden durch die Vorstellungskraft erreicht. Qi entwickelt sich mit der Vorstellungskraft. Deshalb sollte sich die Vorstellungskraft während des Qigong nicht auf die obere Körperhälfte konzentrieren, sondern nachdrücklich im unteren Körperbereich bewahrt werden.

Zusammenspiel von Geist, Atem und Qi

Geist, Atem und Qi sind besonders miteinander verbunden. Da Atem und Geist letztendlich nicht voneinander getrennt sind, ist die Vorstellungskraft auf den Atem bereits Arbeit am Geist. Der Geist richtet sich auf den Atem, bis wir merken, dass beide eins sind. Wird mir mein Atem bewusst, so wird mir auch mein Geist bewusst. Zähme ich den Atem durch meine Bewusstheit, so zähme ich auch den Geist. Das Zusammenspiel von Geist, Atem und Qi bedeutet, dass der Übende durch Konzentration und stille Atembeobachtung das Fließen des inneren Qi beeinflusst. So wird die Tätigkeit des Geistes mit Atmung und fließendem Qi kombiniert. Der Geist führt das Qi, das Qi folgt dem Geist und schließlich folgen Geist und Qi einander. Dadurch können die physischen und psychischen Kräfte eines Menschen gesteigert und Qi in die Leitbahnen gelenkt werden. Der Mensch erreicht intensive Atembeherrschung und tiefe meditative Zustände. Deshalb nimmt das Zusammenspiel von Geist, Atem und Qi innerhalb des Qigong einen wichtigen Platz ein.

Schritt für Schritt vorwärts

Qigong ist eine Selbsttrainingsmethode mit Blick nach innen, in die eigene Seele, dadurch auch Spielraum für die eigene Initiative. Um die erwünschte Wirkung zu erzielen, muss man ernsthaft und ausdauernd üben, ohne Eile. Hast würde Entspannung und Beruhigung beeinträchtigen: Wenn man gemäß einer bestimmten Methode und deren Prinzipien das Oigong übt, von ‚Oberfläche zur Tiefe vordringt und Schritt für Schritt vorgeht, werden sich die gesundheitsfördernden Wirkungen des Oigong automatisch einstellen.

Wichtige Punkte für die Ausübung von Qigong

1. Suche einen ruhigen und ungestörten Platz.
2. Beginne das Training mit geleerter Blase.
3. Achte auf bequeme, sportliche Kleidung.
4. Die Richtung des Trainings ist festzusetzen. Im Stehen oder Sitzen sollte man sich nach Süden wenden, also mit dem Rücken nordwärts. Im Liegen sollen der Kopf nach Süden und die Füsse nach Norden zeigen.
5. Körper und Geist entspannen! Umherschweifende Gedanken abschütteln und sich auf Dantian konzentrieren!
6. Die Atmung sollte natürlich, frei, ruhig, langsam und sanft sein. Atemübungen sollen gelassen durchgeführt werden und zu weiterer Beruhigung führen. Man kann Bauchatmung, tiefe Bauchatmung, sogenannte gemischte Atmung und auch andere Atmungsmethoden benutzen, je-weils den Anforderungen des Trainings entsprechend.
7. Sollten während der Entspannungsphase auffällige, bislang nicht bekannte Erscheinungen auftreten, sollte keine Unruhe, Angst oder Panik deswegen entstehen. Man sollte ganz gelassen bleiben, da sie wieder von allein verschwinden.
8. Körperstellungen, die unbequem sind, sollten berichtigt werden. Lokale Hitze- oder Kältegefühle sowie Juckreiz, der nicht äußerlich etwa durch Stiche von Insekten oder durch Pflanzen verursacht wurde, gehen von alleine wieder zurück.
9. Wenn der Speichel im Munde während des Trainings zunimmt, soll man ihn in drei Etappen hinunterschlucken. Niemals ausspucken.
10. Wenn der Körper während des Trainings ermüdet, kann man den Geist auf Dantian konzentrieren, um sich auf diese Weise kurze Zeit auszuruhen. Oder man kann frei und entspannt atmen.
11. Keine Angst oder Panik im Falle von plötzlichen und unerwarteten körperlichen Auswirkungen während des Trainings. Sollte derartiges dennoch auftreten, so sollte zuerst der Atem geregelt werden. Die Vorstellungskraft soll das Qi zum Dantian zurückführen. Wenn man sich versichert hat, dass dem Körper keine Gefahr droht, kann das Training ruhig fortgesetzt oder nach den Regeln abgeschlossen werden.
12. Wenn die Übungen zu Ende gehen, so sollte das Qi nach Dantian abgeleitet werden. Befindet sich sehr viel Speichel im Mund, so kann man den Mund erst mehrmals mit diesem ausspülen und den Speichel dann hinunterschlucken. Anschließend öfter tief atmen, die Augen langsam öffnen, erst dann aufstehen, die

Glieder lockern und geschmeidig machen.

13. Nach den Übungen-in-Ruhe sollte man Teile des Körpers massieren. Nach den Übungen-in-Bewegung sollte man einige Schritte gehen. Danach mehrmals tief atmen, Rücken, Arme und Beine strecken und eine Weile ruhig bleiben, ehe man sich einer anderen Tätigkeit zuwendet.

14. Fühlbare Effekte des Qigong: Hat man ein gewisses Stadium der Qigong-Praxis erreicht, könnte man wohl bereits einige besondere Effekte der Übungen wahrnehmen: z. B. treten während des Übens häufig eine angenehme Wärmeempfindung, leichtes Schwitzen und vermehrte Speichelsekretion auf. Nach manchen Übungen hat man häufig ein Gefühl des klaren Geistes und der Kraftfülle, wie man es nach einer großen Anstrengung und anschließender Ruhepause empfindet. Nach längerer Übungspraxis können Jucken auf der Haut, leichte Muskelvibrationen oder Geräusche, wie ein Knacken, in den Gelenken auftreten. Qigong-Meister werten es als Zeichen einer gesteigerten funktionellen Aktivität des Qi.

Kapitel IV: Qigong - Durchführungsmethode

Methodik der Qigong-Übungen in Ruhe

Inneres Pflege-Qigong

Diese Form des Qigong ist eine Übung, bei der das leise Sprechen von Worten oder Sätzen mit Atemübungen verbunden wird. Dieses Training hat sehr gute Regulations-möglichkeiten auf die funktionellen Aktivitäten des Nerven- und Verdauungssystems.

Vorbereitungen: Die liegende oder aufrecht sitzende Position ist empfehlenswert und angenehm. Unmittelbar vor Beginn des Trainings trinke man ein wenig heißes Wasser, lockere seine Kleidung und Gürtel und konzentriere sich auf das untere Dantian.

Beim Einatmen stößt die Zungenspitze den Gaumen an; sie verweilt für kurze Dauer in dieser Stellung und fällt dann wieder herunter bei gleichzeitigem Ausatmen. Nun spricht man stimmlos die Silben wie „ich bin ruhig" während der Atmung. Die Anzahl der Silben steigt allmählich. Nach Beendigung dieser Übung stößt die Zunge wieder am Gaumen an, es wird wieder eingeatmet und ohne Pause gleich wieder zwanglos ausgeatmet.

Qigong zur Entspannung

Diese Übungen zielen darauf ab, den ganzen Körper in einen entspannten, bequemen und natürlichen Zustand zu bringen. Dieses geschieht durch eine schrittweise und rhythmische Entspannung aller Teile des Körpers mit Hilfe des leisen Sprechens oder Singens der Entspannungsformel. Dieser Vorgang hat die Aufgaben, das Qi und das Blut zu aktivieren, die inneren Organe zu ordnen, die Leitbahnen und Kollateralen zu öffnen, die Gesundheit zu stärken, Krankheiten vorzubeugen und zu heilen.

Vorbereitungen: Eine stehende, sitzende oder liegende Haltung einnehmen, die Zungenspitze ist gegen den harten Gaumen gerichtet, die Augen sind leicht geschlossen, die Brust leicht eingezogen und der Rücken aufrecht. Die Atmung regulieren und sich auf Dantian konzentrieren.

Die Wege der Entspannung

a) Der erste Weg: von beiden Seiten des Kopfes, beiden Seiten des Nackens, Schultern, Oberarme, Ellbogen, Unterarme, Handgelenke und beider Hände zu den zehn Fingern.

b) Der zweite Weg: vom Gesicht, dem Hals, der Brust, dem Bauch, den Oberschenkeln, den Knien, den Unterschenkeln und den beiden Füßen zu den zehn Zehen.

c) Der dritte Weg: vom Hinterkopf, dem Nacken, dem Rücken, der Taille, den Oberschenkeln, den Kniekehlen, den Unterschenkeln und den Füßen zu den Fußsohlen beider Füße.

Die Methode der Entspannung

Zunächst über den ersten Weg entspannen, von oben nach unten gehend. Nachdem der erste Entspannungsweg beendet ist, mit dem zweiten und dritten fortfahren. Dabei so vorgehen, dass man sich auf einen Punkt eines Weges konzentriert und dabei leise das Wort „song" (entspannen) ohne hörbare Laute spricht. Sich dann auf den nächsten Punkt usw. konzentrieren. Sich auf diesem Weg Schritt für Schritt,

Weg für Weg entspannen, insgesamt drei bis fünf Kreisläufe.

Die Methode der auf einen Punkt fixierten Entspannung

Auf der Grundlage der soeben beschriebenen 3-Wege-Entspannung kann die Entspannung jedes beliebigen Teils des Körpers ganz individuell ausgeführt werden, z. B. bei stark angespannten Körperteilen oder im Fall einer bestimmten Erregung, ebenso bei Erkrankungen eines Körperteils oder bei Schmerzpunkten. Sich auf diese Stellen konzentrieren und das Wort „Entspannung" 20 bis 30 mal sprechen.

Die Methode der Ganzkörper-Entspannung

Den ganzen Körper als einen Entspannungspunkt be trachten. Man kann nun entweder das Wort „Entspannung" langsam und ruhig sprechen, um eine allgemeine einmalige Entspannung von Kopf bis Fuß zu erzielen. Oder ganz ruhig meditieren, als wenn man von einem hoch gelegenen Platz flöge und sich fallen ließe, um zu entspannen. Oder in der Form meditieren, dass sich der Körper wie sanft fließendes Wasser auf den drei Wegen entspannt.

Qigong zur Stärkung

Diese Übung ist ein Verfahren, um die Konzentration der Vorstellungskraft auf Dantian mit Hilfe der Regulation des Atems zu trainieren. Es kann das innere Qi stärken und kräftigen und erreicht als Ziel die Erhaltung der Gesundheit sowie die Vorbeugung und die Heilung von Krankheiten.

Natürlich stehen, „den Ball drücken", sich auf Dantian ganz konzentrieren! Man muss davon überzeugt sein, dass die eigene Körperkraft so groß ist, dass sie dazu ausreicht, einen Berg zu heben. Die Atmung soll stufenweise wechseln von natürlicher Atmung zu tiefer Atmung und zur Bauchatmung. Bei den Atemübungen sollte bewusst auf tiefe, sanfte, lange und gleichmäßige Atemzüge geachtet werden. Auf dieser Basis führt die „umgekehrte Bauchatmung" dazu, das Qi von Dantian zu erneuern und zu sammeln.

Qigong zur Senkung des Blutdrucks

Diese Übung zielt auf die Bändigung des Yang das o. Leber, Besänftigung des Ventus, Umwandlung der Pituita, Absenkung der Kontravektionen. Diese Übung dient zur Vorbeugung und Behandlung von Hypertonie und Syndromen wie Kopfschmerzen, Drehschwindel, Schlafstörungen, Ohrensausen.

Vorbereitungen: Den Schneidersitz oder Lotussitz einnehmen. Die Brust ist leicht eingezogen und der Rücken aufrecht. Daumen und Ringfinger der linken Hand zusammenlegen, Daumen der rechten Hand von oben durch den aus Daumen und Ringfinger der linken Hand gebildeten Ring auf das Foramen Laogong PC 8 legen und den Ringfinger der rechten Hand auf den linken Handrücken gegenüber des Foramens PC 8 legen. Die Augen sind leicht geschlossen, die Zungenspitze ist gegen den harten Gaumen gerichtet, den Mund dabei geschlossen halten. Sich von umherschweifenden Gedanken lösen und auf Dantian konzentrieren.

Auf der Grundlage natürlichen Einatmens lässt man das Ausatmen länger und tiefer werden. 15 Minuten lang durchführen.

Auf der Grundlage des natürlichen Ausatmens lässt man das Einatmen länger und tiefer werden. 5 Minuten lang durchführen, dann 5 Minuten normal atmen.

Qigong, um die Energie von Sonne und Mond zu erhalten

Diese Übung dient dazu, mit Hilfe des Mondes das Yin zu vermehren und durch die Sonne das Yang zu stärken.

Methode, um die Energie der Sonne zu erhalten

Vorbereitungen: Natürlicher Stand, entspannen, den Atem regulieren, um ausgeglichen zu sein. Sich von umherschweifenden Gedanken lösen und das Gesicht zur Sonne wenden.

Wenn die Sonne am Horizont aufgeht, ganz leicht die Augenlider senken, so dass dabei noch das sanfte, rötliche Sonnenlicht zu sehen ist. Man stelle sich in Gedanken vor, dass man die Sonnenenergie durch die Nase einatmet und den Mund damit füllt. Dann den Atem anhalten und konzentrie-ren, die Sonnenenergie langsam beim Ausatmen hinunterschlucken und sie zu Dantian schicken; dieses Verfahren zehnmal wiederholen.

Sich ganz natürlich entspannen und beruhigen; dann für eine kurze Zeit konzentrieren und abschließend lockern.

Methode, um die Energie des Mondes zu erhalten

Vorbereitungen: Nachts auf einen freien Platz in frischer Luft gehen. Natürlich stehen, entspannt und ruhig. Den Atem regulieren, um ausgeglichen zu sein, sich von umherschweifenden Gedanken lösen und auf den Mond konzentrieren.

Leicht die Augenlider senken bis noch ein wenig vom Mondlicht zu sehen ist. Sich vorstellen, dass man die Mond-Energie durch die Nase einatmet und den Mund damit füllt. Dann halte man den Atem an, konzentriere sich und schlucke die Mond-Energie langsam mit dem Ausatmen hinunter und schicke sie zu Dantian; dieses Verfahren sechs mal wiederholen.

Sich ganz natürlich entspannen und beruhigen, dann für eine kurze Zeit konzentrieren und abschließend lockern.

Die „6-Laute-Atemmethode"

Hierbei wird durch das leise Sprechen von den Lauten xu, he, si, chui, hu, xi, die Funktion der inneren Organe beeinflusst.

Vorbereitungen: Natürlich stehen, den Geist ruhig werden lassen, störende Gedanken vermeiden, den Atem regulieren und das Qi ins Dantian sinken lassen.

Man spricht in Gedanken die einzelnen Laute und achtet darauf, dass dieses lautlos geschieht. In der Ausatemphase spricht man den Laut, die Einatemphase erfolgt natürlich. Übt man einen einzelnen Laut, so führt man 20 bis 30 Atemzyklen durch. Wenn man alle 6 Laute übt, so spricht man jeden Laut fünf bis sechs mal.

Das Wort „xu" stützt den Funktionsbereich Leber. Bei dieser Übung macht man die Augen weit auf.

Das Wort „si" (sprich „sö") befeuchtet den Funktionsbereich Lunge. Bei dieser Übung führt man beide Arme nach oben.

Das Wort „he" (sprich „ch") führt dem Funktionsbereich Herz Energie zu. Bei dieser Übung bewegt man die überkreuzten Hände über dem Kopf.

Das Wort „chui" (sprich „tschui") vermehrt die Energie des Funktionsbereichs Niere. Bei dieser Übung geht man in die Hocke und umarmt die Knie.

Das Wort „hu" stärkt den Funktionsbereich Milz. Bei dieser Übung formt man einen spitzen Mund.

Das Wort „xi" (sprich „si") reguliert den „drei Calorium" (den gesamten Stoffwechsel). Bei dieser Übung nimmt man eine ruhige liegende Position ein.

Qigong des „Himmlischen Kreislaufs"

Qigong des „himmlischen Kreislaufs", auch als großer und kleiner „himmlischer Kreislauf" bezeichnetes Qigong, ist eine wichtige Maßnahme, die Gesundheit wiederherzustellen, zu schützen und das Leben zu verlängern. Diese Übungen können außerdem eingesetzt werden, um chronische Krankheiten zu behandeln. Nachfolgend wird die Trainingsmethode im Einzelnen erläutert.

Vorbereitungen: Den sogenannten Schneidersitz einnehmen, die Brust sollte leicht eingezogen sein, der Rücken gerade, der Kopf aufrecht und die Schultern entspannt. Die Augen geschlossen halten; die Zungenspitze berührt den harten Gaumen. Sich auf die Atmung konzentrieren und von schweren Gedanken lösen.

1. Zunächst bewusst normale Bauchatmung durchführen. Wenn diese Atmung allmählich gut trainiert ist, weiter die umgekehrte Bauchatmung praktizieren und den Geist auf Dantian konzentrieren. Die Atmung sollte so reguliert werden, dass sie langsam, sanft, gleichmäßig, tief und lang wird; die Gedanken (der Geist) sind noch immer auf Dantian gerichtet, aber nicht starr darauf konzentriert. Das Heben und Senken der Bauchmuskeln geht mit der Atmung einher, ebenso ein Gefühl des Wohlseins und der Aktivität.

2. Nach einiger Zeit wird ein Strom von warmer Oi-Energie stufenweise ansteigen und sich anhäufen. Wenn dieses Qi einen gewissen Grad erreicht hat, wird man das Gefühl des Fließens von warmer Energie im Körper spüren. Die Gedanken werden diesem Qi-Strom folgen, beginnend beim Dantian, durch das Foramen LG 1 Huiyin (Lage: In der Mitte des Perineums), entlang der „Dumo" in Richtung des Foramens LG 16 Chiwei (Lage: 0,5 PZ unterhalb des Schwertfortsatzes des Brustbeins), aufwärtssteigend zum Scheitel, zurück zum Gesicht, hinabsteigend zur Brust und zum Bauch entlang der „Remo" und wieder zurück zum Dantian: Dieser Zyklus wird „kleiner himmlischer Kreislauf" genannt.

3. Wenn die Übungen abgeschlossen sind, konzentriert man den Geist wieder auf Dantian für eine Weile, und das Qi wird wieder zu seinem Ursprung zurückkehren. Zum Schluss die Hände und das Gesicht einige Male reiben, und das Training beenden.

Methodik der Qigong-Übungen in Bewegung
Das Taiji

Der Begriff „Taiji" (Übersetzung: das Höchste vom Höchsten) bezeichnet aus einer traditionellen chinesischen Kampfsportart entwickelte gymnastische Übungen mit konzentriert auszuführenden Bewegungsabläufen. Er wird oft ungenau als „Schattenboxen" übersetzt. Taiji hat die Funktion, das Yin und Yang im menschlichen Körper harmonisch zusammenzubringen. Aus diesem Grund dient Taiji der Vorbeugung und Heilung von Krankheiten. Es gibt viele unterschiedliche Formen des Taiji, z. B. den Wu-Stil, den Hao-Stil, den Sun-Stil, den Chen-Stil und

den Yang-Stil. Wir beschäftigen uns in diesem Buch mit einer reduzierten Form, dem „einfachen Taiji".
Vorbereitungen: Natürlicher Stand. Kraft im Bauch und in den Füßen. Becken senken. Die untere Körperhälfte senkt sich wie die Wurzeln eines Baumes tief in die Erde. Mund und Zähne sind locker geschlossen, die Zunge ist in natürlicher Position, die Ellbogen sind leicht gebeugt. Schultern und Arme bilden einen Kreis.

Beide Handflächen nach hinten wenden, seitlich nach.außen, nach vorne zur Mitte und neben die Hüften (Abb. 3.10).

Hände und Arme beschreiben einen kleinen Kreis nach vorne und bewegen sich dann seitlich nach auswärts. Während dieser Kreisbewegung ein- und ausatmen und gleichzeitig den Körper etwas heben und senken.

1. Reguliere den Atem, beruhige den Geist

a) Nur die Handflächen nach oben wenden und vor den Unterbauch führen. Die Bewegungsform wie oben (Abb. 3.11).

b) Beim Einatmen beide Hände bis Brusthöhe heben. Dann die Handflächen nach unten wenden. Mit dem Ausatmen die Hände nach unten bis zum Unterbauch sinken lassen (Abb. 3.12).

2. Zerteile die Wolken, halte den Mond

a) Von der vorangehenden Übung kommend, die Hände seitlich im Bogen nach oben führen bis zur Kopfhöhe: Zerteile die Wolken(Abb. 3.13).

b) Die Hände nach vorne zur Mitte führen. Kurz verweilen. Dann nach unten bewegen: Halte den Mond. Die Bewegungsfolge fünf mal ausführen.

3. Halte den Ball nach links und rechts

a) Von der vorangehenden Übung kommend, zeigt die linke Handfläche nach oben. Die rechte Hand über die linke führen. Beide Hände halten einen imaginären Ball vor dem Unterbauch. Den linken Fuß zum rechten holen, das Gewicht auf das rechte Bein verlagern. Mit der linken großen Zehe neben der Mitte des rechten Fußes ohne Gewicht auftippen, der so genannte T-Schritt (Abb. 3.14).

b) Dann mit dem linken Fuß einen Schritt nach links vorne machen. Die linke Hand trägt einen Ball nach vorne oben, die rechte Hand drückt gleichzeitig einen Ball nach unten. Das Gewicht verlagert sich nach vorne (Bogenschritt) (Abb. 3.15).

c) Nun bewegen sich die Hände zurück, die Handflächen drehen sich zueinander und halten den Ball wieder vor dem Unterbauch. Die linke Hand liegt dabei über der rechten. Gleichzeitig wird das Gewicht auf das rechte Bein zurückverlagert. Die Übung zur rechten Seite genauso ausführen. Je zweimal nach links und nach rechts (Abb. 3.16).

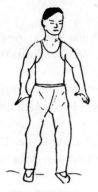
Abb. 3.10

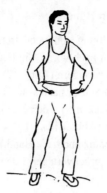
Abb. 3.11

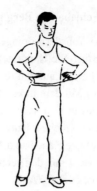
Abb. 3.12

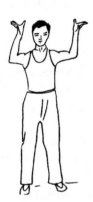
Abb. 3.13

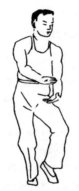
Abb. 3.14

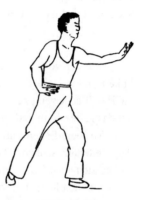
Abb. 3.15

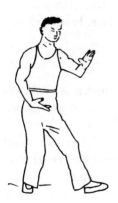
Abb. 3.16

4. Schiebe den Berg mit beiden Händen

a) Von der vorangehenden Übung kommend treffen sich beide Hände vor der Brust, die Handflächen zeigen nach vorne, die Füße drehen sich nach links. Das Gewicht auf den rechten Fuß verlagern (Abb. .17).

b) Mit dem linken Fuß einen Schritt nach vorne links gehen, das Körpergewicht verlagert sich nach vorne (Bogenschritt). Gleichzeitig die beiden Hände nach links vorne schieben. Kurz verweilen (Abb. 3.18).

c) Die Hände an die Brust heranziehen, die Handflächen zeigen zum Körper. Das Gewicht auf den rechten Fuß zurückverlagern, den linken Fuß zum rechten Fuß zurückziehen (Abb. 3.19).

d) Das Gewicht auf den linken Fuß verlagern. Die Hände vor der Brust wenden, so dass die Handflächen nach vorne zeigen. Mit dem rechten Fuß einen Schritt nach vorne rechts gehen. Die Übung zur rechten Seite genauso ausführen. Je zweimal nach links und nach rechts.

5. Auf dem Pferd sitzend bewege die Hände

a) Von der vorangehenden Übung kommend das rechte Bein zurückholen. Die linke Hand in Höhe des rechten Auges führen, die Fingerspitzen zeigen nach oben, die Handfläche zeigt zum Gesicht. Die rechte Hand nach unten führen. Das Gewicht auf das rechte Bein verlagern.

b) Mit dem linken Fuß nach links in einen breiten Stand gehen. Den Körper in den Reitersitz senken. Die Hände bewegen sich gleichzeitig nach links. Dabei drehen sich auch Oberkörper und Kopf nach links.

c) Nun den Körper aufrichten und das rechte Bein zum linken holen. Die Hände wechseln: Die rechte Hand zum linken Auge führen, die linke Hand nach unten wenden. Das Gewicht auf das linke Bein verlagern.

d) Mit dem rechten Fuß nach rechts in einen breiten Stand gehen. Den Körper in den Reitersitz senken. Die Übung nach rechts genauso ausführen. Je zweimal nach links und rechts (Abb. 3.20).

6. Der Kondor breitet die Schwingen aus

a) Von der vorangehenden Übungen kommend das Gewicht nach rechts verlagern. Den linken Fuß zum rechten holen (T-Schritt). Gleichzeitig beide Hände vor dem Gesicht überkreuzen (Abb. 3.21).

b) Die Hände werden über den Kopf geführt. Dort trennen sie sich, werden seitlich gesenkt und überkreuzen sich vor dem Unterbauch. Der linke Fuß macht einen kleinen Schritt nach links vorne, das Gewicht bleibt auf dem rechten Bein (der „leere" Schritt). Die Arme heben sich seitlich bis etwa Kopfhöhe. Handgelenke, Ellbogen, Oberarme und Schultern bewegen sich wellenförmig bzw. wie ein Kondor,

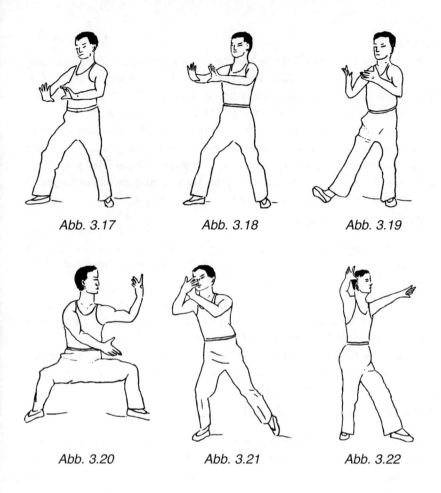

Abb. 3.17 Abb. 3.18 Abb. 3.19

Abb. 3.20 Abb. 3.21 Abb. 3.22

der die Flügel ausbreitet (Abb. 3.22).

c) Kurz verweilen. Die Hände senken sich und überkreuzen sich vor dem Unterbauch. Den linken Fuß zurückholen und das Gewicht nach links verlagern. Der rechte Fuß macht einen kleinen Schritt nach rechts vorne, nun die Übung zur rechten Seite ausführen. Je zweimal nach links und nach rechts.

7. Der Drache spreizt seine Klauen

a) Von der vorangehenden Übung kommend, das Gewicht nach rechts verlagern. Die Hände vor die Brust führen, die linke Hand ist oben, die Handfläche zeigt nach unten. Die rechte Hand ist unten, die Handfläche zeigt nach oben. Mit dem linken Fuß einen Schritt nach links vorne machen, das Gewicht bleibt rechts (der „leere"

Schritt).

b) Die linke Hand nach links unten führen. Die rechte Hand zieht gleichmäßig nach rechts oben bis auf Schulterhöhe. Der Blick folgt der rechten Hand (Abb. 3.23). Dann den rechten Ellbogen beugen, die Handfläche zeigt nach vorne, den Blick wieder geradeaus nach vorne richten (Abb. 3.24). Kurz verweilen.

c) Die rechte Hand vor die Brustmitte führen, die Handfläche wendet sich dabei nach unten, die linke Hand vor den Oberbauch führen, die Handfläche wendet sich dabei nach oben. Den linken Fuß zurückholen. Das Gewicht nach links verlagern, der rechte Fuß macht einen Schritt nach rechts vorne, Übung zur rechten Seite ausführen. Nach links und rechts je zweimal.

8. Den Ball im Wasser halten

a) Von der vorangehenden Übung kommend treffen sich beide Hände vor der Brust, die Handflächen zeigen nach unten. Den rechten Fuß nach innen drehen und zurückholen. Das Gewicht auf das rechte Bein verlagern.

b) Mit dem linken Fuß einen Schritt nach links vorne machen und dabei mit der Ferse aufsetzen. Die Hände beschreiben eine wellenförmige Bewegung vor der Brust, dann nach vorne unten und wieder zur Brust zurück (Abb. 3.25).

c) Den linken Fuß zurückholen. Das Gewicht auf das linke Bein verlagern und einen Schritt nach rechts vorne machen und die Übung zur rechten Seite ausführen. Je zweimal nach links und nach rechts.

9. Rolle den Ball nach links und rechts

a) Von der vorangehenden Übung kommend, das Gewicht nach rechts verlagern. Der linke Fuß macht einen Schritt nach links vorne. Beide Hände beschreiben einen horizontalen Kreis, vor dem Unterbauch beginnend zu linken Hüfte und dann zur Mitte nach vorn. Bei der Vorwärtsbewegung der Hände wird der Schwerpunkt nach vorne verlagert (Bogenschritt) (Abb. 3.26).

b) Die Hände vollenden den Kreis, indem sie sich vor den Unterbauch zurückbewegen. Der Schwerpunkt wird wieder nach hinten verlagert (Abb. 3.27).

c) Das Gewicht auf das linke Bein verlagern und einen Schritt nach rechts vorne machen und die Übung zur rechten Seite ausführen. Je zweimal nach links und nach rechts.

10. Der Pfau schlägt ein Rad

a) Von der vorangehenden Übung kommend, beide Hände vor den Unterbauch führen, die Fingerspitzen zeigen nach vorne. Das Gewicht auf das rechte Bein verlagern (Abb. 3.28).

b) Mit dem linken Fuß einen Schritt nach links vorne machen und dabei mit der

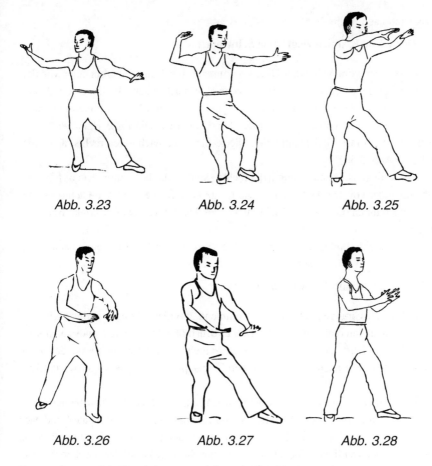

Abb. 3.23   Abb. 3.24   Abb. 3.25

Abb. 3.26   Abb. 3.27   Abb. 3.28

Ferse aufsetzen. Die Hände bewegen sich nach oben bis zur Brusthühe. Dann trennen sie sich dort, öffnen sich kreisförmig nach vorne und zur Seite bis in Ohrenhöhe. Schultern, Ellbogen, Handgelenke und Hände bewegen sich wellenförmig. Beim Körper verlagert sich der Schwerpunkt nach vorne (Bogenschritt) (Abb. 3.29).

c) Beide Hände wieder zur Mitte und dann vor den Unterbauch zurückführen. Das Gewicht verlagert sich dabei auf das rechte Bein.

d) Den linken Fuß zum rechten zurückholen. Das Gewicht auf das linke Bein verlagern, der rechte Fuß macht einen Schritt nach rechts vorne. Und nun die Übung zur rechten Seite ausführen. Je zweimal nach

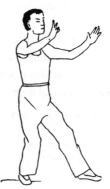

Abb. 3.29

links und nach rechts.

11. Der weiße Kranich zeigt seine Schwingen

a) Von der vorangehenden Übung kommend, die Hände übereinander vor den Unterbauch führen. Die rechte Handfläche zeigt nach unten, die linke Handfläche nach oben. Das Gewicht auf das rechte Beine verlagern. Mit dem linken Fuß einen Schritt nach links vorne machen (der „leere" Schritt). Die linke Hand wird nach links oben geführt. Gleichzeitig zieht die rechte Hand nach unten rechts. Kurz verweilen (Abb. 3.30).

b) Die linke Hand nach unten, die rechte Hand nach oben führen, sie treffen sich übereinander vor dem Unterbauch. Die rechte Handfläche zeigt nun nach oben, die linke nach unten. Den linken Fuß zurückholen. Das Gewicht auf das linke Bein verlagern.

c) Der rechte Fuß macht einen Schritt nach rechts vorne. Die Übung nach rechts ausführen. Je zweimal nach links und nach rechts.

12. Teile die Mähne des wilden Pferdes

a) Von der vorangehenden Übung kommend, das Gewicht nach rechts verlagern. Die Hände halten einen imaginären Ball in Brusthöhe. Der rechte Handrücken zeigt zum Körper, die rechten Fingerspitzen zeigen nach links aufwärts, der linke Handrücken zeigt nach vorne, die linken Fingerspitzen nach rechts aufwärts (Abb. 3.31).

b) Mit dem linken Bein einen Schritt nach links zur Seite in einen breiten Stand machen. Den Körper in den Reitersitz senken. Gleichzeitig geht die rechte Hand nach rechts unten über das rechte Knie, die linke Hand nach links oben und etwas über die linke Schulter. Der linke Ellbogen zeigt zur Seite, die linke Handfläche nach rechts. Der Blick geht nach rechts unten in Richtung der rechten Hand. Kurz verweilen (Abb. 3.32).

c) Der linke Handrücken zeigt zur Brust, der rechte Handrücken nach vorne. Das Gewicht auf das linke Bein verlagern. Mit dem rechten Fuß nach rechts in den breiten Stand gehen und den Körper zum Reitersitz senken. Die Übung zur anderen Seite ausführen. Je zweimal nach links und nach rechts.

13. Den Mond aus dem Meer holen

a) Von der vorangehenden Übung kommend das Gewicht nach rechts verlagern. Mit dem linken Fuß einen Schritt nach links in den schulterbreiten Stand gehen. Beide Hände über den Kopf heben, die Handflächen zeigen nach vorne. Kurz verweilen (Abb. 3.33).

b) Beide Hände nach unten führen, gleichzeitig den Körper nach vorne beugen.

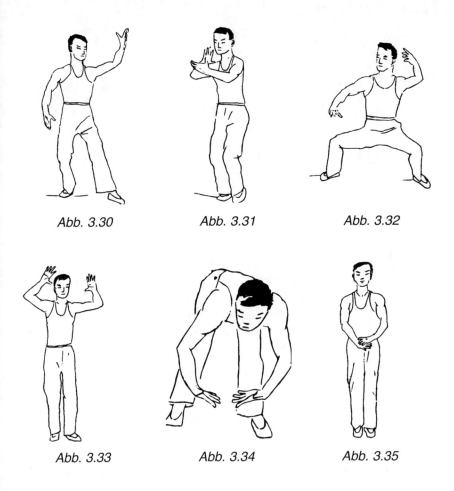

Abb. 3.30 Abb. 3.31 Abb. 3.32

Abb. 3.33 Abb. 3.34 Abb. 3.35

Die Handflächen zeigen nach oben. Kurz verweilen (Abb. 3.34).

c) Der Körper richtet sich auf, die Hände überkreuzen sich über dem Kopf. Den linken Fuß zum rechten holen. Das Gewicht auf das linke Bein verlagern. Mit dem rechten Fuß nach rechts in den schulterbreiten Stand gehen. Die Übung fünf mal ausführen.

15. Beuge die Knie und strecke den Körper

a) Von der vorangehenden Übung kommend das Gewicht auf das rechte Bein verlagern. Den linken Fuß zum rechten stellen in schmalem Abstand. Die Hände überkreuzen sich vor dem Unterbauch (Abb. 3.35).

b) Nun die Arme seitlich des Körpers bis auf Schulterhöhe heben, dabei zeigen die

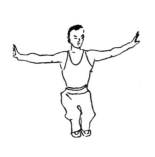
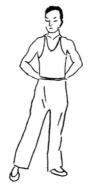
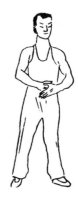

Abb. 3.36 Abb. 3.37 Abb. 3.38

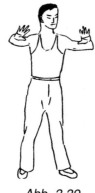

Abb. 3.39

Handflächen nach unten. Die Finger werden mit der Bewegung nach oben gebogen. Kurz verweilen.

c) Der Oberkörper bleibt aufrecht, die Knie beugen sich, die Fersen heben sich. Kurz verweilen (Abb. 3.36).

d) Der Körper hebt sich, die Fersen senken sich. Kurz verweilen. Dann die Arme senken und die Hände vor dem Unterbauch überkreuzen. Die Übung wird fünf mal ausgeführt.

15. Der Elefant kreist mit der Hüfte

a) Von der vorangehenden Übung kommend die Arme senken und die Handrücken auf die Lendengegend legen. Das Gewicht nach rechts verlagern. Mit dem linken Fuß nach links in den schulterbreiten Stand gehen.

b) Man bewegt die Hüften langsam in horizontalen Kreisen und beginnt mit der Bewegung zur rechten Seite im Uhrzeigersinn (Abb. 3.37).

c) Nach fünf Kreisen hält man kurz inne und führt dann fünf Kreise zur linken Seite aus. Kurz verweilen.

16. Abschließende Übung

a) Von der vorangehenden Übung kommend, die Handflächen auf die Lendengegend legen und diese Region kräftig reiben bis sie sich erwärmt. Dann mit den Handflächen über der Gürtellinie reiben bis zum Nabel. Dort die Hände übereinander legen. Nun um den Nabel herum achtmal nach rechts im Uhrzeigersinn reiben und achtmal nach links (Abb. 3.38).

b) Die Hände vom Nabel aus öffnen und nach oben führen, dort kurz verweilen (Abb. 3.39). Dann in seitlichem Kreisbogen nach unten führen. In den natürlichen Stand zurückgehen, die Arme hängen seitlich am Körper herab.

Die Acht-Brokat-Übungen

Diese Übungsform ist weit verbreitet und dient vor allem der Vertreibung von Krankheiten und der Verlängerung des Lebens.

1. Blicke nach hinten und löse dich von Überbelastung

a) Gerade stehen, die Füße sind geschlossen. Nun den Kopf langsam nach links wenden.

b) Nach hinten blicken (Abb. 3.40). Kurz verweilen. Den Kopf wieder zur Mitte wenden.

Nun die Übung zur rechten Seite ausführen. Nach links und rechts je fünf mal.

2. Halte den Himmel und reguliere „drei Calorium"

a) Gerade stehen, die Füße sind geschlossen. Die Finger vor dem Unterbauch verschränken, die Handflächen zeigen dabei nach oben (Abb. 3.41).

b) Die Arme bis etwa Brusthöhe heben, dann die Handflächen nach vorne wenden. Die Arme nach oben heben bis etwas über Kopfhöhe. Halte den Himmel mit beiden Händen. Die Augen sehen nach oben auf die Handrücken (Abb. 5.42). Kurz verweilen.

c) Die Arme nach unten vor den Oberbauch führen, die Handflächen zeigen wieder nach oben. Die Übung achtmal durchführen.

3. Einen Arm hebend reguliere Milz und Magen

a) Von der zweiten Übung kommend zum geraden Stand zurückkehren. Die Hände sind vor dem Oberbauch, die Handflächen zeigen nach oben die Mittelfingerspitzen berühren sich.

b) Die linke Hand nach oben, die Handfläche zeigt nach oben. Gleichzeitig die

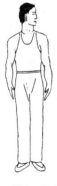

Abb. 3.40

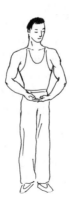

Abb. 3.41

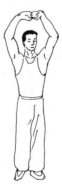

Abb. 3.42

rechte Hand nach unten drücken. Kurz verweilen (Abb. 3.43).

c) Linke und rechte Hand bewegen sich zurück und treffen sich vor dem Oberbauch, die Handflächen wenden sich nach oben. Die Bewegung zur rechten Seite ausführen. Nach links und rechts je fünfmal üben.

4. Nach rechts und links den Bogen spannen

a) Im Anschluss an die drei Übungen die Hände zu Fäusten seitlich der Lenden formen. Mit dem linken Fuß nach links in den breiten Stand gehen. Den Körper in den Reitersitz senken. Gleichzeitig die Arme vor der Brust kreuzen, wobei die rechte Hand vor der linken Hand liegt (Abb. 3.44).

b) Der linke Arm wird gerade zur linken Seite gestreckt. Zeigefinger und Daumen zeigen nach oben. Der rechte Arm wird angewinkelt nach rechts hinten gezogen (Abb. 3.45). Der Blick geht in die Richtung der linken Hand. Zwischen den Armen ist elastische Kraft und Spannung, als ob man einen Bogen mit einem Pfeil hält. In dieser Position kurz verweilen.

c) Dann den Körper heben, die Beine strecken, die Finger lösen und die Arme wieder vor die Brust führen, die rechte Hand liegt vor der linken Hand. Das linke Bein zum rechten Bein wieder anziehen. Das Gewicht nach rechts verlagern und die Bewegung zur anderen Seite ausführen. Die Übung jeweils fünfmal nach rechts und links durchführen.

5. Wende den Kopf gegen ardor im o. Herz

a) Von der vorigen Übung kommend, den rechten Fuß zum linken stellen, die Handflächen nach oben wenden und die Arme bis zur Brusthöhe heben.

b) Mit dem linken Fuß nach links in den breiten Stand gehen und den Körper in den tiefen Reitersitz senken. Die Handflächen nach unten wenden und auf die Oberschenkel stützen; dabei zeigen die Finger zur Beininnenseite (Abb. 3. 46).

c) Den Oberkörper soweit es geht nach links bewegen. Der linke Arm ist gebeugt, der rechte Arm ist gestreckt. Den Körper für einen Moment so halten (Abb. 3.47).

d) Den Oberkörper zur Mitte zurückführen und den Körper aufrichten. Die Übung nach rechts ausführen. Nach links und rechts je fünfmal.

6. Mit beiden Händen die Füße fassen, um die Lenden zu stärken.

a) Natürlicher Stand. Die Füße schulterbreit auseinanderstellen. Die Arme langsam vor dem Körper nach oben heben, die Handflächen zeigen nach oben (Abb. 3.48). Kurz verweilen.

b) Den Körper vom Hüftgelenk aus nach vorne beugen und beide Handflächen

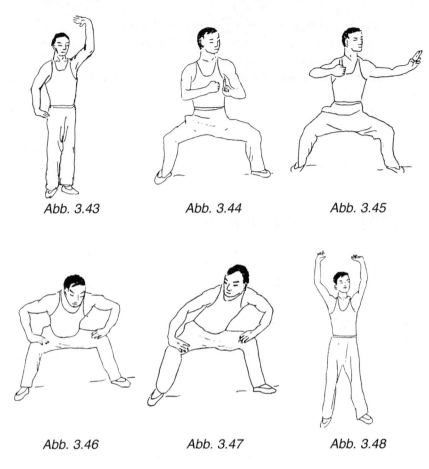

Abb. 3.43 Abb. 3.44 Abb. 3.45

Abb. 3.46 Abb. 3.47 Abb. 3.48

vor den Füßen auf die Erde legen, die Knie sind dabei gestreckt (Abb. 3.49).

c) Den Körper aufrichten, die Arme wieder über den Kopf heben. Die Übung achtmal durchführen.

7. Mit ausgestreckten Fäusten die Kraft vermehren

a) Mit dem linken Bein nach links in den breiten Stand gehen. Den Körper in den Reitersitz senken. Die Hände formen sich zu Fäusten und werden seitlich zu den Lenden geführt; die Handrücken zeigen nach unten (Abb. 3.50).

b) Nun die linke Faust nach vorne strecken, der Handrücken zeigt nach oben. Der Blick ist über die

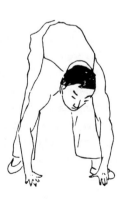

Abb. 3.49

linke Faust hinaus in die Ferne gerichtet. Kurz verweilen (Abb. 3. 51).

c) Beide Fäuste zurück zur Ausgangsposition. Die Bewegung zur anderen Seite durchführen. Nach links und rechts je fünfmal.

8. Lass dich siebenmal auf die Fersen fallen, um alle Krankheiten zu vertreiben

a) Natürlicher Stand. Die Füße stehen zusammen. Die Hände seitlich neben die Hüften legen, die Handflächen zeigen zur Hüfte.

b) Nun die Fersen heben (Abb. 3.52). Kurz verweilen. Die Fersen wieder senken. Die Übung siebenmal ausführen.

Qigong für Kopf und Gesicht

Diese Übungen haben die Aufgabe, die Leit- und Blutbahnen des Gesichtes zu regulieren sowie die Zirkulation und den Fluss des Qi und des Blutes aufrechtzuerhalten. Darüber hinaus dienen sie der Verschönerung des Körpers, stärken und schützen die Gesundheit. Diese Übungen können verwandt werden zur Vorbeugung und Behandlung von Krankheiten und Symptomen wie Kopfschmerzen, Benommenheit, Erkältung und hohem Blutdruck.

Vorbereitungen: Eine sitzende oder stehende Position einnehmen. Den ganzen Körper entspannen, sich von schweren Gedanken lösen, die Zunge gegen den harten Gaumen stre--cken und die Augen leicht schließen.

a) Drücke die Stirn: Jeweils die Zeige-, Mittel- und Ringfinger der Hände zusammenbringen und mit der Innenseite dieser Finger vom Mittelpunkt zwischen den Augenbrauen in Richtung des vorderen Haaransatzes drücken, insgesamt 25- bis 50-mal. Dann von der Mitte der Stirn je 25- bis 50-mal nach beiden Seiten schieben. Leichte, gleichmäßige und lange Atemzüge machen. Während des Ausatmens mit Kraft schieben, während des Einatmens nur sanft. Sich auf die Wahrnehmung des Qi unter den Händen konzentrieren (Abb. 3.53).

b) Massiere und reibe die Schläfen: Jeweils die Mittelfinger der Hände gegen die Augenhöhlen unterhalb der Augenbrauen drücken. Nun kreisförmig in Richtung der Ohren 25- bis 50-mal reiben. Die Konzentration und Atmung sollte wie in der vorherigen Übung durchgeführt werden (Abb. 3.54).

c) Bade das Gesicht: Mit den Handflächen vom Mittelpunkt der Stirn aus zunächst seitwärts und dann beidseitig nach unten reiben. Danach 24- bis 50-mal umgekehrt von den Seiten der Nase nach oben reiben und entgegengesetzt, auch 24- bis 50-mal. Natürlich atmen und die Vorstellungskraft auf das Geschehen unter den Handflächen konzentrieren.

d) Kämme das Haar: Die fünf Finger natürlich gespreizt und leicht gebeugt hal-

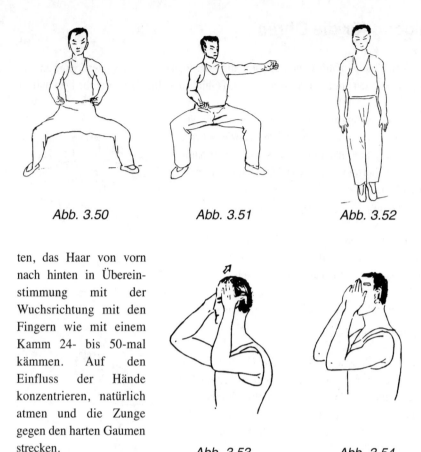

Abb. 3.50 Abb. 3.51 Abb. 3.52

Abb. 3.53 Abb. 3.54

ten, das Haar von vorn nach hinten in Übereinstimmung mit der Wuchsrichtung mit den Fingern wie mit einem Kamm 24- bis 50-mal kämmen. Auf den Einfluss der Hände konzentrieren, natürlich atmen und die Zunge gegen den harten Gaumen strecken.

e) Mache die Gallenleitbahn frei: Die vier Finger, abgesehen vom Daumen, jeder Hand zusammenhalten, die Fingerspitzen auf die Ohren und die Seiten des Kopfes legen. Entlang der Gallenleitbahn reiben und streichen zum Hinterkopf. Die Vorstellungskraft auf das Geschehen unter den Handflächen konzentrieren, gleichmäßig und lang atmen, fünf- bis zehnmal in Richtung des Hinterkopfes während des Ausatmens streichen und während der Einatmung für einen Augenblick unterbrechen. Insgesamt sieben bis zehn Atemzüge lang.

f) Reibe den Hinterkopf: Die zehn Finger beider Hände verschränken, den unteren Teil des Hinterhauptknochens gegen die Handflächen legen und von oben nach unten reiben. Auf das Geschehen unter den Handflächen konzentrieren. Während der Ausatmung fünf- bis zehnmal reiben, während der Einatmung für einen Moment unterbrechen. Insgesamt fünf bis sieben Atemzüge lang.

Qigong für die Ohren

Diese Übungen haben die Funktion, die Energiebahnen und Sinnesorgane zu öffnen. Sie können angewendet werden, um Tinnitus und Taubheit vorzubeugen und zu heilen.

Vorbereitungen: Nimm eine sitzende oder stehende Position ein. Entspanne den ganzen Körper, wobei die Ohren nach innen lauschen. Atme natürlich und befreie dich von umherschweifenden Gedanken.

1. Das Schlagen der „Himmelspauke"

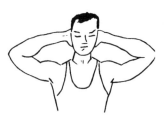

Abb. 3.55

Die Handflächen gegen die Ohren drücken, die Finger an den Hinterkopf legen; dann die beiden Zeigefinger auf die beiden Mittelfinger legen und die Zeigefinger kräftig nach unten schnipsen und so ungefähr 25-mal auf den Hinterkopf trommeln. Dieser Trommelwirbel wird dann in den Ohren zu hören sein.

2. Das Ohrenpressen

Die Handflächen fest auf die Ohren drücken, dann wieder freilassen, um die Ohren zehnmal zu lüften (Abb. 3.55/56). Nicht zu heftig drücken und nicht zu abrupt loslassen, sondern schnell, aber sanft. Schließlich mit beiden Mittelfingern das Foramen G 28 pressieren, 36-mal.

3. Das Kneifen der Ohrmuscheln

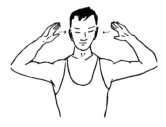

Abb. 3.56

Die oberen Teile der Ohrmuscheln mit dem Daumen und Zeigefinger kneifen und die Ohrmuscheln von oben nach unten reiben, bis sie sich warm anfühlen.

Qigong für Nase und Zähne

Diese Übungen haben die Funktion, die Nase zu belüften, die Zähne zu festigen und Karies vorzubeugen. Sie werden angewandt, um Krankheiten und Symptome wie Erkältung, Heuschnupfen, Rhinitis, Karies und Zahnschmerzen vorzubeugen und zu heilen.

Vorbereitungen: Eine sitzende oder stehende Position einnehmen. Die Nase von Sekreten befreien, entspannen, sich beruhigen und gleichmäßig atmen.

1. Reibe die Seiten der Nase

Die Daumenrücken beider Hände aneinander reiben bis sie warm sind. Dann sanft die beiden Seiten der Nase reiben, jeweils fünfmal sowohl beim Einatmen als auch beim Ausatmen. Insgesamt sechs Atemzüge. Die Nasenspitze massieren: Die Mittelfingerspitze der rechten Hand auf die Nasenspitze pressen. Diese nun in kreisförmigen Bewegungen massieren. Entgegen dem Uhrzeigersinn (nach links) während des Einatmens und mit dem Uhrzeigersinn (nach rechts) während des Ausatmens massieren (Abb. 3.57). Insgesamt sechs Atemzüge.

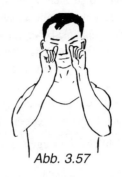

Abb. 3.57

2. Schlage und beiße die Zähne aufeinander, um das Qi zu stärken

Die Zähne des Unter- und Oberkiefers 36-mal aufeinander schlagen und dann den Speichel schlucken. Während des täglichen Wasserlassens den Mund schließen und die Zähne aufeinander beißen bis dieser Vorgang beendet ist. Schrittweise entspannen, natürlich atmen und sich auf die Zähne konzentrieren, um das Qi zu stärken.

Qigong für die Augen

Diese Übungen haben die Funktion, den Fluss des Qi und den Blutfluss der Leber-Leitbahnen zu regulieren, den o. Leber zu beruhigen und die Sehkraft zu verbessern. Dieses Qigong kann verwendet werden als Übung, um die Augen zu schützen, Augenerkrankungen wie z. B. die jugendliche Kurzsichtigkeit, Weitsichtigkeit, Bindehautentzündung und geschwollene, schmerzhafte Lider zu verhüten bzw. zu behandeln.

Vorbereitungen: Die sitzende oder stehende Haltung einnehmen. Den ganzen Körper entspannen, sich von umherschweifenden Gedanken lösen und geradeaus schauen.

1. Bewege die Augen in Form einer liegenden 8

Sich im Geist vorstellen, dass das Qi sich in der Augenhöhle und im Augapfel bewegt bzw. sich die Augäpfel mit seiner Hilfe bewegen. Die Augen zuerst vom Canthus nasalis, Foramen B 1, am linken Auge entlang der oberen Begrenzung der linken Augenhöhle bis zum linken äußeren Lidwinkel bewegen, dann einwärts entlang der unteren Begrenzung der Augenhöhle und die Bewegung weiterführen, bis man mit dem rechten Auge B 1 passiert. Dann die Augen derart bewegen, dass das rechte Auge sich vom Augeninnenwinkel entlang der oberen Begrenzung der Augenhöhle bis zum äußeren Lidwinkel und dann entlang der unteren Begrenzung der Augenhöhle bewegt in einer Weise, die einer „∞" ähnelt Anschließend mit den Augen zur Ausgangsstellung zurückkehren. Diese Übung insgesamt achtmal wiederholen. Dann vom Foramen B 1 des rechten Auges beginnen und die Augen in umgekehrter Richtung wie oben beschrieben bewegen. Dabei natürlich atmen und das Qi mit der Vorstellungskraft begleitend leiten, damit es den Bewegungen der Augen folgt und diese durchströmt.

2. Schließe die Augen und leite den Qi-Fluss

Beide Daumen gegen die obere knöcherne Begrenzung des Augeninnenwinkels pressen, dort, wo man eine kleine Vertiefung spürt, und sich auf diese beiden Punkte konzentrieren. Wenn man einatmet, die Daumen gegen die zur Mitte gelegene obere knöcherne Begrenzung der Augenhöhle pressen und den Qi-Fluss zur Rückseite des Augapfels dirigieren. Beim Ausatmen leicht und äußerst vorsichtig mit den Daumen die Augäpfel drücken, bis man ein leichtes Ziehen verspürt. Dieses Vorgehen achtmal wiederholen (Abb. 3.58).

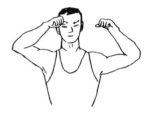

Abb. 3.58

3. Bade die Augen

a) Die Augen leicht schließen, die Rückflächen beider Daumen so lange aneinander reiben, bis sie warm sind, dann die Augenlider mit den Daumenrückseiten vom inneren Augenwinkel 24-mal zum äußeren Augenwinkel reiben. Nun die übrigen vier Finger jeder Hand aneinander führen, mit den Fingerinnenflächen die Augenlider in Kreisbewegungen 24-mal nach außen, anschließend 24-mal nach innen reiben. Dabei natürlich atmen und die Aufmerksamkeit auf die Aufgabe der Hände konzentrieren.

b) Die Hände 36-mal aneinander reiben. Dann mit der rechten Hand das linke Auge abdecken. Mit dem Zeigefinger der linken Hand vor dem rechten Auge folgende Bewegungen durchführen; das Auge verfolgt diese konzentriert:

c) Sechsmal waagerechte Striche ziehen. Sechs mal senkrechte Striche ziehen. Sechsmal schräge Striche ziehen, von oben nach unten. Sechsmal schräge Striche von unten nach oben ziehen. Sechsmal Kreise ziehen mit dem Uhrzeigersinn. Sechsmal Kreise ziehen gegen den Uhrzeigersinn.

Qigong für den Nacken

Das Nacken-Oigong hat die Funktion, die Muskeln und Sehnen des Nackens zu entspannen, die Energie-Leitbahnen und ihre Nebenäste zu aktivieren und die Gelenke gleitfähiger zu machen. Es kann verwendet werden zur Vorbeugung, aber auch zur Therapie von Nackenbeschwerden, wie z. B. bei der zervikalen Spondylopathie, dem „steifen Genick", der entzündlichen Erkrankung des Halsmuskel-Apparates und Schulter-Arm-Schmerzen.

Vorbereitungen: Die stehende oder sitzende Haltung einnehmen. Den Nacken entspannen, natürlich atmen und entspannt geradeaus schauen.

1. Foramen G 20 freimachen

Beide Daumen gegen das Foramen G 20 pressen. Fünfmal während des Einatmens leicht reiben, dasselbe dann beim Ausatmen (Abb. 3.59). Insgesamt 15 Atemzüge in dieser Weise ausführen. Dann G 20 leicht mit Daumen-, Zeige- und Mittelfinger kneifen, drücken und beklopfen, insgesamt 30-mal.

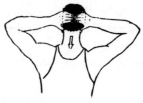

Abb. 3.59

2. Stoße die Himmelssäulen auf

Den Kopf sanft nach vorne beugen, die Finger (außer dem Daumen) der rechten oder linken Hand auf die Mitte des Nackens legen, und mit nicht zu großer Kraft bei jedem Ausatmen jeweils siebenmal von oben nach unten streichen, aber mit dieser Bewegung beim Einatmen aufhören. Insgesamt acht Atemzüge auf diese Art und Weise durchführen.

3. Förderung der Durchblutung

Den Zeige-, Mittel- und Ringfinger sowie den kleinen Finger der rechten Hand zusammenhalten und vorsichtig Druck auf die Halsschlagader mit den Fingerinnenseiten ausüben. Wenn man ausatmet, von der linken Seite des Halses (Männer beginnen mit der linken, Frauen zuerst mit der rechten Halsseite)beginnen. Leicht drücken und streichen von unterhalb des Unterkiefers beginnend der seitlichen Halsmuskulatur folgend nach vorne unten bis zum Schlüsselbein; mit der Bewegung beim Einatmen pausieren. Bewegung 15 Atemzüge ausführen. Genauso mit der anderen Halsseite verfahren (Abb. 3.60).

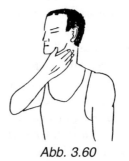

Abb. 3.60

4. Drehe den Hals, um Qi fließen zu lassen

Wenn man einatmet, den Kopf und Hals vorsichtig und langsam von vorne gegen den Uhrzeigersinn nach hinten drehen. Beim Ausatmen den Kopf dann wieder zur Ausgangsstellung zurückführen. Beim nächsten Atemzyklus dasselbe nach rechts. Diese Übung insgesamt achtmal ausführen (Abb. 3.61).

5. Beide Hände treten in Kräftewettstreit mit Hals und Nacken

Die Finger der Hände ineinander verschränken und damit fest den Nacken umfassen. Die Hände ziehen den Nacken mit Nachdruck beim Einatmen nach vorne, unterdessen neigt man den Kopf leicht rückwärts, wobei die Augen nach oben schauen. Entspannen bei der Ausatmung. Insgesamt neun Atemzyklen auf diese Weise ausführen (Abb. 3.62).

Qigong für Schultern und Arme

Diese Übungen haben die Funktion, die Leitbahnen im Arm durchgängig zu machen, das Qi und Blut der Arme zu stützen und Schmerzen zu beheben. Sie dienen der Vorbeugung und Heilung von Krankheiten und Symptomen wie z. B. Schmerzen in der Schulter, den Oberarmen und Ellenbogen, Schulter-Arm-Syndrom, Tendinitis im Supraspinatus, Periarthritis humero-scapularis und Tennis-Ellenbogen.

Vorbereitungen: Sitzposition, den Körper entspannen, ruhig atmen.

1. Schulter und Arme klopfen: Mit der linken Hohlfaust den rechten Arm von der Schulter bis zum Handgelenk drei- bis fünfmal abwärts und wieder aufwärts klopfen. Zuerst die Außenseite und dann die Innenseite des Arms abklopfen. Mit dem linken Arm wie rechts verfahren.

2. Die rechte Hand mit der Handfläche nach oben auf das rechte Bein legen. Dann mit der linken Hand den rechten Innenarm abwärts und aufwärts bis zur Schulter reiben (Abb. 3.63). Genauso mit dem linken Arm verfahren. Dann die rechte Hand nach unten auf das rechte Bein legen und mit der linken Hand die Außenseite des Arms reiben (Abb. 3.64). Genauso mit der Gegenseite verfahren. Die Übung insgesamt achtmal wiederholen. Die Arme möglichst locker lassen

3. Linker Arm: Mit den fünf Fingerkuppen der rechten Hand das Foramen Di 15, 36-mal massieren. Beim rechten Arm mit der linken Hand genauso verfahren.

4. Linker Arm: Mit dem rechten Daumen das Foramen Di 11, 36-mal massieren. Beim rechten Arm mit dem linken Daumen genauso verfahren.

5. „Aus dem Schritt des gespannten Bogens heraus die Arme schwingen."

Ist im Schritt des gespannten Bogens der linke Fuß nach vorn gestellt, so stemmt man die linke Hand in die Hüfte, streckt den rechten Ellbogen gerade und führt aus

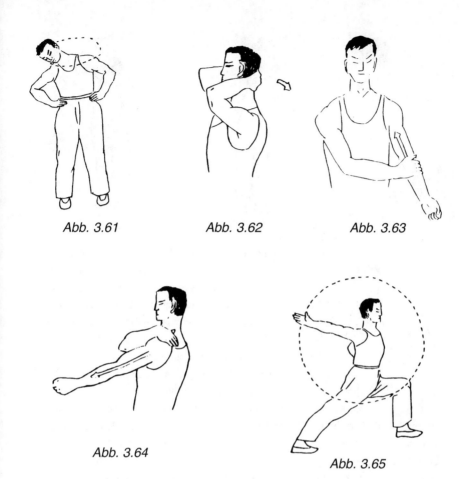

Abb. 3.61 Abb. 3.62 Abb. 3.63

Abb. 3.64 Abb. 3.65

dem Schultergelenk mit dem rechten Arm eine kreisende Bewegung aus. Für eine kreisende Bewegung der Gegenseite wechselt man auch die Beinstellung. 36-mal wiederholen (Abb. 3 65).

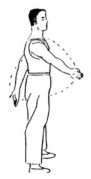

Abb. 3.66

6. Natürlicher Stand. Aus dieser Stellung dreht man sich in der Hüfte zunächst nach links so weit es geht, wobei der Hals sich in gleicher Richtung dreht, so dass der Blick schließlich nach rechts hinten weist. In der Bewegung dieser Drehung beugt man den Ellbogen der rechten Hand, bis deren Handteller an die linke Schulter schlägt, dabei weist der

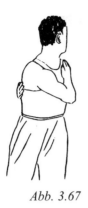
Abb. 3.67

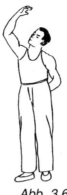
Abb. 3.68

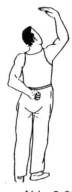
Abb. 3.69

rechte Handrücken nach vorn; zugleich krümmt man den Ellbogen der linken Hand so, dass deren Handrücken an das Schulterblatt der linken Schulter schlägt. Die Übung zur anderen Seite genauso durchführen. 36-mal wiederholen (Abb. 3.66/67).

7. Natürlicher Stand. Aus der lockeren Schulter winkelt man den linken Ellbogen ab und legt die linke Faust hinten gegen die Hüften, so dass die Öffnung der Faust nach hinten weist. Die rechte Hand

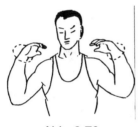
Abb. 3.70

wird über den Kopf hinaus nach oben geführt, so dass der Rücken der Hand gen Himmel weist und die Hand selbst wie ein Baldachin über dem Kopf steht. Dabei sind ihre fünf Finger leicht gekrümmt; leicht abgewinkelt ist auch der Ellbogen. Die Schulter ist locker und entspannt, der Kopf ein wenig nach rechts und hinten geneigt. Der Blick richtet sich auf die Mitte des Handtellers der rechten Hand. Achtmal wiederholen. Eine zweite Position ergibt sich, indem man die Stellung der Hände umkehrt (Abb. 3.68/69).

8. Man hebt dann beide Arme nach vorn und oben, achtet aber auf entspannt abgesenkte Schultern und locker abgewinkelte Ellbogen. Die Hände sind leicht nach innen gebeugt, die Finger entspannt. In dieser Stellung führt man aus den Handgelenken eine Drehbewegung aus. 36-mal wiederholen (Abb. 3.70).

Qigong-Übungen zur Regulation des o. Lunge

Diese Übungen haben die Funktion, das Qi des o. Lunge zu stützen, somit Pituita („Schleim") umzuwandeln und Husten zu stillen. Sie werden zur Vorbeugung und Heilung von Krankheiten und Symptomen wie z. B. Druckgefühl, Beklemmungsgefühl in der Brust, Völlegefühl, Spannungs-gefühl in der Leibesmitte, Schmerzen in der Brust, Husten, Kurzatmigkeit, Keuchatmung, Auswurf, chronische Bron-chitis, Lungenemphysem und Asthma bronchiale eingesetzt.

1. Die Methode, das „weiße Qi" zu nehmen

Vorbereitungen: Stehen, liegen oder sitzen. Den ganzen Körper entspannen, natürlich atmen und sich von schweren Gedanken lösen.

Dann die Zähne 36-mal hörbar aufeinander beißen, Speichel im Mund sammeln, diesen im Mund bewegen und ihn in drei Teilen schlucken, dabei die Vorstellungskraft bewusst in die Mitte der Brust und in das untere Dantian senden.

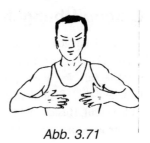

Abb. 3.71

Jetzt stelle man sich ein „weißes Qi" vor und atme dabei ein, fülle den ganzen Mund mit dem Qi und sende es während des Ausatmens tief in die Lungen bis zum Dantian und weiter in die Haut und Haare des ganzen Körpers. Dieses 9- oder 18-mal durchführen. Danach in die Ausgangsstellung zurück- kehren und die Übung beenden.

2. Die Methode des Reibens der Brust und Training des Qi mit dem Wort „si" (sprich „sö")

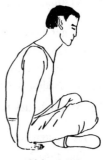

Abb. 3.72

Stehen oder sitzen. Beide Handflächen auf den Brustkorb legen und langsam einatmen. Während des Ausatmens spricht man laut das Wort „si" und reibt dabei mit den Handflächen die Brust. Dieses sechs oder zwölf Atemzüge lang durchführen (Abb. 3.71).

3. Methode der Regulation des o. Lunge und Harmonisierung des Qi

a) Mit nach vorne gebeugtem Rücken atmen: Den Schneidersitz einnehmen und die Hände auf den Boden

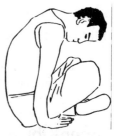

Abb. 3.73

pressen. Die Brust vorstrecken und tief einatmen bis der Brustkasten gefüllt ist. Dann den Rücken beugen, die Brust einziehen und dabei ausatmen. Dieses fünf- bis neunmal durchführen (Abb. 3.72/73).

b) Drehung des Oberkörpers, um die Lunge zu regulieren: Im Schneidersitz sitzen und die Handflächen auf die Knie legen. Den Oberkörper nach links drehen und einatmen, während man die rechte Schulter vorzieht. Wenn man die Schulter wieder zurückfallen läßt, ausatmen. Dieses fünfmal. Ebenso verfahren, wenn man den Oberkörper nach rechts dreht.

Qigong-Übungen für die Brust

Diese Übungen haben die Funktion, das Qi in der Brust zu regulieren, Druck oder Spannungen von der Brust zu nehmen, Pituita umzuwandeln, Husten zu stillen. Sie werden zur Vorbeugung und Heilung von Krankheiten und Symptomen wie Druckgefühl, Spannungsgefühl in Brust oder Flanken, Atembeklemmung, Völlegefühl, Husten und Keuchatmung oder Asthma angewandt.

Vorbereitungen: Sitzen oder stehen, natürlich atmen und den ganzen Körper entspannen.

1. Die Methode der Pression des Foramen KG 17

Zuerst mit den Innenseiten des Zeige-, Mittel- und Ringfingers vom Brustbein nach unten bis zum Schwertfortsatz klopfen und zwar 36-mal. Danach das Foramen KG 17 zwischen den zwei Atembewegungen mit den Fingerkuppen der vier Finger 36-mal massieren. Natürlich atmen und sich auf den Punkt unter der Hand konzentrieren.

2. Die Methode des Reibens und der Regulation des Qi

Reibe während des Ausatmens mit der rechten Handfläche fünf- bis zehnmal von der Mittellinie der Brust zur linken Brusthälfte, mache während des Einatmens eine Pause. Mache insgesamt zehn Atemzüge. Dann das gleiche mit der linken Hand von der Brustmitte zur rechten Seite. Verfolge mit deiner Vorstellungskraft die Bewegung deiner Hände.

3. Die Methode des Reibens des Brustkorbs und des Sendens des Qi

Während des Ausatmens mit der flachen Hand von den Achselhöhlen zu beiden Seiten des Abdomens fünf- bis zehnmal reiben.

Qigong-Übungen zur Regulation des o. Herz

Das Herz regulierende Qigong hat folgende Funktionen: die Anregung des Herzens, die Beruhigung des Geistes, die Aufrechterhaltung der Blutzirkulation und die Beseitigung von Blockaden in den Leitbahnen. Es kann außerdem zur Vorbeugung und Behandlung von Krankheiten und Symptomen wie der koronaren Herzerkrankung,

Herzrhythmusstörungen, Bluthochdruck, rheumatische Myokarditis, kardiale Neurosen sowie Herzklopfen, Schlaflosigkeit und Herzschmerzen eingesetzt werden.

1. Die Methode, das „Rote Qi" zu nehmen

Vorbereitungen: Eine stehende, sitzende oder liegende Position einnehmen. Den ganzen Körper entspannen, natürlich atmen und sich von umherschweifenden Gedanken lösen.

Zuerst 36-mal die Zähne aufeinanderschlagen, den Speichel mit der Zunge im Mund bewegen, den Speichel dann in drei Teilen hinunterschlucken und ihn mit den Gedanken zum Dantian senden.

Dann „rotes Qi" vorstellen, dieses durch die Nase einatmen und den ganzen Mund damit füllen. Wenn man ausatmet, das „rote Qi" langsam zum Herzen senden, dann zum Dantian unddas Herz und die Nieren in Einklang bringen, um die Blockaden im Körper zu beseitigen. Dieses 7- oder 15-mal durchführen. Dann die Ausgangsposition einnehmen und das Training beenden.

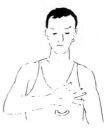

Abb. 3.74

2. Die Methode des Reibens der Brust und Training des Qi mit dem Wort „he" (spricht „ch")

a) Die oben beschriebene Ausgangsposition einnehmen.

b) Die Zähne wieder 36-mal aufeinanderschlagen, den Speichel mit der Zunge bewegen und ihn in drei Teilen schlucken. Dann die Handfläche in Höhe der Herzspitze auf die linke Brust legen, langsam einatmen und schrittweise wieder ausatmen. Dabei die „he"-Formel sprechen; die Gedanken sind währenddessen auf den Punkt unter der Handfläche konzentriert. Insgesamt sechs bis zwölf Atemzüge machen und die Hand sanft im Uhrzeigersinn reiben (Abb. 3.74).

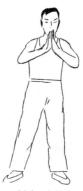

Abb. 3.75

3. Die Methode, den o. Herz zu regulieren und das Qi zu leiten

a) Die stehende oder sitzende Position einnehmen. Den ganzen Körper entspannen, natürlich atmen und die Zunge in Richtung des harten Gaumens strecken. Die Handflächen locker aneinander legen, so für einen Augenblick verweilen und die Gedanken auf Dantian konzentrieren (Abb. 3.75).

b) Anschließend die Handflächen nach außen drehen und die Arme seitlich nach hinten strecken (Abb. 3. 76). Für einen Augenblick in dieser Position bleiben.

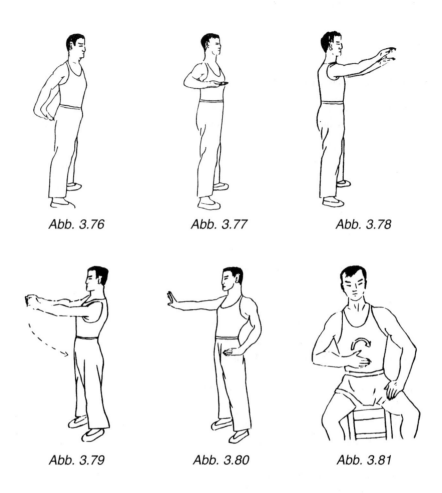

Abb. 3.76 Abb. 3.77 Abb. 3.78

Abb. 3.79 Abb. 3.80 Abb. 3.81

c) Nun die Handflächen zur anderen Seite drehen und die Arme auf Brusthöhe anheben, die Arme liegen dabei am Körper (Abb. 3.77).

d) Die Arme nach vorne strecken, die Handflächen zeigen nach oben, der Mittelfinger ist gespannt (Abb. 3.78). Die Handrücken nach oben drehen und die Hände zur Faust schließen. Die Arme nach hinten strecken, als ob man etwas Schweres aus dem Weg räumen wollte (Abb. 3.79).

e) Nun den rechten Arm etwas gebeugt nach vorn strecken, die Handfläche zeigt ebenfalls nach vorn, der linke Arm bleibt parallel zum Körper. Anschließend den linken Arm nach vorne strecken und den rechten Arm am Körper anlegen. Nach dem Training in die Ausgangsposition zurückkehren. Insgesamt zwei- bis dreimal ausführen (Abb. 3.80).

Qigong-Übungen zur Regulation des o. Milz

Diese Methode des Qigong hat die Aufgaben, den Qi- und Blutfluss der Leber-Leitbahn zu regulieren, den o. Milz zu kräftigen, das Qi aufzufüllen, den o. Magen zu stärken und die Verdauung zu fördern. Es kann angewandt werden, um Krankheiten und Symptomen wie z. B. Gastritis, Ulcus duodeni, Kolitis und nervösen Magen- und Darmbeschwerden vorzubeugen bzw. diese zu heilen. Darüber hinaus können auch Obstipation, Diarrhoe und Blähungen behandelt werden.

1. Die Methode, „das gelbe Qi" zu nehmen

Vorbereitungen: Die stehende oder sitzende Position einnehmen. Den ganzen Körper entspannen, natürlich atmen und sich von schweren Gedanken lösen.

Zuerst die Zähne 36-mal aufeinander schlagen, den Speichel im Mund mit der Zunge bewegen, ihn dann in drei Teilen hinunterschlucken und mit der Vorstellungskraft zum Foramen KG 12, 5 PZ senkrecht oberhalb des Nabels senden.

Sich dann „gelbes Qi" vorstellen, es einatmen und den gesamten Mund damit füllen. Während des Ausatmens dieses langsam zu KG 12 und weiter zu den Gliedmaßen, der Haut und den Haaren senden. Dieses fünf- bis zehnmal durchführen. Dann zu der Ausgangsposition zurückkehren und das Training beenden.

2. Die Methode des Reibens des Oberbauches und Training des Qi mit dem Wort „hu"

Die sitzende oder stehende Position einnehmen. Die rechte Handfläche sanft auf KG 12 auf den Oberbauch legen und langsam ausatmen. Mit der rechten Handfläche während des Ausatmens im Uhrzeigersinn reiben und die „hu" -Formel sprechen. Dieses 10 bis 20 Atemzüge lang durchführen (Abb. 3.81).

3. Die Methode des Freimachens der oo. Milz und Magen

a) Die stehende Position einnehmen. Den Körper entspannen, natürlich atmen, die Taille als Achse betrachten und beide Arme

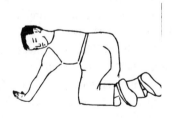

Abb. 3.82

nach links und nach rechts schwingen. Dabei nach rechts schauen, wenn man die Arme nach links schwingt und umgekehrt. Auf die Fersen konzentrieren.

b) Sich hinknien, die Handflächen in gleicher Höhe auf den Boden pressen und für einen Moment in sich gehen. Den Kopf nach links und wieder zurück drehen. Dabei in die Weite schauen und die Augen weit geöffnet halten. Anschließend den Kopf nach rechts wenden, wieder zurück und die Augen weit geöffnet halten; jeweils fünfmal (Abb. 3. 82).

Qigong zur Regulation des o. Leber

Diese Form des Qigong hat die Funktionen, das Qi und das Blut der Leber-Leitbahn zu regulieren, den Energiefluss im o. Leber wiederherzustellen und dort Stauungen zu lösen. Weiterhin dient diese Übung der Besänftigung des o. Leber und senkt ein überaktives Yang ab. Sie wird zur Vorbeugung und Heilung von Krankheiten und Symptomen wie Bluthochdruck, Neurosen und chronischer Hepatitis einge-setzt. Darüber hinaus bei bitterem Geschmack im Mund, trockener Kehle, Benommenheit, Schwindel und dem Gefühl von Fülle in der Brust und im Flankenbereich.

1. Die Methode, „blaues Qi" durchzuführen

Vorbereitungen: Eine stehende, sitzende oder liegende Position einnehmen. Den Körper entspannen, normal atmen, sich von umherschweifenden Gedanken lösen und die Zunge an den harten Gaumen strecken.

Zuerst die Zähne 36-mal aufeinanderschlagen, Speichel mit der Zunge im Mund hin- und herebewegen und ihn dann in drei Teilen schlucken bis hinunter zum Dantian.

Sich beim Einatmen „blaues Qi" vorstellen, es durch die Nase einatmen und den gesamten Mund damit füllen. Beim Ausatmen das Qi langsam in den Rippenbereich gleiten lassen, schließlich bis in das Dantian. Diesen Vorgang 8- oder 16-mal wiederholen, dann die Ausgangsposition einnehmen und das Training abschließen.

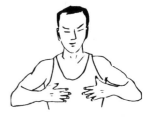

Abb. 3.83

2. Die Methode, die Brust zu reiben und Qi mit dem Wort „xu" zu trainieren

Eine stehende oder sitzende Haltung einnehmen. Beide Handflächen flach auf beide Brustseiten legen und langsam einatmen. Beim Ausatmen die Silbe „xu" sprechen, während beide Rippenpartien kreisförmig mit den beiden Handfächen zart gerieben werden. Dieses 10- oder 20-mal wiederholen (Abb. 3.83).

3. Die Methode, den o. Leber zu besänftigen und Qi zu regulieren

a) Entspannt und ruhig dastehen, indem beide Arme natürlich herabhängen. Die Handflächen zeigen nach unten, während die fünf Finger jeder Hand leicht nach oben gebogen sind. Nun die Handflächen mit sanfter Gewalt nach unten pressen und sich Qi vorstellen, das die Handflächen bis zu den Fingerspitzen erreicht. Dieses dreimal wiederholen (Abb. 3.84).

b) Der obigen Bewegung folgen, beide Hände in Höhe der Brust heben, indem die Handflächen nach vorne zeigen. Sich auf beide Handflächen konzentrieren, sie nach vorne drücken und sie dann wieder vor die Brust zurückziehen (Abb. 3.85).

c) Der obigen Bewegung folgen, beide Hände jeweils nach links und rechts strecken, als ob ein Vogel seine Flügel spreizt, indem die zehn Finger nach oben zeigen und die Handteller jeweils links und rechts vertikal gedrückt werden. Das Qi fließt auf diese Weise von den Handtellern bis in die Fingerspitzen. Dieses dreimal wiederholen (Abb. 33.86).

d) Der obigen Bewegung folgen und beide Handteller zurück vor die Brust ziehen, indem sie nach oben zeigen. Die Fingerspitzen jeder Hand müssen sich berühren(Abb. 3.87). Sich auf beide Handteller konzentrieren, dann die Handflächen so drehen, dass sie nach unten zeigen und sie auf das

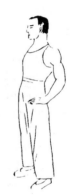

Abb. 3.84

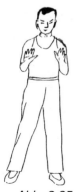

Abb. 3.85

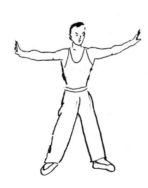

Abb. 3.86

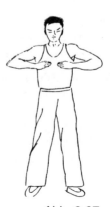

Abb. 3.87

Schambein drücken. Wenn das Qi zum unteren Dantian fließt, die Handflächen so drehen, dass sie nach oben zeigen, um das Qi zu halten und zum mittleren Dantian zu schicken, dem Ort des Foramen KG 17. In dieser Weise dreimal verfahren. Dann beide Hände an den Körper anlegen und das Training beenden .

Qigong zur Regulation des o. Niere

Diese Übungen haben die Funktion, das Qi und Xue in dem o. Niere zu harmonisieren, das Yang des o. Niere zu vermehren und die Dynamik des Qi anzuregen. Sie werden angewandt, um Krankheiten und Symptomen wie Nephritis, Psychoneurosen, Rückenschmerzen, Tinnitus, Taubheit, Polyurie und Kälteempfindlichkeit vorzubeugen und zu heilen.

1. Die Methode, das „graue Qi" einzunehmen

Vorbereitungen: Eine stehende, sitzende oder liegende Position einnehmen. Den Körper entspannen, sich von umherschweifenden Gedanken lösen und die Zunge an den harten Gaumen strecken.

Die Zähne 36-mal aufeinander schlagen, Speichel im Mund sammeln und den Mund damit spülen; anschließend in drei Teilen hinunterschlucken und bis zum Dantian wandern lassen.

Sich „graues Qi" vorstellen: Während des Einatmens die Luft durch die Nase einziehen und den Mund damit füllen. Wenn man ausatmet, das graue Qi langsam zu beiden Nieren schicken und weiter zum Dantian. Dieses sechs- bis zwölfmal. Anschließend die Ausgangsposition einnehmen und das Training beenden.

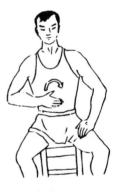

Abb. 3.88

2. Die Methode des Reibens des Abdomens und Training des Qi mit dem Wort „chui" (sprich „tschui")

Eine stehende oder sitzende Position einnehmen. Die rechte Handfläche auf das untere Abdomen legen, langsam einatmen, die „chui"-Formel während des Ausatmens sprechen und das untere Abdomen sanft mit der rechten Handinnenfläche reiben. 10 bis

20 Atemzüge lang (Abb. 3. 88).

3. Die Methode der Stärkung des o. Niere und Führung des Qi

a) Eine stehende Position einnehmen, beide Hände zu Fäusten ballen und diese in die Lendenregion stemmen. Dann die Hüfte in kreisförmigen Bewegungen zunächst sechsmal nach links, anschließend sechsmal nach rechts drehen.

b) Reiben der Nieren: Eine stehende oder sitzende Position einnehmen. Beide Seiten der Lendenregion mit den Händen 36-mal von oben nach unten und umgekehrt reiben. Dabei die Gedanken auf die Lendenregion konzentrieren.

Qigong-Übungen für die Lendenregion

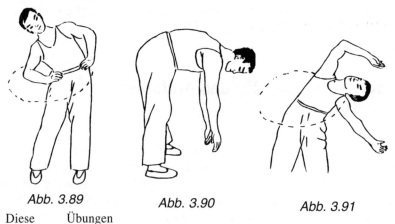

Abb. 3.89 Abb. 3.90 Abb. 3.91

Diese Übungen haben die Funktion, die Knochen und Muskeln zu stärken, die Lendenregion zu kräftigen, die o. Niere-Funktion anzuregen und die Leitbahnen durchgängig zu machen. Sie können zur Vorbeugung und Behandlung von Krankheiten und Symptomen angewandt werden wie z. B. Rückenschmerzen, Bandscheibenvorfall, Hexenschuss und degenerative Veränderungen der Lendenwirbelsäule sowie Hüftschmerzen.

1. Man nimmt eine stehende Postition ein, die Beine sind leicht gespreizt. Beide Hände werden in die Hüften gestemmt und man beginnt, mit den Hüften kreisende Bewegungen auszuführen, 36-mal nach links und 36-mal nach rechts (Abb. 3.89).

2. Man steht mit gespreizten Füßen so, dass der Fußabstand etwas größer als die Breite der Schultern ist (Abb. 3.90/91). Nun streckt man, indem man sich vorbeugt, beide Arme gerade nach unten und vorn und beginnt dann von links oder rechts nach hinten, zur Gegenseite nach vorn mit lockeren Armen langsam aus der Hüfte zu

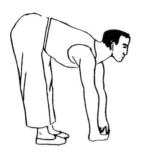

kreisen, wobei die Arme der Bewegung des Oberkörpers folgen. 36-mal nach links und 36-mal nach rechts.

3. Die Füße stehen eng nebeneinander, die Knie sind gestreckt. Man beugt sich in der Hüfte nach vorn, streckt die Ellbogen, verschränkt die Finger beider Hände untereinander und presst die Handteller gegen den Boden, so dass sie diesen berühren. Gleichzeitig hebt man den Kopf, richtet den Blick geradeaus und sammelt die Vorstellungskraft, insgesamt 36-mal (Abb. 3.92).

4. Beide Hände zu Fäusten ballen und gleichzeitig die rechte und linke Lendenregion mit klopfenden Schlägen bearbeiten, insgesamt 36-mal.

Abb. 3.92

5. Die Handflächen aneinanderreiben, bis sie warm sind. Dann gleichzeitig mit den Handflächen die Lendenregion so lange von oben nach unten reiben, bis diese warm und gut durchblutet ist..

Qigong-Übungen für das Abdomen (Bauch)

Diese Übungen haben die Funktion, die oo. Milz und Magen zu regulieren und zu stützen, das Qi der Leibesmitte zu harmonisieren und zu kräftigen. Sie können angewandt werden zur Vorbeugung und Heilung von Krankheiten und Symptomen wie z. B. Spannungsgefühl, Völlegefühl in der Leibesmitte, Schmerzen im Bauch, Obstipation, Diarrhoe. Weiterhin bei Ulcus duodem, Ulcus ventriculi, Gastritis und Colitis ulcerosa.

Vorbereitungen: Rückenlage, den Körper entspannen, die Zunge gegen den Gaumen pressen, natürlich atmen.

1. Die Methode der Massage des Abdomens und Stärkung des Qi

Die rechte Hand auf das Foramen KG 12, legen und 36-mal von rechts nach links kreisförmig massieren, dann um den Nabel herum 36-mal von links nach rechts massieren.

2. Die Methode der Divergenzpression des Abdomens, um die Nahrungsassimilation zu verbessern

In der Ausatmungsphase mit beiden Händen unterhalb des Brustbeins beiderseits der Medianlinie abwärts bis zum Schambein 36-mal pressieren, dabei auf die

Bewegung der Hände konzentrieren.

3. Methode der Massage von Dantian, um das Qi zu stützen

Die linke Hand über die rechte Hand auf den Unterbauch legen und diesen 36-mal kreisförmig massieren. Anschließend die fünf Fingerkuppen aneinanderlegen und damit 50- bis 100-mal leicht auf den Unterbauch klopfen.

Qigong-Übungen für die unteren Extremitäten

Diese Übungen haben die Funktion, die Hüften und Beine zu stärken, die drei Yin- und Yang-Leitbahnen des Fußes zu öffnen, die Muskeln und Sehnen zu entspannen und die Leitbahnen und Blutgefäße zu aktivieren. Sie dienen der Vorbeugung und Behandlung von Krankheiten und Symptomen wie Ischias, Arthritis, Hexenschuss sowie Taubheit der unteren Extremitäten.

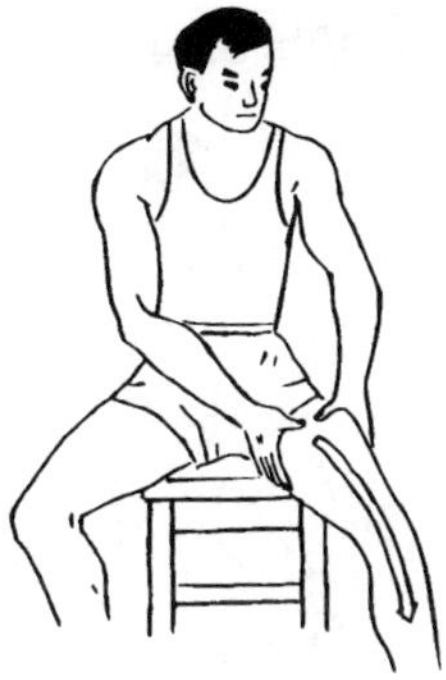

1. Klopfe auf die unteren Gliedmaßen

Eine sitzende Position einnehmen. Ein Bein leicht beugen oder ein Bein leicht anwinkeln, das andere Bein strecken unddie Handballen benutzen, um eine Seite des gestreckten Beins vom Oberschenkelansatz bis zum Unterschenkel drei- bis fünfmal zu klopfen, die andere Seite ebenso.

Abb. 3.93

2. Mache die drei Yin- und Yang-Leitbahnen des Fußes frei

Auf einen Stuhl setzen, die linke Hand auf den Oberschenkelansatz des rechten Beines legen, und die rechte Hand unter das rechte Gesäß legen. Nun entlang der drei Yang-Leitbahnen (Außenseite des Beins) bis hinunter zum Fuß schieben und reiben. Während der Abwärtsbewegung der Hände ausatmen und die Vorstellungskraft die Handflächen begleiten lassen. Dann beide Hände zur Mitte des Fußes wenden und entlang der drei Yin-Leitbahnen hoch zum Oberschenkelansatz schieben bzw. reiben. Einatmen, wenn man die entsprechende Aufwärtsbewegung macht. Dieses sieben- bis neun-mal durchführen (Abb. 3.93).

a) Natürlicher Stand, beide Hände in die Hüften stemmen und den Oberkörper aufrecht halten. Man verlagert das Körpergewicht auf das linke Bein und führt das rechte Bein nach links vorn stoßend nach oben. Dann führt man es zurück. Die

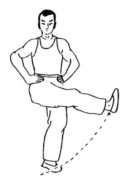 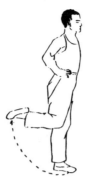 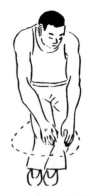

Abb. 3.94   Abb. 3.95   Abb. 3.96

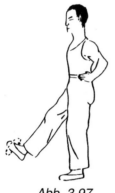

Abb. 3.97

Übung zur anderen Seite ebenso durchführen, je achtmal (Abb. 3.94).

b) Natürlicher Stand, den Oberkörper entspannt aufrecht halten und beide Hände in die Hüfte stemmen. Man verlagert das Körpergewicht auf das linke Bein und beugt beim rechten das Knie nach hinten, so dass die Fußsohlen nach oben zeigen. Die Übung zur anderen Seite ebenso durchführen, je achtmal (Abb. 3.95).

c) Die Knie drehen: Aufrecht mit geschlossenen Füßen stehen, die Knie leicht gebeugt. Die Handflächen auf die Knie pressen und mit den Knien nach links und nach rechts kreisen, je 25-mal (Abb. 3.96).

d) Man verlagert das Körpergewicht auf das linke Bein, so dass der Körper völlig senkrecht steht, hebt dann das rechte Bein bei gestrecktem Knie nach vorn und beschreibt mit dem Fuß aus dem Fußgelenk eine kreisende Bewegung. Die Übung zur anderen Seite ebenso durchführen, je achtmal (Abb. 3.97).

Qigong zur Gewichtsabnahme

Diese Übungen haben die Funktion, die oo. Niere und Magen zu stützen und zu kräftigen und somit Calor humidus abzuleiten und die Netzbahnen freizumachen. Diese Übungen werden eingesetzt, um die Stoffwechselprozesse zu beschleunigen und den Appetit zu vermindern.

Vorbereitungen: Eine sitzende Position einnehmen. Den Körper entspannen, die Zungenspitze ist gegen den harten Gaumen gerichtet, den Mund dabei geschlossen

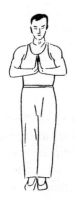 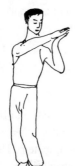 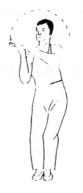 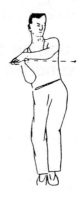

Abb. 3.98   Abb. 3.99   Abb. 3.100   Abb. 3.101

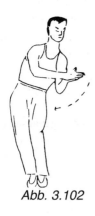

Abb. 3.102

halten. Sich von umherschweifenden Gedanken lösen und auf Dantian konzentrieren.

Die Zähne 36-mal aufeinander schlagen, Speichel im Mund sammeln und den Mund damit spülen; anschließend in drei Teilen hinunterschlucken und bis zum Dantian wandern lassen.

1. Die Methode der „umgekehrten Bauchatmung"

Diese Methode hat die Funktion, den Appetit zu reduzieren. Aus diesem Grund sollte man die Übung vor den Mahlzeiten 36-mal praktizieren.

2. Die Methode, das Foramen M 25 zu schieben

Beide Foramina M 25 mit den Händen greifen. Dann das Gewebe so weit wie möglich nach außen ziehen. Dieses neunmal durchführen.

3. Die Methode der „sich windenden Schlange"

a) Eine stehende Position einnehmen, die Beine sind geschlossen. Nun die Handinnenflächen in Brusthöhe aneinander legen, die Fingerspitzen berühren sich und zeigen nach oben (Abb. 3.98).

b) Nun die Hände in dieser Position seitlich nach links und über den Kopf nach rechts in einer kreisförmigen Bewegung führen (Abb. 3.99/100).

c) Nun die Hände mit den Fingerspitzen nach unten links über die Knie in einer kreisförmigen Bewegung wieder nach rechts oben führen und in die Ausgangsposition bringen (Abb. 3.101/102).

Gleichzeitig die Knie beugen und mit den Hüften den Bewegungen der Hände folgen wie eine sich windende Schlange. Insgesamt achtmal.

Qigong für die Gesundheitswiederherstellung

Diese Form des Qigong hat die Aufgaben, die Leit- und Blutbahnen zu öffnen, den o. Niere zu stärken, das Yang zu kräftigen und das Leben zu verlängern. Es wird eingesetzt, um Krankheiten und Symptome wie Impotenz, Ejakulatio praecox und Beschwerden während des Klimakteriums vorzubeugen bzw. diese zu behandeln.

Vorbereitungen: Die stehende Position einnehmen. Die Füße stehen schulterbreit auseinander, die Hände hängen locker nach unten. Der Kopf wird gerade gehalten, als würde man ein Gewicht balancieren, das Rückgrat aufrecht, die Knie leicht gebeugt, die Zehen berühren den Boden, die Zungenspitze drückt gegen den harten Gaumen und die Augen schauen ins Leere. Sich von schweren Gedanken lösen, entspannen und sich beruhigen. Gleichmäßig den Willen auf Dantian konzentrieren und so für drei bis fünf Minuten verweilen.

1. Den Anus zusammenziehen und das Qi leiten

a) Der oben beschriebenen Bewegung folgen und die entgegengesetzte Bauchatmung übernehmen. Während des Einatmens die Zungenspitze gegen den harten Gaumen strecken, den Nacken zurückziehen, mit den Schultern zucken, die Brust und den Anus einziehen. Sich auf die Zehenspitzen stellen und den Fluss des Qi entlang der „Do mai" zum Scheitel leiten. Während der Ausatmungsphase den Anus entspannen, den Bauch, den ganzen Körper entspannen und den Körper langsam wieder auf die Fersen absenken. Den Fluß des Qi entlang der „Ren mai" hinunter zum Dantian leiten. Diese Übung insgesamt achtmal durchführen. Den Fluss des Qi nach oben leiten; aber zu starken Einsatz der Vorstellungskraft vermeiden. Das Training nie willkürlich erweitern. Patienten, die unter zu hohem Blutdruck leiden, werden angewiesen, ihre Vorstellungskraft auf Dantian zu konzentrieren. Diese Patienten sollten das Qi nicht nach oben leiten.

b) Das Qi in der Weise leiten, dass es einer liegenden 8 ähnelt. Der oben beschriebenen Bewegung folgen, den ganzen Körper entspannen, natürlich atmen. Sich die Taille als Achse vorstellen und die Schultern in der Weise drehen, dass diese Bewegung einer liegenden „∞" ähnelt. Männer bewegen die Schultern zunächst nach links, während Frauen diese Übung zuerst nach rechts ausführen. Jeweils achtmal links und rechts oder ein Vielfaches von acht. Das Training je nach der persönlichen Kondition steigern.

2. Bewege deinen Unterleib vor und zurück

Eine stehende Position einnehmen, wobei die Beine weiter gespreizt sind als bei der Ausgangsposition. Leicht in die Knie gehen und die Knie mit sanfter Muskelkraft zueinander bringen. Natürlich atmen, leicht die Augen schließen und den Kiefermuskel entspannen, wobei der Unterbauch eingezogen sein sollte. Diese Stellung ähnelt der Position der „beherrschten Bewegung". Die Knie nun sanft beugen und strecken, so dass sich der Unterkörper auf und ab bewegt. Die Zähne des Ober- und Unterkiefers mit leicht klickendem Geräusch aufeinander schlagen. Diese Übung fünf bis zehn Minuten durchführen bzw. erweitern je nach der persönlichen Kondition (Abb. 3.103).

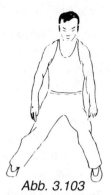

Abb. 3.103

Qigong zur Vermehrung des sexuellen Potentials bei Männern

Diese Form des Qigong ist ein wichtiges Verfahren, das schon im alten China angewendet wurde, um die unteren Körperteile zu trainieren. Es hat die Funktion, den o. Niere zu versorgen, das Yang zu stärken, das Qi zu unterstützen, das Struktivpotential zu vermehren und die Gesundheit zu kräftigen. In unserer Zeit wird diese Form des Qigong zur Aufrechterhaltung der Gesundheit von älteren und Menschen mittleren Alters angewandt. Darüber hinaus dient sie der Vorbeugung und Heilung von Krankheiten und Symptomen wie Impotenz, Ejakulatio Praecox, Zeugungsunfähigkeit und hat nachweisbar positive Einflüsse.

1. Den Bauch reiben

Auf dem Rücken liegen, den ganzen Körper entspannen, gleichmäßig atmen und sich von schweren Gedanken lösen (dieses gilt auch für die folgenden Übungen, ist eine allgemeine Vorbereitung). Die Hände übereinanderlegen (die rechte liegt auf der linken Hand), den Bauch reiben und schnun die Hände vom Schwertfortsatz in Richtung des Schambeins 36-mal schieben. Während die Hände sich nach unten bewegen, langsam einatmen und seine Vorstellungskraft auf die Wahrnehmung dessen, was unter den Händen geschieht, konzentrieren. Dieses hat die Funktion, die oo. Milz und Magen zu stärken und das wahre Qi nach Dantian fließen zu lassen (Abb. 3.104).

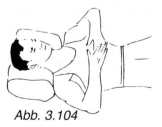

Abb. 3.104

2. Reguliere Yin und Yang im Bauch

Auf dem Rücken liegen, mit beiden Händen vom Schwertfortsatz ausgehend hinunter zu beiden Seiten des Bauches 36-mal streichen. Wenn die Hände sich trennen, um entlang beider Seiten des Bauches zu streichen, langsam einatmen und die Vorstellungskraft ganz auf das Geschehen unter den Handflächen konzentrieren (Abb. 3.105). Dieses reguliert sowohl den o. Magen als auch das Verdauungssys-tem, beeinflusst das Qi und stärkt den o. Milz.

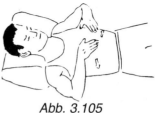

Abb. 3.105

3. Presse und knete den Nabel

Auf den Rücken legen, die Hände auf den Nabel legen, die rechte Hand über der linken Hand. Nun den Nabel in kreisförmigen Bewegungen je 36-mal nach links und nach rechts massieren. Natürlich atmen und dem Geschehen unter den Händen besondere Aufmerksamkeit schenken (Abb. 3.106). Diese Übung hat die Funktionen, die oo. Milz und Magen zu stärken und das Yang zu wärmen, um Kälte zu vertreiben. Sollte man in dem Bauchbereich (gewöhnlich unterhalb des Nabels) irgendwelche Verhärtungen spüren, kann dies ein Zeichen für eine Blockade des Qi und des Blutflusses sein. Beides hat sich angehäuft und kann sich nicht verteilen. In diesem Fall sollte man den Zeige-, Mittel- und Ringfinger auf die Verhärtung pressen und für eine längere Zeit drücken und massieren. Die Vorstellungskraft benutzen, um das Qi an den Ort der Verhärtung auszustoßen, um die Leitbahnen und Blutgefäße zu öffnen. Beseitigt die Stagnation des Qi und zerstreut die Anhäufung der krankheitsverursachenden Faktoren.

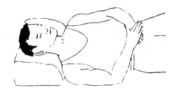

Abb. 3.106

4. Massiere die Samenstränge mit den Fingern

Eine sitzende Position einnehmen. Jeweils die Zeige- und Mittelfinger und Daumen der rechten und linken Hand zusammennehmen, die Samenstränge an beiden Seiten der Peniswurzel zwischen diese Finger nehmen und sie je 50- mal nach links und rechts rollen. Den ganzen Körper entspannen, natürlich atmen und und sich auf den Einfluss, den die Finger bei dieser Bewegung ausüben, konzentrieren. Diese Massage durchführen, bis man einen leichten Schmerz, ein Anschwellen und ein angenehmes Gefühl spürt. Dieses Verfahren hat die Funktionen, den o. Leber zu besänftigen, das Qi sowohl zu regulieren als auch seine funktionellen Aktivitäten anzuregen. Durch die Manipulation der Samenstränge werden gleichzeitig auch die in den Samensträngen befindlichen Blutgefäße, Nerven, Lymph-gefäße und andere Gewebe in ihrer Funktion angeregt.

Sitzende Position. Mit dem Zwischenraum von Daumen und Zeigefinger der rechten Hand den Hodensack und Penis an der Wurzel umfassen. Der Griff sollte sehr fest sein. Der Hodensack und die Hoden sind dabei nicht eingeengt; der Daumen und der Zeigefinger zeigen nach oben. Nun die Handinnenfläche der linken Hand auf den linken Hoden legen und diesen in kreisenden Bewegungen 50 mal massieren; dann die Hände wechseln und den rechten Hoden in dieser Weise 50-mal massieren. Natürlich atmen und sich auf die Handinnenflächen konzentrieren.

6. Knete die Hoden zwischen den Fingern

Sitzende Position. Jeweils die Zeige- und Mittelfinger der rechten und linken Hand mit der Innenseite unter die Hoden an die Peniswurzel legen. Nun die Daumen auf die Hoden der jeweiligen Seite pressen und diese zwischen den Fingern rollen, je 50-mal nach links und 50-mal nach rechts.

7. Hebe die Hoden

Sitzende Position. Wie bei der vorherigen Übung jeweils die Zeige- und Mittelfinger unter die Hoden legen. Nun die Hoden mit den Fingerspitzen in Richtung der Leisten heben und sie wieder absenken. Dieses insgesamt dreimal durchführen. Langsam einatmen, wenn man die Hoden anhebt und langsam ausatmen, wenn man sie wieder absenkt. Diese Übung parallel mit dem rechten und linken Hoden durchführen. Nicht zu viel Druck einsetzen. Die unter 5), 6) und 7) beschriebenen Verfahren haben die Funktionen, die Bildung von Sperma und männlichen Sexualhormonen zu gewährleisten. Außerdem wird das Yang der Nieren gekräftigt und die struktive Energie vermehrt.

8. Schlage die Hoden

Aufrecht stehen, die Füße schulterbreit auseinander. Die Hände zu Fäusten ballen und abwechselnd je 25-mal auf die Hoden schlagen. Sanft schlagen ohne besondere Stärke anzuwenden, bis sich ein leichter Schmerz und ein Anschwellen einstellen. Dieses Verfahren leitet das überschüssige Qi und Blut aus der Genitalregion zur Niere, um diese besser zu ernähren.

9. Schlage die Nieren

Aufrecht stehen, die Füße schulterbreit auseinander. Die Rückseite der Fäuste benutzen, um abwechselnd auf die Nierengegend in der Lendenregion je 50-mal zu schlagen. Dieses sanft, tief und durchdringend ausführen. Natürlich atmen. Der

Taillenbereich ist die „Heimat" der Nieren, infolgedessen hat dieses Training eine kräftigende Wirkung auf die Nieren und stärkt die Taille. Darüber hinaus werden das Qi und das Blut zur Leber geleitet und dort gespeichert.

10. Mache den Rücken durchgängig

Aufrecht stehen, die Füße schulterbreit gespreizt. Beide Hände zu Fäusten ballen, die Schultern entspannen sowie die Ellbogen und Handgelenke. Die Kraft der Taille benutzen, um beide Arme zu heben. Die eine Faust schlägt nun mit der Innenseite auf die Brust, die andere mit dem Handrücken unterhalb des Schulterblattes auf den Rücken. Je 50-mal links und rechts. Dieses Verfahren öffnet die Leit- und Blutbahnen des ganzen Körpers und verteilt das Qi und Blut im Körper.

11. Drehe die Knie

Aufrecht mit geschlossenen Füßen stehen, die Knie leicht gebeugt. Die Handflächen auf die Knie pressen und mit den Knien nach links und nach rechts kreisen; je 25-mal. Diese Übung hat die Aufgabe, den Fluss des Qi in den drei Yin-Leitbahnen und den drei Yang-Leitbahnen des Fußes zu fördern.

12. Rolle mit Gecko-Ball

Eine sitzende Position einnehmen. Nun mit den Füßen die Gecko-Bälle vor und zurück rollen, 50-mal. Diese Übung massiert das Foramen N 1, und hat die Funktion, das Qi hinunterzuführen und das Feuer zurück zu seinen Ursprüngen zu bringen .

13. Beende das Training

Beide Hände auf die Oberschenkel legen, kurz verweilen und dann das Gesicht und die Hände reiben. Nun aufstehen und einige Lockerungsübungen machen. Die Absicht dieser Schlussphase liegt darin, das Qi und das Blut zurück zu ihrem Ursprung zu bringen und den Geist zu beruhigen.

Teil 4: Die Praxis der chinesischen Medizin

Kapitel I: Erkrankungen der Atemwege

Erkältungskrankheiten

In der westlichen Medizin ist die Erkältung eine sehr häufig auftretende Virusinfektion der oberen Atemwege. In der chinesischen Medizin entspricht die Erkältung dem Eindringen von Algor venti oder Calor venti.

Krankheitsmechanismus

Als Krankheitsursachen kommen vor allem Ventus, Algor und Ventus calor in Betracht, die beim Wechsel zwischen Temperaturextremen von Kälte und Hitze oder bei Depletion des o. Lunge auftreten und ihre kühlende und verteilende Funktion verhindern und die Abwehrkräfte der Extima schwächen. Daneben spielen die Agenzien von Trockenheit, Sommerhitze sowie Feuchtigkeit auch eine Rolle, unter deren Einfluss sich vom o. Lunge her Heteropathien ausbilden können.

Therapie nach Symptomatik, Abgrenzungen
Algor venti-Erkältung

Frösteln, Schmerzen in Körper, Kopfschmerzen, niedriges Fieber, kein Schweiß, Nasenverstopfung oder Nasenfluss, Husten, dünner und weißer Zungenbelag, oberflächlicher und angespannter Puls.

Therapieprinzip: Algor venti vertreiben durch Austreibung von Schweiß und Befreiung der Extima.

Selbst-Tuina mit dem Gecko-Ball: Rollen am Rücken, Schieben nach oben und unten oder Schieben nach links und rechts an B 12, B 13.

Diätetik: 9 Stücke frischen Ingwer, 1 Frühlingszwiebel und 3g braunen Zucker in Wasser kochen. Den Sud noch heiß nach und nach einnehmen.

Qigong: Hier wird die Durchführung des Qigong für den Kopf und das Gesicht und Qigong für Nase und Zähne empfohlen.

Calor-venti-Erkältung

Fieber mit Schweiß, Kopfschmerzen, Abneigung gegen Wind, Nasenverstopfung, Husten, Durst, Auswurf von dickem, gelbem Schleim, trockener und geschwollener Rachen, Halsschmerzen, dünner und gelblicher Zungen-belag. Oberflächlicher und schneller Puls.

Therapieprinzip: Calor kühlen, die Extima durchgängig machen.

Selbst-Tuina mit dem Gecko-Ball: Rollen am Rücken, Schieben nach oben und unten oder Schieben nach links und rechts an B 12, B 13.

Diätetik: Chrysanthemenblüten als Tee trinken.

Qigong: Hier wird die Durchführung des Qigong für den Kopf und das Gesicht empfohlen.

Husten

In der chinesischen Medizin wird Husten schon in dem Werk „Unbefangene Fragen im Innern Klassiker des Gelben Fürsten" in Kapitel 23, 38 erwähnt, in der westlichen Medizin gehört er zu häufig auftretenden Begleitsymptomen vieler Erkrankungen der Atemwege, wie z.b. chronischer und akuter Bronchitis, Bronchial-CA, Bronchiektasie, Lungeentzündung, Pleuritis sicca sowie Tuberkulose.

Krankheitsmechanismus

Nach der chinesischen Medizin gibt es hauptsächlich zwei Krankheitsursachen, nämlich die exogenen und endogenen Faktoren.

1. Als exogene Faktoren stehen Algor venti, Calor venti und Ariditas-Heteropathie im Vordergrund. Sie treten über Nase und Mund ein, befallen Haut und Wei-Qi-Schicht, breiten sich im Bereich des Funktionskreises Lunge aus und hemmen das Lungen-Qi, dadurch wird die kühlende und absteigende Funktion des o. Lunge behindert, was wiederum zu Husten führt.

2. Als endogene Faktoren stehen emotionale Disharmonie sowie Fehlernährung im Vordergrund.

Ärger, Jähzorn, Besorgnis, Groll sowie Frustration führen zu einer Stagnation des o.-Leber-Qi. Über einen langen Zeitraum kann dies Ardor des o. Leber verursachen, welcher die Lunge angreift, sie an ihrer absteigenden Funktion hindert, was zu Husten führt. Depletion des Yin im o. Lunge verursacht auch inneren Ardor, welcher die Säfte-Zirkulation regulierende Funktion verletzt, woraus wiederum Husten resultiert.

3. Diätfehler wie z.B. übermäßiger Konsum von fetten Speisen, Alkohol und Süßigkeiten lassen eine Depletion des o. Milz entstehen, was zu einer Anhäufung von Humor und Bildung von Pituita (Schleim) führt. Wenn Pituita sich im o. Lunge festsetzt und das Lungen-Qi am Absteigen hindert, dann kommt es ebenfalls zu Husten.

Therapie nach Symptomatik, Abgrenzungen
Algor venti-Husten

Husten mit dünnem, klarem Schleim, Kopfschmerzen, Fieber, Frösteln ohne Schweiß, Nasenverstopfung oder Nasenfluss, schmerzende Gelenke, dünner und weißer Zungenbelag. Oberflächlicher und angespannter Puls.

Therapieprinzip: Algor venti zerstreuen, Extima freimachen, Husten stillen.

Selbst-Tuina mit dem Gecko-Ball: Rollen am Rücken, Schieben nach oben und unten oder Schieben nach links und rechts an B 12, B 13.

Diätetik: 1. Frischen rohen Rettich zu sich nehmen. 2. In Honig getauchten Rettich: 1 Rettich, 3g Ingwer, 30g Honig in einer Pfanne auf kleiner Flamme langsam rösten, bis sie duften und gar sind.

Qigong: Hier wird die Durchführung des Qigong zur Regulation des o. Lunge, das Qigong für die Brust, für den Kopf und das Gesicht, Qigong für Nase und Zähne und besonders die „Methode der Regulation des o. Lunge und Harmonisierung des Qi" (s.S. 177) empfohlen.

Calor-venti-Husten

Husten mit klebrigem Auswurf, Halsschmerzen, Durst, trockene Nasenöffnung, Fieber mit Schweiß, dünner und gelblicher Zungenbelag, oberflächlicher und schneller Puls.

Therapieprinzip: Calor venti zerstreuen, Extima freimachen, Husten stillen.

Selbst-Tuina mit dem Gecko-Ball: Rollen am Rücken, Schieben nach oben und unten oder Schieben nach links und rechts an B 12, B 13.

Diätetik: Frische rohe Birnen zu sich nehmen.

Qigong: Hier wird die Durchführung der „Methode des Reibens der Brust und Training des Qi mit dem Wort si" (s.S. 177) und das Qigong für Kopf, Gesicht, Nase und Zähne empfohlen.

Trockenheit (Ariditas) greift den o. Lunge an

Trockener Husten, klebriges Sputum, Trockenheit in der Nase und im Hals, Fieber, Schmerzen im Kopf und Körper, gerötete Zungenspitze, dünner, weißer Zungenbelag, beschleunigter Puls.

Therapieprinzip: Calor, Ariditas kühlen, den o. Lunge befeuchten, Husten stillen.

Selbst-Tuina mit dem Gecko-Ball: Wie bei Calor venti.

Diätetik: Wie bei Calor-venti-Husten.

Qigong: Wie bei Calor-venti-Husten.

Depletion des Yin im o. Lunge

Trockener Husten ohne Sputum oder mit geringem, klebrigem Sputum, das mit Blut vermischt ist. Nachmittags Fieber, Wangen-Rötung, Nachtschweiß, Hitzeempfindungen im Bereich der Fußsohlen und Hand-flächen, trockene und gerötete Zunge. Zarter und beschleunigter Puls.

Therapieprinzip: Die oo. Lunge und Magen erhalten, die aktiven Säfte hervorrufen, den o. Lunge befeuchten, Husten stillen.

Selbst-Tuina mit dem Gecko-Ball: Wie bei Calor venti.

Diätetik: Frische Lotuswurzeln zerstampfen, den so gewonnenen Saft einnehmen.

Qigong: Hier werden die Durchführung des „Innere Pflege-Qigong" und die „Methode, um die Energie des Mondes zu erhalten" (s.S. 153) empfohlen.

Pituita (Schleim)-Husten

Husten mit profusem, zugleich dünnem und klarem Schleim, Beklemmungsgefühl in der Brust, Appetitverlust, Müdigkeit, Durchfall, weißer und klebriger Zungenbelag, schlüpfriger Puls.

Therapieprinzip: Humor trocknen, Pituita umwandeln, Husten stillen.

Selbst-Tuina mit dem Gecko-Ball: Rollen am Rücken, Schieben nach oben und unten oder Schieben nach links und rechts an B 13, B 20, B 22.

Diätetik: 150g Walnusskerne und 120g Rundkornreis mit Wasser kochen, dann als Suppe einnehmen.

Qigong: Hier wird die Durchführung des Qigong zur Regulation des o. Lunge und von der „6-Laute-Atemmethode" das Sprechen des Wortes „hu" empfohlen (s.S. 154).

Ardor attackiert die oo. Leber und Lunge

Trockener Husten, trockene Kehle, gerötetes Gesicht, Spannungsschmerzen in der Brust. Gelber und trockener Zungenbelag, gespannter Puls.

Therapieprinzip: Ardor des o. Lunge herausleiten, Calor kühlen, Keuchen besänftigen, Husten stillen.

Selbst-Tuina mit dem Gecko-Ball: Rollen am Rücken, Schieben nach oben und unten oder Schieben nach links und rechts an B 12, B 13. B 18, B 19. Treten mit den Fußrücken.

Diätetik: Hier wird der Fünf-Säfte-Trank empfohlen: Aus Birnen, Wasserkastanien, Schilfrohrwurzeln, Schlangenbartwurzeln und Lotuswurzeln jeweils den Saft auspressen und miteinander vermischen.

Qigong: Hier werden die Durchführung der „Methode, die Brust zu reiben und Qi mit dem Wort xu zu trainieren" (s.S. 177) und das Qigong zur Regulation des o. Lunge empfohlen.

Halsentzündung

Krankheitsmechanismus

1. Entweder ist durch Algor venti oder Calor venti der o. Lunge affiziert, was schließlich die kühlende und verteilende Funktion blockiert und die Abwehrkräfte der Extima schwächt. Dadurch sammelt sich Calor humidus im Hals und verursacht Halsschmerzen.
2. Diätfehler wie z.b. übermäßiger Konsum von fetten Speisen, Alkohol sowie Süßigkeiten lassen Calor humidus in den oo. Lunge und Magen entstehen, was wiederum zu einer Anhäufung von Pituita (Schleim) führt. Wenn Pituita sich im o. Lunge festsetzt und das Qi am Absteigen hindert, kommt es zu Halsschmerzen.
3. Durch Überanstrengung oder emotionale Dishar-monie wie Ärger, Sorgen oder übermäßige sexuelle Betä-tigung wird das Yin der oo. Lunge und Niere geschmälert. Depletion des Yin in den oo. Lunge und Niere verursacht inneren Ardor, welcher die Funktion, die die Säfte-Zirkulation reguliert, verletzt. Daraus resultieren Halsschmerzen wie oben.

Therapie nach Symptomatik, Abgrenzungen
Algor venti

Akute Heiserkeit, Kratzen im Rachen, Husten mit wässrigem Auswurf, Abneigung gegen Kälte und Wind, reichlich weißes, dünnflüssiges Sputum, Stimmverlust, ein dünner, weißer Zungenbelag und ein oberflächlicher Puls.

Therapieprinzip: Algor venti zerstreuen, Extima freimachen, Halsschmerzen stillen.

Selbst-Tuina mit dem Gecko-Ball: Rollen am Rücken, Schieben nach oben und unten oder Schieben nach links und rechts an B 12, B 13.

Diätetik: Saft aus Rettich und Ingwer.

Qigong: Hier wird die Durchführung des Qigong zur Regulation des o. Lunge, das Qigong für die Brust, für den Kopf und das Gesicht empfohlen.

Calor venti

Heiserkeit, Rachenrötung, Halsschmerzen, trockener und geschwollener Rachen, Schluckbeschwerden, Fieber mit Schweiß, Kopfschmerzen, Nasenverstopfung, Durst, Husten, Auswurf von dickem, gelbem Schleim, dünner und gelblicher Zungenbelag. Oberflächlicher und schneller Puls.

Therapieprinzip: Calor kühlen, die Extima durchgängig machen, Rachenschmerzen stillen.

Selbst-Tuina mit dem Gecko-Ball: Rollen am Rücken, Schieben nach oben und unten oder Schieben nach links und rechts an B 12, B 13.

Diätetik: Suppe aus Mungbohnen.

Qigong: Hier wird die Durchführung des Qigong zur Regulation des o. Lunge, das Qigong für die Brust, für den Kopf und das Gesicht empfohlen.

Calor der oo. Lunge und Magen

Heiserkeit, hohes Fieber, Dysfunktion des Rachens, Halsschmerzen, trockener, wunder Rachen, Rötung und Schwellung des Rachens, Durst, eine rote und trockene Zunge mit gelbem Zungenbelag, ein kräftiger und be-schleunigter Puls.

Therapieprinzip: Calor kühlen, entgiften, Rachenschmerzen stillen.

Selbst-Tuina mit dem Gecko-Ball: Rollen am Rücken, Schieben nach oben und unten oder Schieben nach links und rechts an B 12, B 13. Treten mit dem Fußrücken.

Diätetik: 30g Erdnüsse (ohne Schale) und 30g Honig in Wasser kochen und einnehmen.

Qigong: Hier wird die Durchführung des Qigong zur Regulation des o. Lunge, Qigong für das Abdomen sowie Qigong für den Kopf und das Gesicht empfohlen.

Asthma (Xiao chuan)

Asthma ist den chinesischen Begriffen Xiao (Keuchatmung), Chuan (Atemnot) sehr ähnlich. In der chinesischen Medizin sieht man die beiden meistens als Einheit.

Krankheitsmechanismus
1. Repletion: Die meisten Asthmaanfälle entstehen durch das Eindringen äußerer Agenzien, denn der Funktionskreis Lunge ist dafür besonders anfällig. Entweder ist durch Algor venti oder Calor venti der Funktionskreis Lunge affiziert und blockiert schließlich seine normale Funktion – primär durch Algor venti verursacht – und entwickelt sich später zu Calor.
2. Depletion: Depletion der oo. Lunge und Niere: Nach Überanstrengung oder emotionaler Disharmonie wie Är-ger, Sorgen oder nach langer chronischer Krankheit oder übermäßiger sexueller Betätigung wird das Qi des o. Lunge geschmälert. Ein geschwächtes Qi des Funktionskreises Lunge begünstigt besonders Chuan (Atemnot). Pituita ist auch ein wichtiger Faktor für die Entstehung von Asthma. Wenn Pituita im o. Lunge bleibt und die Durchgängigkeit des Qi blockiert, wird die Funktion der Verteilung und des Hinabführens nicht frei entfaltet. Dabei tritt Xiao (Keuchatmung) auf.

Therapie nach Symptomatik, Abgrenzungen
Eindringen von Algor venti in den o. Lunge
Husten oder Asthma mit dünnem, klarem Auswurf, Frösteln, Fieber, kein Schweiß, Schmerzen im Kopf und im Körper, verstopfte und laufende Nase, weißer Zungenbelag, oberflächlicher Puls.

Therapieprinzip: Die Extima lösen, den o. Lunge besänftigen, Keuchen stillen.

Selbst-Tuina mit dem Gecko-Ball: Rollen am Rücken, Klopfen durch Hin- und Herschwingen des Oberkörpers, Schieben nach oben und unten oder Schieben nach links und rechts an B 12, B 13, B 15 und B 23.

Diätetik: 250g Walnüsse in Wasser kochen, bis sie einreduziert sind, nun 250g Honig zuführen und auf klei-ner Flamme so lange kochen, bis eine Paste entsteht.

Qigong: Hier wird die Durchführung der „Methode des Reibens der Brust und Training des Qi mit dem Wort si" (s.S. 177) empfohlen.

Eindringen von Calor venti in den o. Lunge

Husten oder Asthma, dicker, gelber Auswurf, Fieber, Schmerzen auf der Brust, Durst, Spannungsgefühl, Druckgefühl in der Brust, Nervosität, Trockenheit in der Nase oder blutiges bzw. eitriges Nasensekret, starker Durst, trockener Stuhl, gelber Zungenbelag, oberflächli-cher und beschleunigter Puls.

Therapieprinzip: Calor kühlen, den o. Lunge erfrischen, Keuchen stillen.

Selbst-Tuina mit dem Gecko-Ball: Rollen am Rücken, Klopfen durch Hin- und Herschwingen des Oberkörpers, Schieben nach oben und unten oder Schieben nach links und rechts an B 12, B 13, B 15 und B 23.

Diätetik: Der Fünf-Säfte-Trank aus Birnen, Wasserkas-tanien, Schilfrohrwurzeln, Schlangenbartwurzeln und Lotuswurzeln jeweils den Saft auspressen und miteinander vermischen.

Qigong: Hier wird die Durchführung der „Methode, das weiße Qi zu nehmen" (s.S. 177) empfohlen.

Depletion des Qi im o. Lunge

Kurzes und beschleunigtes Atmen, schwache und leise Stimme, spontaner Schweiß, Dyspnoe, Auswurf, schwa-cher Husten, bleiches, blutleeres Gesicht, Aftervorfall, kalte Gliedmaßen, blasse Zunge, weißer Belag, zarter und kleiner Puls.

Therapieprinzip: Das Qi vermehren, die Säfte hervorbringen, das Yin erhalten, Keuchen stillen.

Selbst-Tuina mit dem Gecko-Ball: Rollen am Rücken, Klopfen durch Hin- und Herschwingen des Oberkörpers, Schieben nach oben und unten oder Schieben nach links und rechts an B 12, B 13, B 15 und B 23.

Diätetik: 2 Stücke Schweinehoden in Wasser kochen und mit der Suppe zusammen verzehren.

Qigong: Hier werden die Durchführung des „Innere Pflege-Qigong" und die „Methode der Stärkung des o. Niere" und die „Methode der Regulation des o. Lunge und Harmonisierung des Qi" (s.S. 177) empfohlen.

Retention von Algor pituita im o. Lunge

Husten, Auswurf von viel gelöstem, weißem und schaumigem Sputum, Asthma, Völlegefühl in der Brust, klebriger, weißer Zungenbelag, schlüpfriger Puls.

Therapieprinzip: Das Qi absenken, Pituita umwandeln, Algor vertreiben.

Selbst-Tuina mit dem Gecko-Ball: Rollen am Rücken, Klopfen durch Hin- und Herschwingen des Oberkörpers, Schieben nach oben und unten oder Schieben nach links und rechts an B 12, B 13, B 15 und B 23. Klopfen mit hochgezogenen Knien.

Diätetik: 100g Hiobstränensamen in Wasser abkochen, bis sie weich sind, dann mit 50g Reis zusammen kochen und einnehmen.

Qigong: Hier wird die Durchführung des Qigong zur Regulation des o. Lunge und von der „6-Laute-Atem-methode" das Sprechen des Wortes „hu" empfohlen (s.S. 154).

Retention von Calor pituita im o. Lunge

Husten, flache, hastige und raue Atmung, Auswurf von viel dickem, eitrigem Sputum, Fieber, Erstickungsgefühl in der Brust, Obstipation, Durst, Kopfschmerzen, klebriger, gelblicher Zungenbelag, schneller, schlüpfriger Puls.

Therapieprinzip: Das Qi absenken, Pituita umwandeln, Calor kühlen.

Selbst-Tuina mit dem Gecko-Ball: Rollen am Rücken, Klopfen durch Hin- und Herschwingen des Oberkörpers, Schieben nach oben und unten oder Schieben nach links und rechts an B 12, B 13, B 15 und B 23. Klopfen mit hochgezogenen Knien.

Diätetik: Fünf-Säfte-Trank: Aus Birnen, Wasserkas-tanien, Schilfrohrwurzeln, Schlangenbartwurzeln und Lotuswurzeln jeweils den Saft auspressen und miteinander vermischen.

Qigong: Hier werden die Durchführung der „Methode des Reibens der Brust und des Trainings des Qi mit dem Wort si" (s.S. 177) und von der „6-Laute-Atemmethode" das Sprechen des Wortes „hu" empfohlen (s.S. 154).

Kapitel II: Erkrankungen des Verdauungstraktes

Magenschmerzen

Krankheitsmechanismus

1. Bedingt durch Überanstrengung oder emotionale Probleme, die das Yin des o. Magen verletzen, was wiederum Intima calor entstehen lässt. Wenn Calor im o. Magen angehäuft wird, verbraucht dies die Säfte. Und mangelnde Säfte im Verdauungstrakt verursachen brennende Schmerzen.

2. Bedingt durch rohe, kalte Speisen oder durch eine konstitutionelle Schwäche wie lange andauernde Krank-heiten, die das Yang-Qi in den oo. Milz und Magen verletzen und Depletions-Magenschmerzen verursachen.

3. Äußere Kälte ist auch ein wichtiger Faktor bei Magenschmerzen, denn bei niedriger Temperatur ziehen sich die Qi-Leitbahnen sowie Gewebe zusammen und verursachen akute epigastrische Schmerzen.

4. Durch unterdrückte Emotionen kommt es zu einem Stau des Qi im Leber-Funktionskreis. Leber entspricht dem Element Holz, Magen entspricht dem Element Erde; gemäß der 5-Wandlungsphasen-Lehre hemmt Holz die Erde, d.h. wenn das Qi nicht in den o. Leber abfließen kann, leidet darunter der Funktionskreis Magen, was zu Schmerzen in der Magenregion führt.

5. Ernährung hat einen großen Einfluss auf Magenschmerzen. Überreichliches Essen oder Wechsel von Hunger und Übereessen, unregelmäßige Nahrungsaufnahme oder zu hastiges Essen führen zu der mittleren Qi-Stagnation und Nahrungsstagnation im Magen, was die oo. Milz und Magen verletzt.

Therapie nach Symptomatik, Abgrenzungen
Depletion Yin des o. Magen

Trockener Mund, dumpfe Schmerzen im Epigastrium, trockener Stuhl oder Verstopfung, rote Zunge, wenig Belag, beschleunigter Puls.

Therapieprinzip: Den o. Magen erhalten, das Yin stützen, die Mitte harmonisieren.

Selbst-Tuina mit dem Gecko-Ball: Rollen am Rücken, Klopfen durch Hin- und Herschwingen des Oberkörpers, Schieben nach oben und unten oder

Schieben nach links und rechts an B 17, B 20, B 21, B 22. Die Position der Katze.

Diätetik: Japanaprikosen.

Qigong: Hier wird empfohlen: Die „Methode, das gelbe Qi zu nehmen", das „Freimachen der oo. Milz und Magen", die „6-Laute-Atemmethode, insbesondere das Sprechen des Wortes chui" (s.s. 154) sowie die „Methode, um die Energie des Mondes zu erhalten".

Depletion und Algor-Befund in den oo. Milz und Magen

Dumpfer Schmerz in der Magenregion, allgemeine Mattigkeit, Aufstoßen von dünner Flüssigkeit. Schmerz, der durch Druck und Wärme erleichtert wird. Dünner, weißer Zungenbelag, tiefer, langsamer Puls.

Therapieprinzip: Die Mitte durchwärmen, Algor austreiben, die oo. Milz und Magen kräftigen sowie Schmerzen stillen.

Selbst-Tuina mit dem Gecko-Ball: Rollen am Rücken, Klopfen durch Hin- und Herschwingen des Oberkörpers, Schieben nach oben und unten oder Schieben nach links und rechts an B 17, B 20, B 21, B 22. Die Position der Katze.

Diätetik: 60g frischen Ingwer, 10g Pfefferkörner, 120g Schweinedarm mit Wasser kochen und heiß nach und nach einnehmen.

Qigong: Hier wird die Durchführung des Qigong zur Stärkung und die „Methode, das gelbe Qi zu nehmen" (s.S. 181) empfohlen.

Algor attackiert den o. Magen

Schmerzen im Epigastrium, durch Wärme oder Druck gebessert. Erbrechen, Aufstoßen klarer Flüssigkeit, weiße Zunge, klebriger Belag, langsamer Puls.

Therapieprinzip: Den o. Magen harmonisieren, das Qi regulieren, Algor austreiben, Schmerzen stillen.

Selbst-Tuina mit dem Gecko-Ball: Rollen am Rücken, Klopfen durch Hin- und Herschwingen des Oberkörpers, Schieben nach oben und unten oder Schieben nach links und rechts an B 17, B 20, B 21, B 22. Die Position der Katze.

Diätetik: 9 Stücke frischen Ingwer, 1 Frühlingszwiebel, 3g braunen Zucker und 10g Pfefferkörner in Wasser kochen und heiß nach und nach einnehmen.

Qigong: Hier werden die Durchführung des Qigong für den Kopf und das Gesicht und die „Methode, das gelbe Qi zu nehmen" (s.S. 181) empfohlen.

Stauungen des Qi in den oo. Leber und Magen

Spannungsschmerz in der Magenregion, Aufstoßen, Übelkeit, überschüssige Magensäure. Der Zungenbelag ist dünn und weiß. Gespannter Puls.

Therapieprinzip: Die oo. Magen und Leber harmo-nisieren.

Selbst-Tuina mit dem Gecko-Ball: Rollen am Rücken, Klopfen durch Hin- und Herschwingen des Oberkörpers, Schieben nach oben und unten oder Schieben nach links und rechts an B 17, B 20, B 21 und B 22. Die Methode des Tretens mit dem Fußrücken.

Diätetik: Mandarinenschale als Tee trinken.

Qigong: Hier wird empfohlen: Die Durchführung der „Methode des Reibens des Oberbauches und Training des Qi mit dem Wort hu", das Freimachen der oo. Milz und Magen (s.S.181), die „Methode, die Brust zu reiben und Qi mit dem Wort xu zu trainieren" sowie den o. Leber zu besänftigen und das Qi zu regulieren (s.S. 182 und 183).

Stauungen durch Fehlernährung

Blähungen und Schmerzen in der Magenregion, Stagnation der Verdauung, Druckgefühl, Aufstoßen mit übel riechendem Atem, Anorexie. Dicker, klebriger Zungenbelag, tiefer, schwächlicher Puls.

Therapieprinzip: Verdauungsblockaden zerstreuen, den o. Magen harmonisieren.

Selbst-Tuina mit dem Gecko-Ball: Rollen am Rücken, Klopfen durch Hin- und Herschwingen des Oberkörpers, Schieben nach oben und unten oder Schieben nach links und rechts an B 17, B 20, B 21, B 22. Klopfen mit hochgezogenen Knien.

Diätetik: Frischen Rettichsaft trinken.

Qigong: Hier wird die Durchführung der „Methode der Divergenzpression des Abdomens" (s.S. 186) empfohlen.

Obstipation (Verstopfung)

Krankheitsmechanismus
1. Depletion Xue-Obstipation, die durch eine Verletzung der oo. Milz und Magen aufgrund von Calor-Heteropathien verursacht wird, die in den Darm eindringen, die Säfte verbrauchen und die normale Funktion blockieren.
2. Durch Algor im o. Dickdarm. Kann entweder vom Eindringen von Algor-Heteropathien oder von einer Depletion des Yang verursacht werden. Denn bei niedriger Temperatur zieht sich der Dickdarm zusammen, was seine normale Funktion behindert. Das ist auch eine Grundursache für die Verstopfung.
3. Obstipation kann auch durch fiebrige Erkrankungen, übermäßigen Alkoholgenuss, Fehldiät (zu fette, zu scharfe Speisen) oder durch emotionale Belastung wie Stress, aufgestauten Ärger auftreten: Es kommt zu Ariditas und Calor, die den Magen- und Darm-Funktionskreis affizieren. Hieraus folgt schließlich eine Schädigung der Säfte und führt zu Verstopfung.
4. Durch intellektuelle Überforderung, Überarbeitung oder mangelnde körperliche Bewegung. Hieraus folgt eine Depletion des Qi. Bewegung des Qi stimuliert auch die Dickdarmperistaltik. Wenn das Qi zu schwach ist, kann es den Stuhl nicht im Darm vorantreiben.

Therapie nach Symptomatik, Abgrenzungen
Depletion Xue-Obstipation

Obstipation oder seltener und trockener Stuhlgang, blasses Gesicht, Herzklopfen, Schwindelgefühl, unscharfes Sehen, weiße Zunge, dünner Zungenbelag, zarter Puls.

Therapieprinzip: Den o. Dickdarm befeuchten, la-xieren, Calor-Blockaden lösen.

Selbst-Tuina mit dem Gecko-Ball: Rollen am Rücken, Klopfen durch Hin- und Herschwingen des Oberkörpers, Schieben nach oben und unten oder Schieben nach links und rechts an B 20, B 23 und B 25. Rollen am Bauch, Klopfen mit hochgezogenen Knien.

Diätetik: Bananenmilch.

Qigong: Hier wird die Durchführung der 8-Brokat-Ü-bungen, und das „Qigong zur Stärkung" empfohlen.

Repletion und Calor-Obstipation
Verstopfung, Spannungsgefühl in der Leibesmitte und den Flanken. Durst, geringer Appetit, Nervosität, trockener, gelber Zungenbelag, schlüpfriger oder gespannter Puls.

Therapieprinzip: Den o. Dickdarm befeuchten, la-xieren, Calor kühlen.

Selbst-Tuina mit dem Gecko-Ball: Rollen am Rücken, Klopfen durch Hin- und Herschwingen des Oberkörpers, Schieben nach oben und unten oder Schieben nach links und rechts an B 20, B 23 und B 25. Rollen am Bauch, Klopfen mit hochgezogenen Knien.

Diätetik: Wassermelone.

Qigong: Hier werden die Durchführung der „Methode der Divergenzpression des Abdomens" (s.S. 189) und die „Methode des Freimachens der oo. Milz und Magen" (s.S. 181) empfohlen.

Depletion Qi-Obstipation
Verstopfung, allgemeine Schwäche und Abmagerung, große Anstrengung beim Stuhlgang, blasser Zungenkörper mit dünnem Belag, zarter Puls.

Therapieprinzip: Das Qi stärken, den o. Dickdarm befeuchten, laxieren.

Selbst-Tuina mit dem Gecko-Ball: Rollen am Rücken, Klopfen durch Hin- und Herschwingen des Oberkörpers, Schieben nach oben und unten oder Schieben nach links und rechts an B 20, B 23 und B 25. Klopfen mit hochgezogenen Knien.

Diätetik: Bananenmilch.

Qigong: Hier werden die Durchführung der 8-Brokat-Übungen und das „Qigong zur Stärkung" empfohlen.

Depletion Algor-Obstipation
Verstopfung. Stuhl ist aber nicht trocken. Krampfartige Bauchschmerzen mit Kältegefühl, die durch Wärme gelindert werden und sich durch Kälte verschlimmern. Blasser Zungenkörper mit weißlichem Belag. Tiefer und zarter Puls.

Therapieprinzip: Das Qi stärken, den o. Dickdarm befeuchten, laxieren.

Selbst-Tuina mit dem Gecko-Ball: Rollen am Rücken, Klopfen durch Hin- und Herschwingen des Oberkörpers, Schieben nach oben und unten oder Schieben nach links und rechts an B 20, B 23 und B 25. Rollen am Bauch, Klopfen mit hochgezogenen Knien.

Diätetik: Honig.

Qigong: Hier werden die Durchführung der 8-Brokat-Übungen und das „Qigong zur Stärkung" empfohlen.

Diarrhoe (Durchfall)

Krankheitsmechanismus
1. Durch Kälte und Feuchtigkeitsschädigungen wie feuchte Witterung, nasse Orte oder kalte Nahrung gerät der Funktionskreis Milz in Bedrängnis. Seine Funktion des Transports und der Umwandlung kann sich also nicht ausreichend entfalten. Das Qi im o. Milz wird dadurch gestaut und es kommt zu Durchfall.
2. Auch Aestus (die drückende Hitze des Sommers) dringt in die oo. Dickdarm und Milz ein, dadurch häuft sich Calor humidus im o. des Dickdarms an und blockiert die Durchgängigkeit des Qi, was die Funktion der Weiterleitung und Umwandlung stört und sommerlichen Durchfall verursacht.
3. Entweder durch unregelmäßige Nahrungsaufnahme, Diätfehler (kalte, zu süße oder zu fette Kost) oder geistige Überlastungen kann es zu einer Einschränkung des Transportes und der Umwandlungsfunktion des o. Milz kommen mit der folgenden Symptomatik wie Appetitmangel, allgemeine Abmagerung, weiche Stühle und Diarrhoe.
4. Die Funktion des o. Niere-Yang nährt das gesamte Yang und ist mit dem Yang-Funktionskreis Milz verbunden. Daher kann eine Depletion des o.-Niere-Yang, z.B. durch Überarbeitung oder sexuelle Exzesse verursacht, wiederum zu

Depletion von Yang des Funktionskreises Milz führen. So fehlt dem o. Milz jene Wärme, die er für seine Transport- und Umwandlungsfunktion braucht.

Therapie nach Symptomatik, Abgrenzungen
Eindringen von Algor humidus in den o. Milz
Wässriger Stuhl, Bauchschmerzen, Frösteln, Kälte- und Völlegefühl in der Magenregion, durch Wärme gebessert. Schweregefühl im Kopf und Körper, allgemeine Mattigkeit, weißer, klebriger Zungenbelag, schlüpfriger Puls.

Therapieprinzip: Die Extima lösen, Algor austreiben, Humor umwandeln, das Qi regulieren, Durchfall beenden.

Selbst-Tuina mit dem Gecko-Ball: Rollen am Rücken, Klopfen durch Hin- und Herschwingen des Oberkörpers, Schieben nach oben und unten oder Schieben nach links und rechts an B 20, B 23 und B 25. Rollen am Bauch, Klopfen mit hochgezogenen Knien.

Diätetik: Suppe aus frischem Ingwer, Pfeffer und Ziegenfleisch.

Qigong: Hier werden die Durchführung der 8-Brokat-Übungen und die „Methode der Divergenzpression des Abdomens" empfohlen.

Calor humidus im o. Dickdarm
Bauchschmerzen, blutige, eitrige Stühle mit Schleimablagerungen. Anfangs dünnere, später kompaktere Stühle. Rote Zunge, gelber Belag, schlüpfriger und beschleunigter Puls.

Therapieprinzip: Die Extima durchgängig machen, Calor kühlen, Humor trocknen, Durchfall beenden.

Selbst-Tuina mit dem Gecko-Ball: Rollen am Rücken, Klopfen durch Hin- und Herschwingen des Oberkörpers, Schieben nach oben und unten oder Schieben nach links und rechts an B 20, B 23 und B 25. Rollen am Bauch, Klopfen mit hochgezogenen Knien.

Diätetik: Apfelsaft oder Grüner Tee.

Qigong: Hier werden die Durchführung der 8-Brokat-Übungen und die „Methode der Divergenzpression des Abdomens" empfohlen.

Depletion des Qi und Yang im o. Milz

Verdauungsschwäche, Appetitverlust, lockerer Stuhl mit unverdauter Nahrung, Blähungen, große Müdigkeit, allgemeine Abmagerung, bleiches, blutleeres Gesicht, Blähungen, Aftervorfall, Hämorrhagien, blutige Stühle, blasse Zunge, tiefer und kleiner Puls. Wenn eine Depletion des Yang-Funktionskreises Milz vorliegt, können Abneigung gegen Kälte, kalte Extremitäten sowie Ödeme zusätzlich zu den oben angeführten Symptomen auftreten.

Therapieprinzip: Den o. Milz kräftigen, das Qi vermehren, den o. Magen harmonisieren, Durchfall beenden.

Selbst-Tuina mit dem Gecko-Ball: Wie bei Algor humidus.

Diätetik: Suppe aus Yamsknolle und Ziegenfleisch. 500g Ziegenfleisch mit 500g Yamsknolle langsam gar kochen.

Qigong: Hier werden die Durchführung der „Methode, das gelbe Qi zu nehmen" (s.S. 181) und das Qigong für das Abdomen empfohlen.

Depletion des Yang des o. Niere

Morgendliche Durchfälle, Bauchschmerzen, Rücken-schmerzen, Frösteln, blasse Zunge mit weißem Belag, tiefer Puls.

Therapieprinzip: Die oo. Milz und Niere wärmen und ergänzen, die Eingeweide aufrauhen, Durchfall stoppen.

Selbst-Tuina mit dem Gecko-Ball: Wie bei Depletion des Qi und Yang im o. Milz.

Diätetik: Wie bei Depletion des Qi und Yang im o. Milz.
Qigong: Hier werden die Durchführung des Qigong zur Regulation des o. Niere und die „Methode der Massage von Dantian, um das Qi zu stützen" (s.S. 225) empfohlen.

Nahrungsstagnation

Bauchschmerzen, die sich duch den Stuhlgang bessern, faulig riechende Stühle, Aufstoßen, saurer Reflux, schlechter Mundgeruch, rote Zunge, dicker Belag, schlüpfriger Puls.

Therapieprinzip: Verdauungsblockaden zerstreuen, den o. Magen harmonisieren.

Selbst-Tuina mit dem Gecko-Ball: Rollen am Rücken, Klopfen durch Hin- und Herschwingen des Oberkörpers, Schieben nach oben und unten oder Schieben nach links und rechts an B 17, B 20, B 21 und B 22. Klopfen mit hochgezogenen Knien.

Diätetik: Frischen Rettichsaft trinken.

Qigong: Hier wird die Durchführung der „Methode der Divergenzpression des Abdomens" (s.S. 186) empfohlen.

Bauchschmerzen

Krankheitsmechanismus
1. Depletion-Schmerzen infolge Yang-Schwäche oder Algor im Magen- und Milz-Funktionskreis infolge eines Befalls durch äußere Kälte oder innere Kälte wie z.B durch kalte Nahrung.
2. Repletion-Schmerzen infolge einer Retention von Nahrung, durch unregelmässige und übermäßige Nahrungsaufnahme sowie hastiges Essen.
3. Durch unterdrückte Emotionen kommt es zu einem Einstau des Qi. Wenn das Qi im Leber- und Magen-Funktionskreis nicht abfließen kann, leidet darunter die harmonische Entfaltung seiner Funktion, was zu Schmerzen im Bauch und zu Beklemmungsgefühl in der Brust führt.
4. Die Leitbahn verläuft entlang der Unterbauchregion. Wenn Algor des Leber-Funktionskreises affiziert ist, führt dieses zu Blockaden der Leitbahnen und verursacht Schmerzen im Unterbauch und Hodenschwellung.

Therapie nach Symptomatik, Abgrenzungen
Depletion-Schmerzen
Dumpfer Bauchschmerz, der anfallsweise auftritt und sich durch Druck und Wärmeanwendung bessert. Müdigkeit, Kurzatmigkeit, lockerer Stuhl, weißer Zungenbelag, langsamer Puls.

Therapieprinzip: Die Mitte wärmen, Depletion aufheben, Spannung lösen, Schmerzen stillen.

Selbst-Tuina mit dem Gecko-Ball: Rollen am Rücken, Klopfen durch Hin- und Herschwingen des Oberkörpers, Schieben nach oben und unten oder Schieben nach links und rechts an B 20, B 21, B 22, B 25. Die Position der Katze.

Diätetik: Suppe aus Yamsknolle und Ziegenfleisch. 500g Ziegenfleisch mit 500g Yamsknolle langsam gar kochen.

Qigong: Hier werden die Durchführung des Qigong zur Stärkung und die „Methode, das gelbe Qi zu nehmen" (s.S. 221) empfohlen.

Repletion-Schmerzen

Blähungen und Schmerzen in der Magenregion und im Bauch, die durch Druck verschlimmert werden. Aufstoßen von fauligem Geruch. Der Bauchschmerz kann von Durchfall begleitet werden und nach dem Stuhlgang erlei-chtert sein. Der Zungenbelag ist klebrig, beschleunigter Puls.

Therapieprinzip: Verdauungsblockaden zerstreuen, die oo. Milz und Magen harmonisieren, Bauchschmerzen stillen.

Selbst-Tuina mit dem Gecko-Ball: Rollen am Rücken, Klopfen durch Hin- und Herschwingen des Oberkörpers, Schieben nach oben und unten oder Schieben nach links und rechts an B 17, B 20, B 21 und B 22. Klopfen mit hochgezogenen Knien.

Diätetik: Frischen Rettichsaft trinken.

Qigong: Hier wird die Durchführung der „Methode der Divergenzpression des Abdomens" (s.S. 225) empfohlen.

Stauungen des Qi in den oo. Leber-und Magen

Blähungen und Schmerz in der Magenregion und im Bauch, die durch Druck verschlimmert werden. Aufstoßen von fauligem Geruch. Beklemmungsgefühl in der Brust. Der Bauchschmerz kann von Durchfall begleitet werden und findet nach dem Stuhlgang Erleichterung. Der Zungenbelag ist klebrig. Beschleunigter und saitenförmiger Puls.

Therapieprinzip: Den o. Leber regulieren, das Xue dynamisieren, das Qi harmonisieren, Schmerzen stillen.

Selbst-Tuina mit dem Gecko-Ball: Rollen am Rücken, Klopfen durch Hin- und Herschwingen des Oberkörpers, Schieben nach oben und unten oder Schieben nach links und rechts an B 17, B 20, B 21, B 22. Die Methode des Tretens mit dem Fußrücken.

Diätetik: Mandarinenschale als Tee trinken.

Qigong: Hier wird empfohlen: Die „Methode des Reibens des Oberbauches und Training des Qi mit dem Wort hu", das Freimachen der oo. Milz und Magen (s.S. 181) sowie die „Methode, den o. Leber zu besänftigen und Qi zu regulieren" (s.S. 1833).

Algor in der Leber-Leitbahn

Schmerzen im Unterbauch, Hodenschwellung oder Schrumpfung des Skrotums, feuchter Zungenkörper, weißer Zungenbelag, tiefer und gespannter Puls.

Therapieprinzip: Das Qi antreiben, Algor austreiben, den unteren Bauch erwärmen, Schmerzen stillen.

Selbst-Tuina mit dem Gecko-Ball: Rollen am Rücken, Klopfen durch Hin- und Herschwingen des Oberkörpers, Schieben nach oben und unten oder Schieben nach links und rechts an B 17, B 20, B 21, B 22. Die Methode des Tretens mit dem Fußrücken.

Diätetik: Suppe aus frischem Ingwer, Pfeffer und Lauch.

Qigong: Hier wird die Durchführung der „Methode, die Brust zu reiben und Qi mit dem Wort „xu" zu trainieren und den o. Leber zu besänftigen und Qi zu regulieren" (s.S. 183) empfohlen.

Kapitel III: Herz- und Kreislauferkrankungen

Herzhythmusstörungen

Heutzutage wissen wir, dass sich einige Zellen des Herzmuskels darauf spezialisiert haben, rhythmische elektrische Impulse abzugeben, damit das Herz gleichmäßig schlagen kann. Als Herzrhythmusstörungen gelten entweder zu schnelle (über 100 Schläge/Minute) oder zu langsame (unter 60 Schläge/Minute) Schläge.

Krankheitsmechanismus

1. Übermäßiges geistiges Arbeiten oder lang anhaltende Krankheiten können zu Depletion von Qi und Yang im o. Herz führen. Wenn das Qi im o. Herz schwach ist, kann es das Blut nicht normal pumpen. Daraus resultieren Herzklopfen, Kurzatmigkeit und ein kleiner Puls. Wenn das Yang im o. Herz schwach ist, kann es den Körper nicht erwärmen. So können Befunde wie kalte Extremitäten auftreten.

2. Ein Mangel an Yin im o. Herz, also Mangel der Säfte und der Bauenergie, führt oft zu Überaktivität von Yang, so dass die aktive Energie nach außen schlagen kann, woraus die oben genannten Befunde resultieren.

3. Wenn der Funktionskreis Herz durch aufgestaute Er-regung geschädigt ist, kann seine Energie nicht abfließen und entwickelt sich zu innerem Ardor. Dadurch treten Unruhe, Schlaflosigkeit und Palpitationen auf. Da der Funktionskreis Herz mit der Zunge in Verbindung steht, können auch Geschwüre, Schwellung des Mundes und der Zunge verursacht werden.

Therapie nach Symptomatik, Abgrenzungen
Depletion von Qi und Yang im o. Herz
Herzklopfen, Kurzatmigkeit, Schmerzen in der Brust, kalte Extremitäten, Ödeme, profuse Schweiße, blasse Lippen, blasse Zunge, kleiner Puls.

Therapieprinzip: Das Yang stützen, den Geist beruhigen, Herzklopfen beheben.

Selbst-Tuina mit dem Gecko-Ball: Rollen am Rücken, Schieben nach oben und unten oder Schieben nach links und rechts an B 14 und B 15. Klopfen durch

Hin- und Herschwingen des Oberkörpers. Drücken an KS 6.

Diätetik: Weizenbrei: Aus 50-80g Weizen mit Wasser einen dünnflüssigen Brei kochen.

Qigong: Hier werden die Durchführung des Qigong zur Regulation des o. Herz, das „Innere Pflege-Qigong" oder das Qigong für die Brust empfohlen.

Depletion von Xue im o. Herz
Herzklopfen, Schwindelgefühl, Müdigkeit, traum-gestörter Schlaf, eine blasse Zunge, kleiner und kraftloser Puls.

Therapieprinzip: Das Xue ergänzen, den o. Herz stärken.

Selbst-Tuina mit dem Gecko-Ball: Wie bei Depletion von Qi und Yang im o. Herz.

Diätetik: 50g Longanen-Fruchtfleisch zu einem zähen Sirup verkochen und mit kochendem Wasser aufgegossen einnehmen.

Qigong: Hier werden die Durchführung der „Methode, das rote Qi zu nehmen" (s.S. 179) und Qigong zur Regulation des o. Herz empfohlen.

Depletion Yin und Emporschlagen des Ardor im o. Herz
Palpitationen, Unruhe, Schlaflosigkeit, Trockenheit der Kehle und des Mundes, heftiger Durst, Schwindelgefühl, Tinnitus, Reizbarkeit, gerötetes Gesicht und gerötete Augen, tiefgelber Urin, rote Zungenspitze, dünner und schneller Puls.

Therapieprinzip: Das Yin stützen, Calor kühlen, das Xue erhalten, sedieren.

Selbst-Tuina mit dem Gecko-Ball: Wie bei Depletion von Qi und Yang im o. Herz.

Diätetik: 50g Longanen-Fruchtfleisch zu einem zähen Sirup verkochen und mit kochendem Wasser aufgegossen einnehmen.
Qigong: Hier werden die Durchführung des „Innere Pflege-Qigong" und die „Methode, um die Energie des Mondes zu erhalten" (s.S. 153) empfohlen.

Hypertonie (Bluthochdruck)

Wenn der obere Blutdruckwert über 160 mmHg und der untere Blutdruckwert über 95 mmHg liegt, dann wird von einer Hypertonie gesprochen. Bluthochdruck schädigt die Gefäßwände und kann zu Arterienverhärtung und arteriosklerotischen Umbauvorgängen in den Gefäßen führen. Obwohl der Bluthochdruck als wichtigster Risikofaktor für den Schlaganfall und den Herzinfarkt gilt, zeigt er manchmal keine ausgeprägten äußeren Symptome, etwa die Hälfte der Patienten weiß nichts von ihrem Bluthochdruck.

Krankheitsmechanismus

1. Zuerst ist bei der Hypertonie der Funktionskreis Leber betroffen. Er besitzt die Funktionen der Blutspeicherung und der Blutregulierung. Durch Zornesausbrüche kann das Yang des Leber-Funktionskreises nach oben schlagen. Darunter leidet die blutregulierende Funktion des Leber-Funktionskreises und kann entsprechende Symptome auslösen.

2. Stress kann den Funktionskreis Milz beeinträchtigen. Dies führt zu einer eingeschränkten Qi- und Xue-Produktion und eingeschränkter Lungenfunktion, da der Funktionskreis Milz dem Element Erde entspricht. Der Funktionskreis Lunge entspricht dem Element Metall. Die Erde erzeugt Metall – Metall hemmt das Holz. Das Holz entspricht dem Funktionskreis Leber.

Wenn zu wenig Erde vorhanden ist, kann kein Metall erzeugt werden. Wenn zu wenig Metall vorhanden ist, können das Holz und das Yang im o. Leber ungehindert nach oben schlagen.

3. Das Yin des Funktionskreises Niere ist das Widerlager und die Gegensteuerung für das Yang des Funktionskreises Leber. Wenn das Yin der Funktionskreise Niere und Leber zu schwach ist, schlägt das Yang des Funktionskreises Leber widerstandslos und ungebändigt nach oben.

Therapie nach Symptomatik, Abgrenzungen
Ardor vigens im o. Leber

Kopfschmerzen mit Drehschwindel, Nackensteife, gerötete Augen und geröteter Teint. Bitterer Mundgeschmack, Nervosität, Obstipation, gelber Urin, rote Zunge, gelber Zungenbelag, saitenförmiger Puls.

Therapieprinzip: Den o. Leber besänftigen, Ardor bändigen, Kopfschmerzen stillen.

Selbst-Tuina mit dem Gecko-Ball: Rollen am Rücken, Schieben nach oben und unten oder Schieben nach links und rechts an B 12, B 13, B 18 und B 19. Treten mit dem Fußrücken.

Diätetik: 30g frischen Sellerie kurz kochen, dann den Saft auspressen, zweimal täglich davon einnehmen.

Qigong: Hier wird die Durchführung des Qigong zur Senkung des Blutdrucks, Taiji und das Qigong zur Regulation des o. Leber empfohlen.

Depletion des Qi und Xue

Drehschwindel, Kopfschmerzen, geringe Belastbarkeit, Kurzatmigkeit, Palpitationen, Spontanschweiße, Schlaf-störungen, dünner, weißer Zungenbelag, kleiner Puls.

Therapieprinzip: Das o.-Niere-Yang erwärmen und das Qi und Xue ergänzen.

Selbst-Tuina mit dem Gecko-Ball: Rollen am Rücken, Schieben nach oben und unten oder Schieben nach links und rechts an B 12, B 13, B 18, B 19. Klopfen mit hochgezogenen Knien.

Diätetik: 1. Gebratene Zwiebeln mit Tomaten, Tofu und Knoblauch. 2. Haferbrei.

Qigong: Hier werden die Durchführung von Taiji und die „Methode, das gelbe Qi zu nehmen" (s.S. 181) sowie das Qigong zur Senkung des Blutdrucks empfohlen.

Depletion Yin der oo. Niere und Leber

Drehschwindel, Kopfschmerzen, Reizbarkeit, Ohren-sausen, Schmerzhaftigkeit und Schwäche der Lenden und Knie, Schlaflosigkeit, rote Zunge, dünner und saitenförmiger Puls.

Therapieprinzip: Die oo. Leber und Niere stärken, das Yin ergänzen, den o.-Leber-Yang niederdrücken.

Selbst-Tuina mit dem Gecko-Ball: Rollen am Rücken, Schieben nach oben und unten oder Schieben nach links und rechts an B 12, B 13, B 18 und B 19.

Treten mit dem Fußrücken.

Diätetik: 1. 30g frischen Sellerie und 30g Karotten kurz kochen, dann den Saft auspressen, zweimal täglich davon einnehmen. 2. grüner Tee. 3. Maisbrei.

Qigong: Hier werden die Durchführung des Qigong zur Senkung des Blutdrucks, Taiji sowie die „Methode, um die Energie des Mondes zu erhalten" empfohlen.

Kapitel IV: Urologische Erkrankungen

Ödeme, Nephritis

Krankheitsmechanismus

1. Bedingt durch das Eindringen von Algor venti Heteropathien in den o. Lunge, so dass das Lungen-Qi die Flüssigkeiten nicht mehr fein verteilen kann. Diese sammeln sich unter der Haut an, was zu Ödemen führt.

2. Diätfehler wie z.B. zu fette Speisen beeinträchtigen die Transformations- und Transportfunktion des o. Milz, was zu Flüssigkeitansammlungen unter der Haut führt.

3. Bedingt durch Überarbeitung oder übermäßige sexu-elle Aktivität kommt es zu einer Depletion des o. Niere und beeinträchtigt die Wassertransformationsfunktion, was wiederum zu Ödemen führen kann.

Therapie nach Symptomatik, Abgrenzungen
Yang-Ödeme – Wasser-Humidus dringt in die Extima

Ödeme des ganzen Körpers, Schweregefühl, Druckgefühl im Thorax, Miktionsstörungen, weißer und schlüpfriger Zungenbelag sowie ein tiefer und langsamer Puls.

Therapieprinzip: Wasser und Humor ausleiten, Yang erwärmen, das Qi umwandeln.

Diätetik: Suppe aus Wachskürbis.

Qigong: Hier werden die Durchführung des Taiji und das Qigong zur

Regulation des o. Niere empfohlen.
Yin-Ödeme
Depletion des Yang des o. Niere
Ödeme des ganzen Körpers, Dellenbildung bei Druck, Herzklopfen, Miktionsstörungen, Gedunsenheit, Rücken-schmerzen, Kältegefühl in den Extremitäten, Müdigkeit, eine gedunsene Zunge und weißer Zungenbelag, ein tiefer und langsamer Puls.

Therapieprinzip: Das Yang erwärmen, das Wasser ausleiten.
Diätetik: Karpfensuppe mit schwarzen Sojabohnen.

Qigong: Hier wird die Durchführung des Taiji und das Qigong zur Regulation des o. Niere empfohlen.

Impotenz

Impotenz bedeutet die Unfähigkeit des Mannes, eine Erektion zu erreichen, was meistens von Durchblu-tungsstörungen des Penis herrührt. Nach westlicher Medizin können alle Erkrankungen, die zu Durchblu-tungsstörungen führen wie Diabetes, Hypertonie und Fettstoffwechselstörungen, auch Impotenz verursachen. Etwa ein Drittel der Impotenzfälle hat psychische Ursachen, wie z.B. Beziehungsprobleme, Stress oder die Angst zu versagen.

Krankheitsmechanismus
1. Nach langer Krankheit oder bei konstitutioneller Schwäche wie auch nach sexuellen Exzessen kann eine Schädigung der Yang-Funktionskreise Niere und Milz auftreten, so dass das Yang den Körper nicht mehr wärmt, was die Impotenz erklärt.
2. Calor humidus, bedingt durch zu viel Alkohol und übermässige fette Ernährung, verletzt die Funktionskreise Niere und Harnblase, was wiederum eine Störung der Funktionen der Sexualität nach sich zieht. Dies bewirkt Impotenz.

Therapie nach Symptomatik, Abgrenzungen
Depletion des Yang des o. Niere
Impotenz, Frösteln, Kälteempfindlichkeit, bleiches, blutleeres Gesicht, kalte Gliedmaßen, Ohrensausen, Schwäche in den Knien, Schwindel, Vergesslichkeit,

Ejaculatia praecox, Schmerzen im Lendenbereich, blasse Zunge, tiefer und fadenförmiger Puls.

Therapieprinzip: Den o. Niere ergänzen, das Yang stärken.

Selbst-Tuina mit dem Gecko-Ball: Rollen am Rücken, Klopfen mit gleichzeitiger Hüftbewegung, Schieben nach oben und unten oder Schieben nach links und rechts an B 22, B 23. Rollen am Bauch, Rollen an der Fußsohle.

Diätetik: Walnusskerne.

Qigong: Hier wird die Durchführung des Qigong zur Vermehrung des sexuellen Potentials bei Männern und des Qigong für die Lenden sowie das Abdomen empfohlen.

Depletion der oo. Milz und Nieren

Abneigung gegen Kälte, Verlangen nach warmen Getränken, abgemagerter Körper, Müdigkeit, Kraft-losigkeit, Gliederschwere, Schmerzen und Schwäche im Rückenbereich, verminderter Appetit, Durchfall, eine zartblasse Zunge mit weißem Zungenbelag und ein dünner, leerer Puls.

Therapieprinzip: Den o. Niere ergänzen, die Mitte stützen, das Qi vermehren, das Yang emporheben.

Selbst-Tuina mit dem Gecko-Ball: Rollen am Rücken, Klopfen mit gleichzeitiger Hüftbewegung, Schieben nach oben und unten oder Schieben nach links und rechts an B 20, B 21, B 23. Rollen am Bauch, Rollen an der Fußsohle. Klopfen mit hochgezogenen Knien.

Diätetik: Lammfleisch mit Knoblauch.

Qigong: Hier werden die Durchführung des Qigong zur Regulation des o. Milz und Qigong zur Vermehrung des sexuellen Potentials bei Männern empfohlen.

Calor humidus in den oo. Niere und Harnblase

Schwere und Schwäche der unteren Extremitäten. Unruhe, allgemeine Erschöpfung. Dunkler Urin, Nachtschweiß, trockener Mund, eine trockene Zunge, gelber Zungenbelag. Schlüpfriger, beschleunigter Puls.

Therapieprinzip: Das Yin stützen, Ardor ausleiten.

Selbst-Tuina mit dem Gecko-Ball: Rollen am Rücken, Klopfen mit gleichzeitiger Hüftbewegung, Schieben nach oben und unten oder Schieben nach links und rechts an B 20, B 21, B 23. Rollen am Bauch. Rollen an der Fußsohle. Treten mit dem Fußrücken.

Diätetik: Walnusskerne.

Qigong: Hier werden die Durchführung des Qigong zur Regulation des o. Niere und Qigong zur Vermehrung des sexuellen Potentials bei Männern empfohlen.

Retention von Urin

Krankheitsmechanismus
1. Anhäufung von Calor humidus in der Blase, was ihre Funktion der Ausscheidung von Urin stört.
2. Unzulänglichkeit des Qi des Funktionskreises Niere, was die Unfähigkeit der Blase, Urin auszuscheiden, zur Folge hat.

Therapie nach Symptomatik, Abgrenzungen
Calor humidus des o. Blase
Urinausscheidung verringert oder Retention von Urin. Dunkler, spärlicher Urin mit heißem Gefühl. Blähungen im Unterbauch. Gelber, zugleich schlüpfriger Zungenbe-lag. Schlüpfriger und beschleunigter Puls.

Therapieprinzip: Calor kühlen, Ardor ausleiten, den Wasserfluss fördern, Miktionsstörungen aufheben.

Selbst-Tuina mit dem Gecko-Ball: Rollen am Rücken, Klopfen durch Hin- und Herschwingen des Oberkörpers, Schieben nach oben und unten oder Schieben nach links und rechts an B 28, B 23. Rollen am Bauch. Klopfen mit nach innen gehobenen Beinen.

Diätetik: Suppe aus Wachskürbis.

Qigong: Hier werden die Durchführung des Taiji und das Qigong zur Regulation des o. Niere empfohlen.

Depletion Qi des o. Niere

Miktion erschwert, tröpfelnde Urinausscheidung. Schwäche, allgemeine Erschöpfung, Frösteln und Schwäche in der Lendenregion, blasse Zunge, schwächlicher Puls.

Therapieprinzip: Das o.-Niere-Yang durchwärmen und das Qi ergänzen, die Miktion fördern.

Selbst-Tuina mit dem Gecko-Ball: Rollen am Rücken, Klopfen mit gleichzeitiger Hüftbewegung, Schieben nach oben und unten oder Schieben nach links und rechts an B 28, B 23. Rollen am Bauch. Klopfen mit nach innen gehobenen Beinen.

Diätetik: 100g Fenchel mit 100g Frühlingszwiebeln auspressen und jeweils 3 Suppenlöffel des Saftes mit heißem Wasser einnehmen.

Qigong: Hier werden die Durchführung des Taiji und das Qigong zur Regulation des o. Niere empfohlen.

Syndrom der schmerzhaften Miktion

In der chinesischen Medizin wird das Syndrom der schmerzhaften Miktion als „Linzhen" bezeichnet und wird schon in dem Werk „Unbefangene Fragen im Innern Klassiker des Gelben Fürsten" in Kapitel 71 erwähnt. In der westlichen Medizin gehört sie zu häufig auftretenden Erkrankungen der Harnwege, wie z.B. akute Prostatitis, Harnwegsinfekt, Harninkontinenz sowie Dysurie.

Krankheitsmechanismus

1. Bedingt durch Fehldiät wie zu fette Speisen oder übermäßiger Alkohol kommt es zur Anhäufung von Calor humidus in der Blase, welcher die Funktion der Umwandlung der Säfte verletzt, was ihre Funktion der Ausscheidung von Urin stört.
2. Emotionale Probleme wie Ärger, Jähzorn, Besorgtheit, Groll, Frustration führen zu einer Stagnation des o.-Leber-Qi, was über lange Zeit Ardor des o. Blase verursachen kann, welcher die Körpersäfte verbraucht, was zu einer

Fehlfunktion der Harnwege führt.

3. Hohes Alter, chronische Krankheit oder übermäßige sexuelle Betätigung kann zu einer Depletion des o. Niere führen. Wenn der geschwächte o. Niere die Flüssigkeit nicht umwandeln kann, so kann es zur Bildung von Calor humidus kommen, was wiederum Dysurie verursacht.

Therapie nach Symptomatik, Abgrenzungen
Calor-Dysurie

Spärlicher und schwieriger Harnfluss, Brennen und Schmerz bei der Miktion, dunkler Harn mit starkem Geruch, Obstipation, Durst, bitterer Mundgeschmack, ein trockener Mund und Rachen, rote Zunge, gelber Zungenbelag und ein beschleunigter, schneller und schlüpfriger Puls.

Therapieprinzip: Calor kühlen, Ardor ausleiten, den Wasserfluss fördern, Miktionsstörungen aufheben

Selbst-Tuina mit dem Gecko-Ball: Rollen am Rücken, Klopfen durch Hin- und Herschwingen des Oberkörpers, Schieben nach oben und unten oder Schieben nach links und rechts an B 28, B 23, B 22. Rollen am Bauch. Klopfen mit nach innen gehobenen Beinen.

Diätetik: Brei aus Azukibohnen.

Qigong: Hier werden die Durchführung des Taiji und das Qigong zur Regulation des o. Niere empfohlen.

Stein-Dysurie

Steine im Harn, spärlicher Urin, schmerzhafte und schwierige Miktion, Schmerzen im Hypogastrium und im Sakralbereich, rote Zunge, gelber Zungenbelag und ein beschleunigter Puls.

Therapieprinzip: Calor kühlen, Ardor ausleiten, den Wasser-Weg öffnen, die Steine ausstoßen.

Selbst-Tuina mit dem Gecko-Ball: Wie bei der Calor-Dysurie.

Diätetik: Brei aus Azukibohnen.

Qigong: Hier werden die Durchführung des Taiji und das Qigong zur

Regulation des o. Niere empfohlen.

Qi-Dysurie

Erschwerte und schmerzhafte Miktion, Schmerz und Distension im Hypogastrium, Reizbarkeit, schmieriger Zungenbelag und ein saitenförmiger und tiefer Puls.

Therapieprinzip: Das Qi dynamisieren, Stagnation beseitigen, die Wasser-Wege öffnen.

Selbst-Tuina mit dem Gecko-Ball: Wie bei der Calor-Dysurie.

Diätetik: Karpfensuppe.

Qigong: Hier werden die Durchführung des Taiji und das Qigong zur Regulation des o. Niere empfohlen.

Xue-Dysurie

Häufige, dringliche, brennende und schmerzhafte Miktion, blutiger Urin, Unruhe, eine rote Zunge mit dünnem Belag, ein beschleunigter und oberflächlicher Puls.

Therapieprinzip: Das Xue kühlen und halten, Mik-tionsstörungen beseitigen, die Wasser-Wege öffnen.

Selbst-Tuina mit dem Gecko-Ball: Wie bei der Calor-Dysurie.

Diätetik: Karpfensuppe.

Qigong: Hier werden die Durchführung des Taiji und das Qigong zur Regulation des o. Niere empfohlen.

Trübe Dysurie

Häufige Miktion mit trübem, konzentriertem, milchigem oder öligem Urin, klebriger Zungenbelag, voller und schlüpfriger Puls.

Therapieprinzip: Humor ausleiten, den o. Niere erwärmen, Miktionsstörungen beseitigen, die Wasser-Wege öffnen, das Trübe vom Klaren trennen.

Selbst-Tuina mit dem Gecko-Ball: Wie bei der Calor-Dysurie.

Diätetik: Suppe aus Rinderknochenmark und Nudeln.

Qigong: Hier werden die Durchführung des Taiji und das Qigong zur Regulation des o. Niere empfohlen.

Kapitel V: Erkrankungen des Endokrinums

Diabetes mellitus

Diabetes mellitus bedeutet Zuckerkrankheit. Der Zuckerstoffwechsel und auch der Fett- sowie Eiweißstoffwechsel sind gestört. Man unterscheidet Diabetes mellitus Typ 1 (insulinabhängig) und Typ 2 (nicht insulinabhängig). In der westlichen Medizin geht man davon aus, dass der insulinabhängige Diabetes eine Autoimmunerkrankung ist, die zur Zerstörung der insulin- produzierenden Zellen führt. Deshalb muss mit Insulin behandelt werden. Die meisten Diabetesfälle gehören zum Typ 2, der nicht insulinabhängig ist. Zum Typ 2 kommt es auch durch eine nachlassende Wirksamkeit von Insulin. Aus Sicht der chinesischen Medizin könnte Diabetes mellitus dem Symptom Xiao Ke (übermäßiger Durst) entsprechen.

Krankheitsmechanismus

1. Bedingt durch Fehldiät wie zu fette Speisen oder übermäßiger Alkohol kommt es zu einer Dysfunktion der oo. Milz und Magen in Bezug auf Transport und Umwandlung. Die Dysfunktion der oo. Milz und Magen führt zur Ansammlung von Calor, welcher die Funktion, die die Säfte-Zirkulation reguliert, verletzt. Daraus resultiert übermäßiger Durst und Heißhunger.

2. Emotionale Probleme wie Ärger, Jähzorn, Besorgtheit, Groll und Frustration führen zu einer Stagnation des o.-Leber-Qi und über lange Zeit kann dies Ardor der oo. Leber und Lunge verursachen, welcher die Körpersäfte verbraucht, was zu Heißhunger und übermäßigem Durst führt.

3. Eine konstitutionelle Schwäche kann nach Überanstrengung oder nach übermäßiger sexueller Betätigung zur Depletion des o.-Niere-Yin führen. Es kommt zu Ariditas und Calor, die die oo. Milz und Magen affizieren. Hieraus folgt schließlich eine Schädigung der Säfte, was zu Heißhunger und über-

mäßigem Durst führt.

Therapie nach Symptomatik, Abgrenzungen
Ariditas und Calor in den oo. Lunge und Magen

Übermäßiger Durst, Heißhunger, übermäßige Harnproduk-tion, Reizbarkeit, trockener Mund, rote trockene Zunge, gelber trockener Zungenbelag und ein großer und beschleunigter Puls.

Therapieprinzip: Ardor der oo. Lunge und Magen kühlen, Yin stützen.

Selbst-Tuina mit dem Gecko-Ball: Rollen am Rücken, Klopfen mit gleichzeitiger Hüftbewegung, Schieben nach oben und unten oder Schieben nach links und rechts an B 18, B 19. Klopfen mit hochgezogenen Knien.

Diätetik: 1. Der Fünf-Säfte-Trank: aus Birnen, Wasserkastanien, Lotuswurzeln Schilfrohrwurzeln und Schlangenbartwurzeln jeweils den Saft auspressen, 2. Haferflocken, 3. Gekochter Reis mit Moschuskürbis.

Qigong: Hier werden die Durchführung der 8-Brokat-Übungen und das Qigong zur Regulation des o. Lunge empfohlen.

Depletion des Yin des o. Niere

Übermäßige Harnproduktion, Schmerzen und Schwäche im Rückenbereich, heiße Handinnenflächen und Fußsohlen, eine rote Zunge mit wenig Belag und ein dünner, beschleunigter Puls.

Therapieprinzip: Das Yin stützen, die oo. Leber und Niere ergänzen.

Selbst-Tuina mit dem Gecko-Ball: Rollen am Rücken, Klopfen mit gleichzeitiger Hüftbewegung, Schieben nach oben und unten oder Schieben nach links und rechts an B 18, B 19. Klopfen mit hochgezogenen Knien. Rollen an der Fußsohle. Klopfen mit nach innen gehobenen Beinen.

Diätetik: Suppe aus Schweinenieren und Moschuskürbis.

Qigong: Hier werden die Durchführung der 8-Brokat-Übungen und das Qigong zur Regulation des o. Niere empfohlen.

Übergewicht

Heute wissen wir, dass bei fast 90 Prozent der Übergewichtigen mehrere Risikofaktoren vorliegen wie z.b. Fettstoffwechselstörungen, Hypertonie, Diabetes mellitus. Übergewicht ist in den meisten Fällen auf falsche Ernährung und Bewegungsmangel zurückzuführen.

Krankheitsmechanismus

1. Calor ist im Funktionskreis Milz und Magen angehäuft. Calor verbrennt die Ernährung und veranlasst das Qi des Funktionskreises Magen aufzusteigen, was den Appetit vermehrt.
2. Zeigt sich häufig nach langer Krankheit oder auf Grund einer schwächlichen Konstitution. Die Schwäche des Qi des Funktionskreises Niere verursacht eine Stauung des Wassers im Körper.

Therapie nach Symptomatik, Abgrenzungen
Calor der oo. Milz und Magen

Gleichmäßig verteiltes Übergewicht, guter Appetit, übermäßiges Essen, Blähungen, Verstopfung, häufiges Schwitzen, rotes Gesicht, rote Zunge, gelber Zungenbelag, schlüpfriger und kräftiger Puls.

Therapieprinzip: Calor kühlen, die oo. Milz und Magen regulieren.

Rezeptur und Modifikationen: Hier wird der Meishan Kräutertee empfohlen. Das Rezept ist auch in fertig zubereiteter Form erhältlich. Zusammensetzung: Grüntee, Shanzha (Fructus Crataegus), Juemingzi (Cassiae Semen), Juhua (Flos Chrysanthemi), Gancao (Radix Glycrrhizae Uralensis).

Selbst-Tuina mit dem Gecko-Ball: Klopfen durch Hin- und Herschwingen des Oberkörpers, Rollen nach oben und unten an B 12, B 13, B 18, B 19, B 20, B 21, B 22, B 23, B 25, B 28. Klopfen mit hochgezogenen Knien. Klopfen mit nach innen gehobenen Beinen. Rollen an der Fußsohle.

Diätetik: 1. Suppe aus Wachskürbis. 2. Haferflocken.

Qigong: Hier wird die Durchführung des Qigong zur Gewichtsabnahme empfohlen.

Depletion des o. Niere

Übergewicht vorwiegend im Gesäß- und Ober-schenkelbereich. Allgemeines

Kältegefühl, Kraft-losigkeit, Kurzatmigkeit schon bei geringer Belastung. Oligurie, Ödeme an den Extremitäten. Fahles, bleiches, blutleeres Gesicht. Blasse, gedunsene Zunge, dünner, weißer Zungenbelag. Tiefer, zarter Puls.

Therapieprinzip: Den o. Niere stützen, Humor ausleiten.

Selbst-Tuina mit dem Gecko-Ball: Wie bei Calor der oo. Milz und Magen.

Diätetik: 1. Suppe aus Azukibohnen und Karpfen. 2. Haferflocken.

Qigong: Hier wird die Durchführung des Qigong zur Gewichtsabnahme empfohlen.

Kapitel VI: Gynäkologische Erkrankungen

Dysmenorrhoe (Schmerzhafte Regel)

Dysmenorrhoe ist eine häufig auftretende Menstruationsbeschwerde. Die westliche Medizin erklärt diese Beschwerden durch Hormonveränderungen während des Menstruationszyklus, die schmerzhafte Krämpfe im Bereich des unteren Abdomens oder der Kreuzbeinregion auslösen können.

Krankheitsmechanismus
1. Endogene, emotionale Agenzien führen zu Stauun-gen und Blockaden des Qi und zu Stasen des Xue in der Gebärmutter.
2. Durch einen Befall von Kälte während der Menstru-ation oder im Gefolge einer Unzulänglichkeit des Yang des Funktionskreises Niere wird die Funktion der Gebärmutter geschwächt.

Therapie nach Symptomatik, Abgrenzungen
Repletion im Unterleib
Schmerzen während des Regeltermins, Unterleibsschmerzen, die durch Druck verschlimmert werden, Beklemmungsgefühl in der Brust. Regelblutung ist spärlich, rotbraun und schwarz. Nervosität, Obstipation, dunkler Urin, karminrote Zunge, saitenförmiger Puls.

Therapieprinzip: Das o.-Leber-Qi regulieren und Stauungen lösen, den o. Milz stärken, das Xue harmo-nisieren.

Selbst-Tuina mit dem Gecko-Ball: Rollen am Rücken. Klopfen mit gleichzeitiger Hüftbewegung. Schieben nach oben und unten oder Schieben nach links und rechts an B 18, B 32. Rollen am Bauch. Treten mit den Fußsohlen. Klopfen mit nach innen gehobenen Beinen.

Diätetik: Suppe aus Rettich.

Qigong: Hier werden die Durchführung des Qigong zur Wiederherstellung der Gesundheit und das Qigong zur Regulation des o. Leber empfohlen.

Depletion mit Algor und Humor

Schmerzen nach der Regel. Diese Schmerzen werden durch Druck und Wärmeanwendung gebessert. Herzklopfen, Schwindel, Müdigkeit, eine blassrote Zunge, ein kleiner, schwächlicher Puls.

Therapieprinzip: Algor zerstreuen, Leitbahnen durchwärmen, das Yang stärken und Yin regulieren.

Selbst-Tuina mit dem Gecko-Ball: Rollen am Rücken, Klopfen mit gleichzeitiger Hüftbewegung. Schieben nach oben und unten oder Schieben nach links und rechts an B 18, B 32. Rollen am Bauch. Klopfen mit hochgezogenen Knien. Klopfen mit nach innen gehobenen Beinen.

Diätetik: Suppe aus Ziegenfleisch, Ingwer und Pfeffer.

Qigong: Hier werden die Durchführung des Qigong zur Wiederherstellung der Gesundheit und das „Innere Pflege-Qigong" sowie Qigong zur Stärkung empfohlen.

Menstruationsstörungen

Unter „Menstruationsstörungen" versteht man unregelmäßige, verlängerte oder verkürzte Zyklen.

Krankheitsmechanismus

1. Calor humidus verletzt die Gebärmutter durch übermäßige Hitze. Dies

zieht eine verfrühte Regelblutung nach sich.
2. Bedingt durch eine Defizienz des Qi und des Xue verspätete Regel, schließlich Ausbleiben der Regel.
3. Es bilden sich Blockaden, die durch endogene, emotionale Agenzien bedingt sein können.

Therapie nach Symptomatik, Abgrenzungen
Calor Xue

Regel verfrüht eintretend. Reichliche Ausscheidungen, die dunkel und klebrig sind. Druckgefühl an den Rippenbögen, Reizbarkeit. Rote Zunge, dünner und gelber Zungenbelag. Schneller und schlüpfriger Puls.

Therapieprinzip: Calor und Xue kühlen, die Regel regulieren.

Selbst-Tuina mit dem Gecko-Ball: Rollen am Rücken, Schieben nach oben und unten oder Schieben nach links und rechts an B 18, B 32. Rollen am Bauch. Klopfen mit gleichzeitiger Hüftbewegung. Klopfen mit nach innen gehobenen Knien. Klopfen mit hochgezogenen Knien. Treten mit den Fußsohlen.

Diätetik: Wassermelonenkerne.

Qigong: Hier wird die Durchführung des Taiji empfohlen.

Depletion des Qi

Regel verspätet eintretend, reichliche Ausscheidungen, die dünn und klar sind. Palpitationen, Kurzatmigkeit, große Müdigkeit, blasse Zunge. Dünner und schlüpfriger Zungenbelag, schwächlicher Puls.

Therapieprinzip: Das Qi vermehren, die Mitte stützen, das Xue erhalten und dynamisieren, die Regel regulieren.

Selbst-Tuina mit dem Gecko-Ball: Rollen am Rücken. Schieben nach oben und unten oder Schieben nach links und rechts an B 20, B 21, B 23. Rollen am Bauch, Rollen an der Fußsohle. Klopfen mit hochgezogenen Knien. Klopfen mit gleichzeitiger Hüftbewegung. Klopfen mit nach innen gehobenen Knien.

Diätetik: Lammfleisch mit Knoblauch.

Qigong: Hier werden die Durchführung des Qigong zur Regulation des o.

Milz und Taiji empfohlen.

Stauung des Xue

Regel verspätet eintretend. Karminrote Ausscheidungen, die fest und klumpig sind. Blähungen und Schmerzen im Unterbauch. Tief karminrote Zunge. Weißer und dünner Zungenbelag. Rauer Puls.

Therapieprinzip: Das Qi regulieren, Stauungen lösen und das Xue bewegen.

Selbst-Tuina mit dem Gecko-Ball: Rollen am Rücken, Klopfen mit gleichzeitiger Hüftbewegung, Schieben nach oben und unten oder Schieben nach links und rechts an B 28, B 23. Rollen am Bauch. Klopfen mit nach innen gehobenen Beinen.

Diätetik: Apfelsaft oder Tee.

Qigong: Hier werdn die Durchführung des Taiji und Qigong zur Regulation des o. Leber empfohlen.

Klimakterische Beschwerden

Obwohl die klimakterischen Beschwerden keine Krankheit sind, treten bei vielen Frauen häufig Störungen wie Hitzewallungen, Reizbarkeit und Migräne auf. Nach westlicher Medizin sind klimakterische Beschwerden eine Folge des Ungleichgewichts der Drüsenfunktionen.

Krankheitsmechanismus

Die Menopause tritt dann ein, wenn sich Qi und Xue deutlich verringern. Die fünf Organfunktionskreise müssen sich an diese neue Situation anpassen – ein vorübergehendes Ungleichgewicht des Yin und Yang ist die Folge.

Therapie nach Symptomatik, Abgrenzungen
Depletion Yin des o. Niere

Schwindelgefühl, Ohrensausen, Unruhe, Nacht-schweiß, Reizbarkeit, unregelmäßiger Zyklus, wechselnd starke Blutungen, Schwere und Schwäche der unteren Extremitäten. Dunkler Urin, ein trockener Mund, eine trockene und rote Zunge, dünner, beschleunigter Puls.

Therapieprinzip: Das Yin stützen, Ardor ausleiten.

Selbst-Tuina mit dem Gecko-Ball: Rollen am Rücken, Klopfen mit gleichzeitiger Hüftbewegung, Schieben nach oben und unten oder Schieben nach links und rechts an B 15, B 18, B 23. Rollen am Bauch. Rollen an der Fußsohle. Treten mit dem Fußrücken.

Diätetik: 1. Sojamilch. 2. Walnusskerne.

Qigong: Hier werden die Durchführung des Taiji und das Qigong zur Regulation des o. Niere empfohlen.

Depletion des Yang des o. Niere

Verlängerter Zyklus, blassrote Blutung, Kälteempfind-lichkeit, bleiches, blutleeres Gesicht, kalte Gliedmaßen, Durchfall, Schwäche in den Knien, Schmerzen im Lendenbereich, blasse Zunge, tiefer und fadenförmiger Puls.

Therapieprinzip: Die oo. Niere und Milz ergänzen, das Yang stärken, die Mitte erwärmen.

Selbst-Tuina mit dem Gecko-Ball: Rollen am Rücken, Klopfen mit gleichzeitiger Hüftbewegung, Schieben nach oben und unten oder Schieben nach links und rechts an B 22, B 23. Rollen am Bauch, Rollen an der Fußsohle. Klopfen mit hochgezogenen Knien.

Diätetik: 1. Tofu (Sojaquark). 2. Walnusskerne.

Qigong: Hier wird die Durchführung des Taiji empfohlen.

Energiestauungen im o. Leber

Unregelmäßiger Zyklus, klumpige Blutungen, Schmerzen in den Flanken, Durchfall, Müdigkeit, verminderter Appetit, eine hellrote Zunge, weißer Zungenbelag, ein tiefer und saitenförmiger Puls.

Therapieprinzip: Den o. Leber regulieren und Stauungen lösen, den o. Milz stärken, das Xue suppletieren.

Selbst-Tuina mit dem Gecko-Ball: Rollen am Rücken, Klopfen mit gleichzeitiger Hüftbewegung, Schieben nach oben und unten oder Schieben nach links und rechts an B 18, B 19, B 20, B 21 .Drücken an KS 6, 3E 5.

Diätetik: Schweinefleischsuppe mit Lauch, Ingwer und Mandarinenschale.

Qigong: Hier werden die Durchführung des Qigong zur Regulation des o. Leber und Taiji empfohlen.

Amenorrhoe

Normalerweise setzt bei Mädchen die erste Menstruationsblutung im Alter von 12 bis 14 Jahren ein. Unter „Amenorrhoe" versteht man eine nicht wegen einer Schwangerschaft oder Stillens ausbleibende Regel oder auch, wenn die Menstruationsblutung bis zum Alter von 17 bis 18 Jahren noch nicht eingesetzt hat.

Krankheitsmechanismus
1. Die ausbleibende Regel infolge von Bluterschöpfung entsteht meistens durch eine konstitutionelle Schwäche des o. Niere oder durch Depletion der oo. Milz und Magen auf Grund einer langen Erkrankung sowie Überanstrengung.
2. Emotionale Probleme wie Depression, Ärger, Besorgtheit, Frustration während der Menstruation führen zu einer Stagnation des Qi und Xue, das wiederum verursacht Blutungsstillstand.

Therapie nach Symptomatik, Abgrenzungen
Qi-und Xue-Stagnation
Ausbleibende oder stockende Regel, Druckgefühl und Schmerzen im Thorax, Beklemmungsgefühl in die Brust, ein weißer, schmieriger Zungenbelag und ein tiefer, sai-tenförmiger Puls.

Therapieprinzip: Xue bewegen, das Qi dynamisieren, die Menstruation fördern.

Selbst-Tuina mit dem Gecko-Ball: Rollen am Rücken. Klopfen mit gleichzeitiger Hüftbewegung. Schieben nach oben und unten oder Schieben nach links und rechts an B 23, B 32. Rollen am Bauch. Rollen an der Fußsohle. Treten mit dem Fußrücken.

Diätetik: Suppe aus Judasohr, Rotwein und Tintenfisch.

Qigong: Hier werden die Durchführung des Taiji und das Qigong zur Regulation der oo. Niere und Leber empfohlen.

Depletion des Yin der oo. Leber und Niere Ausbleibende oder stockende Regel, Schwindelgefühl, Ohrensausen, Schwere und Schwäche der unteren Extremitäten, Schlafstörungen, eine trockene und rote Zunge, dünner, saitenförmiger Puls.

Therapieprinzip: Das Yin stützen, die oo. Leber und Niere ergänzen, die Menstruation fördern.

Selbst-Tuina mit dem Gecko-Ball: Wie bei Qi-und Xue-Stagnation.

Diätetik: Walnusskerne.

Qigong: Hier werden die Durchführung des Taiji und das Qigong zur Regulation der oo. Niere und Leber empfohlen.

Prämenstruelles Syndrom

Unter dem Prämenstruellen Syndrom (PMS) versteht man die Beschwerden, die an den Tagen vor der Monats-blutung auftreten.

Krankheitsmechanismus

Stress oder Ärger führen zu einer Stagnation des o.- Leber-Qi, die eine der Hauptursachen der Beschwerden ist. Bei Frauen entsteht eine Stagnation des o.- Leber-Qi häufig auch aus einer Depletion Xue des o. Leber. Sie kann auch infolge eines Diätfehlers entstehen, z.B. kommt es durch übermäßigen Verzehr von Fett und Süßigkeiten zur Bildung von Pituita. Dies verengt die Blutgefäße und verursacht eine Stagnation von Qi und Xue. Eine zusätz-liche Depletion der oo. Herz und Milz oder des o. Niere kann durch körperliche Überanstrengung entstehen und eine Stagnation des o.-Leber-Qi nach sich ziehen.

Therapie nach Symptomatik, Abgrenzungen

Depletion der oo. Herz und Milz
Palpitationen, Schwäche, geringe Belastbarkeit, Ano-rexie, Schlafstörungen, Kurzatmigkeit, hellrote Zunge, dünner und weißer Zungenbelag, tiefer, kleiner Puls.

Therapieprinzip: Das Qi vermehren, das Xue er-gänzen, die oo. Herz und Milz kräftigen.

Selbst-Tuina mit dem Gecko-Ball: Rollen am Rücken, Schieben nach oben und unten oder Schieben nach links und rechts an B 20, B 21, B 15. Klopfen mit gleichzeitiger Hüftbewegung. Klopfen mit hochgezogenen Knien. Klopfen mit nach innen gehobenen Beinen.

Diätetik: Suppe aus Hühnerfleisch, Zwiebeln und Ingwer.

Qigong: Hier werden die Durchführung des Taiji und das Qigong zur Regulation der oo. Milz und Herz empfohlen.

Energiestauungen im o. Leber
Prämenstruelle Distension von Bauch und Mammae, Reizbarkeit, Kopfschmerzen, Drehschwindel, Schmerzen in den Flanken, eine hellrote Zunge, weißer Zungenbelag, ein saitenförmiger Puls.

Therapieprinzip: Den o. Leber besänftigen, das Qi regulieren und Stauungen lösen.

Selbst-Tuina mit dem Gecko-Ball: Rollen am Rücken, Klopfen durch Hin- und Herschwingen des Oberkörpers, Schieben nach oben und unten oder Schieben nach links und rechts an B 18, B 19, B 22. Drücken an KS 6, 3 E 5.

Diätetik: Schweinefleischsuppe mit Lauch, Ingwer und Mandarinenschale.

Qigong: Hier werden die Durchführung des Taiji und das Qigong zur Regulation des o. Leber empfohlen.

Depletion des Yang des o. Niere
Leichte Distension von Abdomen und Mammae, Kälteempfindlichkeit, bleiches, blutleeres Gesicht, kalte Gliedmaßen, Durchfall, Schwäche in den Knien, Schmerzen im Lendenbereich, blasse Zunge, tiefer und fadenförmiger Puls.

Therapieprinzip: Die oo. Niere und Milz ergänzen, das Yang stärken, die Mitte erwärmen.

Selbst-Tuina mit dem Gecko-Ball: Rollen am Rücken, Klopfen mit gleichzeitiger Hüftbewegung, Schieben nach oben und unten oder Schieben nach links und rechts an B 22, B 23. Rollen am Bauch, Rollen an der Fußsohle. Klopfen mit hochgezogenen Knien.

Diätetik: Walnusskerne.

Qigong: Hier werden die Durchführung des Taiji und das Qigong zur Regulation der oo. Milz und Niere empfohlen.

Fluor Vaginalis

Unter Fluor Vaginalis versteht man einen dauernden, schleimigen Vaginalausfluss außerhalb der Menstruationszeit.

Krankheitsmechanismus

Bei Fluor Vaginalis kann zwischen weißem und gelbem Ausfluss unterschieden werden. Weißer Ausfluss ist dünnflüssig und weißlich und bedingt durch eine Dysfunktion der Leitbahn des Stürmenden, des Konzeptionsgefäßes und der Leitbahn der Gürtel und infolge einer Depletion von Qi und Xue. Gelber Ausfluss ist rosarot oder tiefgelb und bedingt durch das Eindringen von Calor humidus.

Therapie nach Symptomatik, Abgrenzungen
Depletion des Yang des o.-Milz-Yang

Profuser, in der Regel kontinuierlicher vaginaler Ausfluss mit einer weißen oder gelben Farbe, Durchfall, Müdigkeit, blasse oder gelbliche Gesichtsfarbe. Gedunsenheit, Appetitverlust, blassrote Zunge, dünner, klebriger Zungenbelag. Verlangsamter, erschöpfter Puls.

Therapieprinzip: Den o. Milz stützen, Yang stärken, Humor umwandeln, vaginalen Ausfluss beenden.

Selbst-Tuina mit dem Gecko-Ball: Rollen am Rücken, Schieben nach oben und unten oder Schieben nach links und rechts an B 20, B 21, B 23, B 30. Rollen am Bauch. Klopfen mit gleichzeitiger Hüftbewegung. Klopfen mit hochgezogenen Knien. Klopfen mit nach innen gehobenen Beinen.

Diätetik: 30 g getrocknete Litschi mit Wasser abkochen und einnehmen.

Qigong: Hier werden die Durchführung des Taiji und das Qigong zur Regulation der oo. Milz und Niere empfohlen.

Calor humidus fließt nach unten
Reichlich rosaroter oder tiefgelber Ausfluss mit starkem unangenehmem Geruch. Schwindelgefühl, dunkler Urin, Bauchschmerzen, rote Zunge, gelber Zungenbelag, schlüpfriger und beschleunigter Puls.

Therapieprinzip: Humor herauslösen, Calor im unteren Calorium kühlen.

Selbst-Tuina mit dem Gecko-Ball: Rollen am Rücken, Schieben nach oben und unten oder Schieben nach links und rechts an B 18, B 20, B 23, B 30. Klopfen mit gleichzeitiger Hüftbewegung. Klopfen mit hochgezogenen Knien. Rollen am Bauch. Klopfen mit nach innen gehobenen Beinen.

Diätetik: Brei aus Azukibohnen.

Qigong: Hier werden die Durchführung des Taiji und die „Methode des Reibens des Abdomens und Training des Qi mit dem Wort chui" (s.S. 200) sowie das Qigong zur Regulation der oo. Milz und Niere empfohlen.

Depletion des Yang des o. Niere
Dünner, weißer und reichlicher Ausfluss, vermehrte Ausscheidung von hellem Urin. Lendenschmerz mit dem Gefühl, man säße im Wasser. Blassrote Zunge, weißer, dünner Zungenbelag, verlangsamter, tiefer Puls.

Therapieprinzip: Den o. Niere ergänzen, das Yang stärken, die Mitte erwärmen.

Selbst-Tuina mit dem Gecko-Ball: Rollen am Rücken, Klopfen mit gleichzeitiger Hüftbewegung, Schieben nach oben und unten oder Schieben nach links und rechts an B 23, B 30. Rollen am Bauch, Rollen an der Fußsohle.

Klopfen mit hochgezogenen Knien. Klopfen mit nach innen gehobenen Beinen.

Diätetik: Walnusskerne.

Qigong: Hier werden die Durchführung des Taiji und die „Methode, um die Energie der Sonne zu erhalten" empfohlen.

Depletion des Yin des o. Niere

Gelber oder roter Ausfluss in geringen Mengen, Nervosität, Unruhe, Schwindel. Ohrensausen, Palpitationen, Schlaflosigkeit, Rückenschmerzen, rote Zunge, fehlender Zungenbelag. Zarter, beschleunigter Puls.

Therapieprinzip: Das Yin stützen, Calor ausleiten.

Selbst-Tuina mit dem Gecko-Ball: Rollen am Rücken, Klopfen mit gleichzeitiger Hüftbewegung, Schieben nach oben und unten oder Schieben nach links und rechts an B 20, B 21, B 23. Rollen am Bauch. Rollen an der Fußsohle. Klopfen mit nach innen gehobenen Beinen.

Diätetik: Walnusskerne.

Qigong: Hier werden die Durchführung des Taiji und die „Methode, um die Energie des Mondes zu erhalten" empfohlen.

Menorrhagie, Metrorrhagie

Unter Menorrhagie versteht man eine übermäßig starke Menstruationsblutung. Unter Metrorrhagie versteht man die Blutungen außerhalb der normalen Menstruationszeit.

Krankheitsmechanismus

1. Überanstrengung oder emotionale Probleme können die entfaltende Funktion des o. Leber beeinträchtigen und zur Ansammlung von Ardor im o. Leber führen. Dieses macht das Blut „rücksichtslos" und verursacht Blutaustritt aus den Blutgefäßen.

2. Depletion Calor kann auf gleiche Weise wie Ardor das Blut „rücksichtslos" machen. Menorrhagie, Metrorrhagie infolge einer Depletion von Calor entstehen

meistens durch eine konstitutionelle Schwäche der oo. Niere und Milz und durch eine lange Erkrankung sowie Überanstrengung. Der o. Milz kann in der Folge das Blut nicht mehr kontrollieren, so dass es aus den Gefäßen austritt.

Therapie nach Symptomatik, Abgrenzungen
Calor des Xue

Starke Menstruationsblutung, klebriges Blut, gelb-bräunliches Vaginalsekret vor Einsetzen der Blutung, Reizbarkeit, Brennen im Unterleib, trockener Mund, gelber Zungenbelag, beschleunigter Puls.

Therapieprinzip: Das Xue kühlen und halten, Blutungen stoppen, Calor beseitigen.

Diätetik: 100 g Japanaprikosen in Wasser abkochen und nach und nach einnehmen.

Qigong: Hier wird die Durchführung des Taiji empfohlen.

Der o. Milz kontrolliert das Blut nicht

Überflutende Blutung nach Menstruationsende, Müdigkeit, Schwindel, verminderter Appetit, blasse Gesichtsfarbe, ungeformter Stuhl, blasse Zunge und ein dünner, saitenförmiger Puls.

Therapieprinzip: Das Qi vermehren, das Xue ergänzen, den o. Milz kräftigen, Blutungen stillen.

Diätetik: Einen Granatapfel (möglichst sauer) auspressen und den Saft einnehmen.

Qigong: Hier werden die Durchführung des Taiji und das Qigong zur Regulation des o. Milz empfohlen.

Depletion des Yang des o. Niere

Spärliche und lang andauernde Blutung, Kältegefühle, kalte Extremitäten, vermehrte Ausscheidung von hellem Urin. Lendenschmerz, blasser Teint, blassrote Zunge, weißer, dünner Zungenbelag, verlangsamter, tiefer Puls.

Therapieprinzip: Den o. Niere ergänzen, das Yang stärken, die Mitte erwärmen, Blutungen stillen.

Diätetik: Suppe aus Schweinenieren und Walnussker-nen.

Qigong: Hier werden die Durchführung des Taiji und die „Methode, um die Energie der Sonne zu erhalten" sowie das Qigong zur Regulation des o. Niere empfohlen.

Depletion Yin des o. Niere
Verlängerte und hellrote Blutung, zu langer Zyklus, Sickerblutung, Schwindelgefühl, Ohrensausen, Schwere und Schwäche der unteren Extremitäten, Schlafstörungen, eine trockene, rote Zunge, dünner, schwacher Puls.

Therapieprinzip: Das Yin stützen, den o. Niere ergänzen, Blutungen stillen.

Diätetik: Suppe aus Schweinenieren und Walnussker-nen.

Qigong: Hier werden die Durchführung des Taiji und die „Methode, um die Energie des Mondes zu erhalten" sowie das Qigong zur Regulation des o. Niere empfohlen.

Sterilität bei der Frau
Unter Sterilität der Frau versteht man die Unfruchtbarkeit der Frau.

Krankheitsmechanismus
1. Nach langer Krankheit oder bei konstitutioneller Schwäche wie auch nach Überarbeitung kann es zu einer Schädigung des Qi des o. Niere kommen, so dass das Qi den Körper nicht mehr ernährt, was die Unfruchtbarkeit erklärt.

2. Stress oder Ärger führen zu einer Stagnation des o.-Leber-Qi und zu einer Disharmonie des Qi und Xue in der Leitbahn des Stürmenden und des Konzeptionsgefäßes, was auch eine der Hauptursachen für die Unfruchtbarkeit ist.

3. Bedingt durch Eindringen von Algor-Heteropathien in die Gebärmutter, so dass das Qi und Xue sich nicht mehr bewegen, was wiederum die Unfruchtbarkeit nach sich zieht.

Therapie nach Symptomatik, Abgrenzungen
Depletion des Yin des o. Niere

Spärliches Blut, Schmerzen und Schwäche im Rückenbereich, heiße Handinnenflächen und Fußsohlen, eine rote Zunge mit wenig Belag und ein dünner, beschleunigter Puls.

Therapieprinzip: Das Yin stützen, den o. Niere ergänzen.

Selbst-Tuina mit dem Gecko-Ball: Rollen am Rücken, Klopfen mit gleichzeitiger Hüftbewegung, Schieben nach oben und unten oder Schieben nach links und rechts an B 23, B 30. Klopfen mit hochgezogenen Knien. Rollen an der Fußsohle. Klopfen mit nach innen gehobenen Beinen.

Diätetik: Suppe aus Garnelen.

Qigong: Hier werden die Durchführung des Taiji und das Qigong zur Regulation des o. Niere empfohlen.

Stauungen der Pituita humidus

Verlängerter Zyklus, spärliches Blut, Beklemmungs-gefühl in der Brust, Bauchschmerz, zähflüssiger Fluor vaginalis. Der Zungenbelag ist klebrig. Beschleunigter und saitenförmiger Puls.

Therapieprinzip: Den o. Leber regulieren, Pituita humidus umwandeln, das Qi harmonisieren

Selbst-Tuina mit dem Gecko-Ball: Rollen am Rücken, Klopfen durch Hin- und Herschwingen des Oberkörpers, Schieben nach oben und unten oder Schieben nach links und rechts an B 18, B 20 und B 23. Rollen an der Fußsohle. Klopfen mit nach innen gehobenen Beinen. Die Methode des Tretens mit dem Fußrücken.

Diätetik: Mandarinenschale als Tee trinken.

Qigong: Hier werden die Durchführung des Taiji und das Qigong zur Regulation des o. Leber empfohlen.

Depletion des Xue

Verzögerter Zyklus, hellrotes Blut, Abmagerung, gelb-liches Gesicht, verminderter Appetit, Unterbauch-schmerzen, eine blasse Zunge mit weißem Belag und ein tiefer, zarter und kraftloser Puls.

Therapieprinzip: Die Leitbahn des Stürmenden und das Konzeptionsgefäß regulieren, das Qi harmonisieren, Qi und Xue vermehren und ergänzen.

Selbst-Tuina mit dem Gecko-Ball: Rollen am Rücken, Klopfen durch Hin- und Herschwingen des Oberkörpers, Schieben nach oben und unten oder Schieben nach links und rechts an B 18, B 20, B 23. Rollen an der Fußsohle. Klopfen mit nach innen gehobenen Beinen. Klopfen mit hochgezogenen Knien.

Diätetik: Ziegenfleischsuppe mit Frühlingszwiebeln, Ingwer und Salz kochen.

Qigong: Hier werden die Durchführung des Taiji und das Qigong zur Regulation der oo. Leber und Milz empfohlen.

Depletion und Algor im Uterus

Verlängerter Zyklus, klumpiges Blut, Schmerzen im Unterbauch. Diese Schmerzen werden durch Druck und Wärmeanwendung gebessert. Häufige Miktion, Schwindel, Müdigkeit, eine blassrote Zunge, kleiner, schwächlicher Puls.

Therapieprinzip: Algor zerstreuen, Leitbahnen durchwärmen, das o.-Niere-Yang stärken.

Selbst-Tuina mit dem Gecko-Ball: Rollen am Rücken, Klopfen mit gleichzeitiger Hüftbewegung. Schieben nach oben und unten oder Schieben nach links und rechts an B 18, B 32. Rollen am Bauch. Klopfen mit hochgezogenen Knien. Klopfen mit nach innen gehobenen Beinen.

Diätetik: Suppe aus Ziegenfleisch, Frühlingszwiebeln, Ingwer und Pfeffer.

Qigong: Hier werden die Durchführung des Taiji und das Qigong zur Wiederherstellung der Gesundheit empfohlen.

Kapitel VII: Psychische Erkrankungen

Schlaflosigkeit

Das Sprichwort: „Essen und Trinken hält Leib und Seele zusammen" lässt vermuten, dass essen und trinken die wichtigsten Energiequellen im Leben sind. Aber die wichtigste Energiequelle im Leben sind eigentlich nicht das Essen und das Trinken, sondern der Schlaf. Durch den Schlaf regeneriert sich nicht nur der physische Leib, sondern es wird auch Energie aus dem Kosmos für unseren Geist aufgenommen. Nach dem Schlaf sind wir erfrischt. Das ist das Ergebnis des Energie-Tankens. Man kann lange Zeit verbringen, ohne zu essen oder zu trinken, aber nicht ohne zu schlafen. Das beweist, wie wichtig der Schlaf ist.

Krankheitsmechanismus

1. Zuerst ist bei allen Schlafstörungen der Herz-Funktionskreis beeinträchtigt durch Aufflackern von Ardor im Herz-Funktionskreis infolge einer Depletion des Niere-Funktionskreises, die aus Ängstlichkeit resultiert.

2. Häufig auch bedingt durch Depletion des Yin führt dies zum Vorherrschen des Yang im Leber-Funktionskreis, also zu Emotionen wie extreme Begeisterung, Zornesausbrüche oder deren Unterdrückung.

3. Depletion des Qi in den oo. Herz und Milz infolge extremer Strapazen oder langer schwerer Krankheit.

4. In der Folge einer anhaltenden Krankheit wird das Yin des o. Niere geschwächt, was innere Hitze verursacht und die Körperflüssigkeit verbraucht. Das Ergebnis sind Schlafstörungen, nächtliches Schwitzen, Hitzeempfin-dungen an den Handtellern und Fußsohlen.

5. Dysfunktion des Magens infolge von Verdauungs-störungen.

Therapie nach Symptomatik, Abgrenzungen
Disharmonie in den oo. Herz und Niere

Einschlafschwierigkeiten, Schlaflosigkeit in Verbindung mit Herzklopfen, häufiges Aufwachen während der Nacht, Vergesslichkeit, Tinnitus, Schmerzen in der Lendengegend, rote Zunge, schneller und schwacher Puls.

Therapieprinzip: Die oo. Herz und Niere harmo-nisieren, das Yin stützen, Calor kühlen, sedieren.

Selbst-Tuina mit dem Gecko-Ball: Rollen am Rücken, Klopfen durch Hin- und Herschwingen des Oberkörpers, Schieben nach oben und unten oder Schieben nach links und rechts an B 15, B 23. Klopfen mit hochgezogenen Knien. Klopfen mit nach innen gehobenen Beinen. Rollen an der Fußsohle.

Diätetik: Kolbenhirsebrei.

Qigong: Hier werden die Durchführung des Taiji und das „Innere-Pflege-Qigong" empfohlen.

Ardor im o. Leber

Traumgestörter Schlaf, Kopfschmerzen, Reizbarkeit, Völlegefühl in der Brust, dunkler Harn, trockener Stuhl, Schwindelgefühl, rote Zunge, gelber Belag, schneller und saitenförmiger Puls.

Therapieprinzip: Ardor des o. Leber herauslösen, sedieren.

Selbst-Tuina mit dem Gecko-Ball: Rollen am Rücken, Klopfen durch Hin- und Herschwingen des Oberkörpers, Schieben nach oben und unten oder Schieben nach links und rechts an B 18, B 19. Die Methode des Tretens mit dem Fußrücken.

Diätetik: 250g Longanenfruchtfleisch, 300g Jujuben und 300g Honig mit Wasser abkochen und einnehmen.

Qigong: Hier werden die Durchführung der 8-Brokat-Übungen und das Qigong zur Regulation des o. Leber sowie die „6-Laute-Atemmethode, insbesondere das Sprechen des Wortes xu" (s.S. 154) empfohlen.

Depletion des Qi in den oo. Herz und Milz

Allgemeine Schwäche, Mattigkeit, Herzklopfen, Schwindelgefühl, leichtes Erwachen und nicht wieder einschlafen können. Anorexie, Konzentrationsschwäche, blasse Zunge, kleiner und kraftloser Puls.

Therapieprinzip: Das Xue ergänzen, die oo. Herz und Milz stärken, sedieren.

Selbst-Tuina mit dem Gecko-Ball: Wie bei der Disharmonie in den oo. Herz und Niere.

Diätetik: Longanenfruchtfleisch und Kolbenhirsebrei

Qigong: Hier werden die Durchführung der 8-Brokat-Übungen und die „Methode, das gelbe Qi zu nehmen" (s.S. 221) sowie die „Methode, das rote Qi zu nehmen" (s.S. 219) empfohlen.

Depletion des Yin im o. Leber

Schlaflosigkeit, Albträume, Unruhe, Tinnitus, Schwin-delgefühl, Nachtschweiß, Palpitationen mit Ängstlichkeit, Müdigkeit, trockener Mund und Rachen, eine rote Zunge, ein saitenförmiger, beschleunigter Puls, Sehstörungen und Muskelschmerzen.

Therapieprinzip: Das Yin ergänzen, sedieren, Calor kühlen, Unruhe beheben.

Selbst-Tuina mit dem Gecko-Ball: Rollen am Rücken, Klopfen durch Hin- und Herschwingen des Oberkörpers, Schieben nach oben und unten oder Schieben nach links und rechts an B 18, B 19. Klopfen mit nach innen gehobenen Beinen. Rollen an der Fußsohle. Die Methode des Tretens mit dem Fußrücken.

Diätetik: Suppe aus Schweinehirn oder Kolbenhirsebrei

Qigong: Hier werden die Durchführung der 8-Brokat-Übungen und die „Methode, um die Energie des Mondes zu erhalten" empfohlen.

Dysfunktion des Magens

Schlaflosigkeit, dabei Druck in der Leibesmitte, Stag-nation der Verdauung, Aufstoßen mit übel riechendem Atem, Spannungsgefühl im Unterleib. Geblähter Bauch, klebriger Zungenbelag, kraftvoller Puls.

Therapieprinzip: Verdauungsblockaden zerstreuen, den o. Magen harmonisieren, sedieren.

Selbst-Tuina mit dem Gecko-Ball: Rollen am Rücken, Klopfen durch Hin- und Herschwingen des Oberkörpers, Schieben nach oben und unten oder Schieben nach links und rechts an B 15, B 20, B 21, B 22. Klopfen mit hochgezogenen Knien.

Diätetik: Frischen Rettichsaft trinken.

Qigong: Hier werden die Durchführung des Qigong für das Abdomen und die „Methode der Divergenzpression des Abdomens" (s.S. 225) empfohlen.

Depressionen

Depressionen kennt fast jeder Mensch. Sie können eine normale Reaktion der Psyche auf eine psychische Verletzung sein. Sie können aber auch durch körperliche Störungen auftreten.

Krankheitsmechanismus

1. Entweder durch geistige Überlastung oder psychi-sche Verletzungen wie z.B. eine Reaktion auf den Verlust von nahestehenden Menschen kommt es zu einem Einstau des Qi im o. Leber Wenn das Qi im Leber Funktionskreis nicht abfließen kann, leidet darunter die harmonische Entfaltung seiner Funktion, was zu depressiven Verstimmungen führt.

2. Entweder durch unregelmäßige Nahrungsaufnahme oder Diätfehler (kalte, zu süße oder zu fette Kost) kann es zu einer Einschränkung des Transportes und der Umwandlungsfunktion kommen und die Bildung von Pituita verursachen. Das führt zu einer Anhäufung von Ardor, der das Bewusstsein stört und zu Depressionen führt.

Therapie nach Symptomatik, Abgrenzungen
Ardor attackiert den o. Leber

Schwere Depression, Reizbarkeit, ausgeprägtes Druckgefühl im Thorax, bitterer Mundgeschmack, Kopfschmerzen, Ohrensausen, ein weißer, schmieriger Zungenbelag und tiefer, saitenförmiger Puls.

Therapieprinzip: Den Geist harmonisieren, Ardor ausleiten, den o. Leber besänftigen.

Selbst-Tuina mit dem Gecko-Ball: Rollen am Rücken, Schieben nach oben und unten oder Schieben nach links und rechts an B 15, B 18, B 19. Klopfen durch Hin- und Herschwingen des Oberkörpers. Drücken an LG 23, G 20 und H 7. Die Methode des Tretens mit dem Fußrücken.

. **Diätetik:** 250g Longanenfruchtfleisch, 300g Jujuben und 300g Honig mit Wasser abkochen und einnehmen.

Qigong: Hier werden die Durchführung des Qigong zur Regulation des o. Leber und das Taiji empfohlen.

Pituita blockiert den Qi-Fluss

Schwere Depression, dünner und klarer Schleim, Beklemmungsgefühl in der Brust, Appetitverlust, Müdigkeit, Durchfall, weißer und klebriger Zungenbelag, schlüpfriger Puls.

Therapieprinzip: Geist harmonisieren, Pituita umwandeln.

Selbst-Tuina mit dem Gecko-Ball: Rollen am Rücken, Schieben nach oben und unten oder Schieben nach links und rechts an B 20, B 21. Klopfen durch Hin- und Herschwingen des Oberkörpers. Drücken an LG 23, G 20 und H 7. Klopfen mit hochgezogenen Knien.

Diätetik: 250g Longanenfruchtfleisch, 300g Jujuben und 300g Honig mit Wasser abkochen und einnehmen.

Qigong: Hier werden die Durchführung des Taiji und das Qigong zur Regulation des o. Milz sowie die „6-Laute-Atemmethode" insbesondere das Sprechen des Wortes hu" empfohlen (s.S. 2154).

Depletion des Xue

Schwere Depression, Palpationen, Schlafstörungen, Schwere und Schwäche der unteren Extremitäten, eine trockene und rote Zunge, weißlicher Zungenbelag, dünner und schwacher Puls.

Therapieprinzip: Das Xue ergänzen, den Geist harmonisieren.

Selbst-Tuina mit dem Gecko-Ball: Wie bei „Pituita blockiert den Qi-Fluss".

Diätetik: 250g Longanenfruchtfleisch, 300g Jujuben und 300g Honig mit Wasser abkochen und einnehmen.

Qigong: Hier werden die Durchführung des Taiji und das Qigong zur Regulation der oo. Milz und Leber empfohlen.

Kapitel VIII: Neurologische Erkrankungen

Kopfschmerzen

Kopfschmerzen gehören zu den häufig auftretenden Befindlichkeitsstörungen. Sie sind Begleitsymptom vieler Krankheiten. Da der Kopf als Vereinigung aller Yang-Leitbahnen definiert ist, wird bei verschiedensten Funktionsstörungen gewöhnlich auch der Kopfbereich in Mitleidenschaft gezogen.

Krankheitsmechanismus
1. Der Kopf ist besonders anfällig für das Eindringen äußerer Agenzien. Algor venti hat den Kopf affiziert und blockiert schließlich seine normale Funktion. Das Wort „Ventus" weist auf den plötzlichen Beginn und die kurze Dauer der Erkrankung hin.
2. Entweder hat Calor venti den Kopf affiziert und dadurch seine normale Funktion blockiert oder verursacht durch Algor venti, was sich später zu Calor entwickelt.
3. Das Yin des Leber-Funktionskreises ist das Widerlager und die Gegensteuerung für das Yang des Leber-Funktionskreises. Wenn das Yin des Leber-Funktionskreises zu schwach ist, schlägt das Yang des Leber-Funktionskreises wurzellos und ungebändigt nach oben. Das ist die Ursache für Kopfschmerzen, Schlaflosigkeit und Reizbarkeit.
4. Bei bestehender Depletion des Yin des Niere-Funktionskreises kommt es zu einer verminderten Speicherung des Blutes des Leber-Funktionskreises, was wiederum endogenen Ventus verursacht, so dass Kopfschmerzen und Taubheit der Gliedmassen auftreten.

Therapie nach Symptomatik, Abgrenzungen
Algor venti

Kopfschmerzen verbunden mit Nackensteife, die stär-ker werden, wenn man mit Wind und Kälte in Berührung kommt. Frösteln, Nasenverstopfung oder Nasenfluss. Dünner, weißer Zungenbelag, oberflächlicher gespannter Puls.

Therapieprinzip: Algor venti vertreiben, Schmerzen stillen.

Selbst-Tuina mit dem Gecko-Ball: Rollen am Rücken, Schieben nach oben und unten oder Schieben nach links und rechts an B 12, B 13. Klopfen durch Hin-

und Herschwingen des Oberkörpers. Drücken an Taiyang, G 20, B 2 (der Kopf liegt auf den Gecko-Bällen), LG 20, LG 23 und Di 4.

Diätetik: 9 Stücke frischen Ingwer, 1 Frühlingszwiebel und 3g braunen Zucker in Wasser kochen und heiß nach und nach einnehmen.

Qigong: Hier werden die Durchführung des Qigong für den Kopf und das Gesicht und das Qigong für Nase und Zähne empfohlen.

Calor venti

Dumpfer Kopfschmerz, Fieber, Husten, Durst, Hals-schmerzen, gelber Urin, gelbe Zunge, gelber Zungenbe-lag. Oberflächlicher, beschleunigter Puls.

Therapieprinzip: Calor kühlen, die Extima öffnen, Schmerzen stillen.

Selbst-Tuina mit dem Gecko-Ball: Wie bei Algor venti.

Diätetik: Chrysanthemenblüten als Tee trinken.

Qigong: Hier werden die Durchführung des Qigong für den Kopf und das Gesicht und die „Methode des Reibens der Brust und Training des Qi mit dem Wort si" (s.S. 154) empfohlen.

Depletion des Yin führt zu emporschlagendem Ardor des o. Leber

Schwindel, Kopfschmerzen, Ohrensausen, Schlaflosig-keit, Reizbarkeit, Jähzorn, gerötetes Gesicht und Augen. Schmerzen in den Flanken, bitterer Geschmack, trockener Mund, Verstopfung. Rote Zunge, gelber Zungenbelag, schneller und saitenförmiger Puls.

Therapieprinzip: Den o. Leber besänftigen, Ardor bändigen, Kopfschmerzen stillen.

Selbst-Tuina mit dem Gecko-Ball: Wie bei Algor venti, nur nimmt man das Treten mit dem Fußrücken hinzu, um Ardor des o. Leber zu eliminieren.

Diätetik: Wassermelonensaft.

Qigong: Hier wird die Durchführung des Qigong für den Kopf und das

Gesicht und das Qigong zur Regulation des o. Leber empfohlen.

Depletion des Xue des o. Leber

Kopfschmerzen, Drehschwindel, Abmagerung, gelbliches Gesicht, verminderter Appetit, Taubheit der Gliedmaßen, Trockenheit der Augen, Schlaflosigkeit, Menstruations-störungen. Blasse Zunge, tiefer und kleiner Puls.

Therapieprinzip: Das Xue vermehren und ergänzen, den o. Leber harmonisieren, Schmerzen stillen.

Selbst-Tuina mit dem Gecko-Ball: Wie bei Algor venti.

Diätetik: 40g Judasohr mit etwas Kandiszucker in Wasser weichkochen und einnehmen.

Qigong: Hier wird die Durchführung des Qigong für den Kopf und das Gesicht und das Qigong zur Regulation der oo. Leber und Milz empfohlen.

Depletion des o. Niere

Kopfschmerz, der von einem Leeregefühl und sowohl von Rückenschmerzen als auch von kraftlosen, schwachen Beinen begleitet wird. Schlaflosigkeit, Ohrensausen, Müdigkeit, Spermatorrhoe, Leukorrhoe. Rote Zunge, fehlender Zungenbelag. Zarter, verschwindender Puls.

Therapieprinzip: Den o. Niere ergänzen, Kopfschmerzen stillen.

Diätetik: 30g Judasohr und 15g Walnusskerne mit etwas Kandiszucker in Wasser weichkochen und einnehmen.

Qigong: Hier werden die Durchführung des Qigong für den Kopf und das Gesicht und das Qigong zur Regulation der oo. Niere und Milz empfohlen.

Atrophie-Syndrom

Das Atrophie-Syndrom ist eine Störung, die durch eine Schwäche der Muskeln und Sehnen gekennzeichnet ist. In der chinesischen Medizin wird die Atrophie (Wei) schon im Werk „Unbefangene Fragen im Innern Klassiker des Gelben Fürsten" in Kapitel 44 erwähnt.

Krankheitsmechanismus
1. Zuerst ist bei dem Atrophie-Syndrom der o. Lunge beeinträchtigt und zwar durch Aufflackern des Ardor im o. Lunge infolge einer Depletion von Yin, die aus einer fieberhaften Erkrankung resultiert. Die fieberhafte Erkrankung kann im Besonderen die Körperflüssigkeit austrocknen und zu einer Mangelernährung von Muskeln und Sehnen führen.
2. Auch Aestus (die drückende Hitze des Sommers) dringt in den o. Lunge ein, dadurch häuft sich Calor humidus im o. Lunge an und blockiert die Durchgängigkeit des Qi, was die normale Funktion stört und das Atrophie-Syndrom verursacht.
3. Entweder durch Diätfehler (zu scharfe, zu süße oder zu fette Kost) oder durch geistige und körperliche Überlastung gerät der o. Milz in Bedrängnis. Seine Transport- und Umwandlungsfunktion kann sich also nicht ausrei-chend entfalten. Das Qi im o. Milz wird dadurch blockiert und es kommt zum Atrophie-Syndrom.
4. Der o. Niere nährt den gesamten Knochen, der o. Leber nährt die Muskeln und Sehnen. Daher kann eine Depletion der oo. Leber und Niere, z. B. verursacht durch eine lang andauernde Krankheit, Überarbeitung oder sexu-elle Exzesse wiederum zum Atrophie-Syndrom führen.

Therapie nach Symptomatik, Abgrenzungen
Depletion der oo. Milz und Magen
Muskelschwäche, Schwächegefühl in den Extremi-täten, Appetitverlust, lockerer Stuhl mit unverdauter Nahrung, Blähungen, große Müdigkeit, allgemeine Abmagerung, bleiches, blutleeres Gesicht, Aftervorfall, blasse Zunge, tiefer und kleiner Puls.

Therapieprinzip: Die oo. Milz und Magen kräftigen, die Muskeln und Sehnen stärken.

Selbst-Tuina mit dem Gecko-Ball: Rollen am Rücken, Klopfen durch Hin- und Herschwingen des Oberkörpers, Schieben nach oben und unten oder Schieben nach links und rechts an B 20, B 21, B 22 und B 23. Klopfen mit hochgezogenen Knien. Rollen an der Außenseite des Ellenbogens. Rollen am Unterarm. Rollen an den Waden.

Diätetik: 500g Hühnerfleisch mit etwas Ingwer und Frühlingszwiebel in Wasser kochen. Das Fleisch essen und die Suppe trinken.

Qigong: Hier werden die Durchführung der 8-Brokat-Übungen und das Qigong zur Regulation des o. Milz sowie das Qigong für das Abdomen empfohlen

Eindringen von Calor humidus

Muskelschwäche, beständiges, niedriges Fieber, Schwächegefühl in den Extremitäten, Schwere oder Schwellung der Beine, Atrophie der Extremitäten, Rückenschmerzen, ein schweres Gefühl im Körper, Gliederschmerzen, klebriger und gelber Zungenbelag sowie ein schneller und schlüpfriger Puls.

Therapieprinzip: Calor kühlen, Humor umwandeln, die Muskeln und Sehnen stärken.

Selbst-Tuina mit dem Gecko-Ball: Manipulationen wie bei Depletion der oo. Milz und Magen.

Diätetik: Suppe aus Gurkenschalen.

Qigong: Hier werden die Durchführung der 8-Brokat-Übungen und das Qigong zur Regulation des o. Milz sowie das Qigong für das Abdomen empfohlen.

Depletion der oo. Leber und Niere

Schwäche und Atrophie der Beinmuskulatur, Schwäche des Rückens und der Knie, Degeneration der Sehnen und Knochen, Schwindelgefühl, Tinnitus, unscharfes Sehen, trockene Augen, klebrige, rote Zunge und ein dünner und zarter Puls.

Therapieprinzip: Das Yin stützen, Ardor zerstreuen, Sehnen und Knochen stärken.

Selbst-Tuina mit dem Gecko-Ball: Manipulationen wie bei Depletion der oo. Milz und Magen, nur nimmt man Rollen an der Fußsohle und Klopfen mit nach innen gehobenen Beinen hinzu, um die oo. Leber und Niere zu stärken.

Diätetik: Suppe aus Rinderknochenmark und Nudeln.

Qigong: Hier werden die Durchführung der 8-Brokat-Übungen und das Qigong zur Regulation der oo. Leber und Niere empfohlen.

Ariditas des o. Lunge
Muskelschwäche, Schwächegefühl in den Extre-mitäten, Kopfschmerzen, Fieber, trockener Husten ohne Auswurf, ein Völlegefühl im Thorax, Keuchen, Brustschmerzen, Reizbarkeit, Durst, eine trockene Zunge ohne Belag und ein leerer, großer und beschleunigter Puls.

Therapieprinzip: Den o. Lunge befeuchten, Ariditas kühlen.

Selbst-Tuina mit dem Gecko-Ball: Manipulationen wie bei Depletion der oo. Milz und Magen.

Diätetik: Suppe aus Gurkenschalen.

Qigong: Hier werden die Durchführung der 8-Brokat-Übungen und das Qigong zur Regulation des o. Lunge empfohlen.

BI Zhen – Schmerzhaftes Obstruktions-Syndrom

Unter dem chinesischen Begriff „BI Zhen" versteht man Schmerzen von Muskeln und Gelenken, zurückgehend auf eine Behinderung der Qi- und Xue-Zirkulation, die wiederum durch das Eindringen von Ventus, Algor und Humidus be-dingt ist.

Krankheitsmechanismus
Bedingt durch Überarbeitung und übermäßige sexuelle Aktivität kommt es zur Depletion des Qi und zur Beeinträchtigung seiner abwehrenden Funktionen, dadurch kann Algor, Ventus und Humidus in die Muskeln und Sehnen eindringen. Diese sammeln sich unter den Leitbahnen an, so dass das Qi und Xue nicht mehr zirkuliert, was zum schmerzhaften Obstruktions-Syndrom führt. Dies tritt meistens auf, wenn man an feuchten Orten wohnt oder im Wasser watet.

Therapie nach Symptomatik, Abgrenzungen
Ventus-BI
Wandernde Schmerzen, dumpfe Schmerzen von Muskeln und Sehnen, Bewegungseinschränkungen, Rückenschmerzen, Steifheit, eine blasse Zunge mit einem weißen Zungenbelag und ein oberflächlicher Puls.

Therapieprinzip: Ventus, Humor ausleiten, Schmerzen stillen, die Muskeln und Sehnen stärken.

Selbst-Tuina mit dem Gecko-Ball: Rollen am Rücken, Klopfen durch Hin- und Herschwingen des Oberkörpers, Schieben nach oben und unten oder Schieben nach links und rechts an B 20, B 21, B 22 und B 23. Klopfen mit hochgezogenen Knien. Rollen an der Außenseite der Ellenbogen. Rollen am Unterarm. Rollen an den Waden.

Diätetik: Diätetik: 9 Stücke frischen Ingwer, 1 Frühlingszwiebel und 3g braunen Zucker in Wasser kochen und heiß nach und nach einnehmen.

Qigong: Hier werden die Durchführung der 8-Brokat-Übungen und das entsprechende Qigong für den Nacken, Qigong für Schultern und Arme, Qigong für die Lendenregion sowie Qigong für die unteren Extremitäten empfohlen.

Algor-BI

Schmerzen von Muskeln und Sehnen, Bewegungsein-schränkungen, Steifheit, Kraftlosigkeit, Abneigung gegen Kälte und Verlangen nach Wärme. Die Gelenkschmerzen werden durch Wärme erleichtert und durch Kälte verschlimmert, kalte Hände und Füße, dünner und weißer Zungenbelag, tiefer, langsamer Puls.

Therapieprinzip: Blockaden lösen, Schmerzen stillen, Algor humidus zerstreuen, Muskeln und Sehnen stärken.

Selbst-Tuina mit dem Gecko-Ball: Manipulationen wie bei Ventus-BI.

Diätetik: Wie bei Ventus-BI

Qigong: Wie bei Ventus-BI.

Calor-BI

Fieber, starke Schweißabsonderung, Unruhe, Durst, wandernde Schmerzen, dumpfe Schmerzen, Bewegungseinschränkungen, die Gelenkschmerzen werden durch Kälte erleichtert und durch Wärme verschlimmert, Gelenke sind rot und geschwollen, trockener Mund, Durst, Abneigung gegen Hitze, ein kräftiger, beschleunigter Puls.

Therapieprinzip: Blockaden lösen, Calor kühlen, Ventus humidus ausleiten, Schmerzen stillen.

Selbst-Tuina mit dem Gecko-Ball: Manipulationen wie bei Ventus-BI.

Diätetik: Suppe aus Mungbohnen.

Qigong: Wie bei Ventus-BI.

Humor-BI
Dumpfe Schmerzen von Muskeln und Gelenken mit Schwere- und Taubheitsgefühl der Extremitäten. Die Schmerzen werden durch trockenes Wetter erleichtert und durch feuchtes Wetter verschlimmert, Bewegungseinschränkungen, ein weißer Zungenbelag sowie ein schlüpfriger und langsamer Puls.

Therapieprinzip: Blockaden lösen, die Leitbahnen und Netzbahnen beleben, Humor ausleiten, Pituita umwandeln, Schmerzen stillen.

Selbst-Tuina mit dem Gecko-Ball: Manipulationen wie bei Ventus-BI.

Diätetik: 250g Hühnerfleisch, 250ml Weißwein mit etwas Ingwer und Frühlingszwiebel in Wasser kochen und die Suppe trinken, das Fleisch essen.

Qigong: Wie bei Ventus-BI.

Multiple Sklerose

Multiple Sklerose (MS) ist eine häufige neurologische Erkrankung. Bei MS bilden sich im Zentralnervensystem viele (multiple) kleine Herde, in denen die Nervenhüllen zerstört und durch Narbengewebe (Sklerose) ersetzt werden. In der chinesischen Medizin ist MS ein Atrophie-Syndrom.

Krankheitsmechanismus
Wie beim Atrophie-Syndrom.

Therapie nach Symptomatik, Abgrenzungen

Depletion der oo. Leber und Niere

Muskelschwäche, zunehmendes Schwächegefühl in den Extremitäten, Schwindelgefühl, unscharfes Sehen, drängender Harnfluss, Müdigkeit, allgemeine Abmager-ung, bleiches, blutleeres Gesicht, Aftervorfall, blasse Zunge, tiefer und kleiner Puls.

Therapieprinzip: Die oo. Leber und Niere kräftigen, die Muskeln und Sehnen stärken.

Selbst-Tuina mit dem Gecko-Ball: Rollen am Rücken, Klopfen durch Hin- und Herschwingen des Oberkörpers, Schieben nach oben und unten oder Schieben nach links und rechts an B 18, B 20, B 21, B 22 und B 23. Klopfen mit hochgezogenen Knien. Rollen an der Außenseite des Ellenbogens. Rollen am Unterarm. Rollen an den Waden.

Diätetik: Suppe aus Schweinenieren und Walnusskernen.

Qigong: Hier werden die Durchführung der 8-Brokat-Übungen und das Qigong zur Regulation der oo. Leber und Niere empfohlen.

Depletion des o. Milz mit Pituita humidus

Taubheits- und Schweregefühl der Beine, geschwollene und schmerzhafte Füße, Schwindelgefühl, Müdigkeit, Atrophie der Extremitäten, klebriger, gelber Zungenbelag und ein schneller und schlüpfriger Puls.

Therapieprinzip: Die oo. Milz und Magen kräftigen, Pituita humidus umwandeln, die Muskeln und Sehnen stärken.

Selbst-Tuina mit dem Gecko-Ball: Wie bei Depletion der oo. Leber und Niere.

Diätetik: 500g Hühnerfleisch mit etwas Ingwer und Frühlingszwiebel in Wasser kochen. Das Fleisch essen und die Suppe trinken.

Qigong: Hier werden die Durchführung der 8-Brokat-Übungen und das Qigong zur Regulation des o. Milz empfohlen.

Kapitel IX: Erkrankungen der Sinnesorgane

Tinnitus

Unter „Tinnitus" versteht man störende Töne oder geräuschartige endogene Schallempfindungen.

Krankheitsmechanismus
1. Entweder durch Überarbeitung, zunehmendes Alter oder übermäßige sexuelle Aktivität wird der o. Niere geschwächt. In der Folge kann er das Ohr nicht nähren, und es kommt zu Ohrensausen.
2. Bedingt durch Fehldiät wie zu fette oder unregelmäßige Nahrungsaufnahme kommt es zu einer Dysfunktion der oo. Milz und Magen in Bezug auf den Transport und die Umwandlung. Eine Dysfunktion der oo. Milz und Magen führt zur Ansammlung von Pituita, was das Aufsteigen des klaren Qi zu den Ohren behindert.
3. Bedingt durch Überanstrengung oder emotionale Probleme wie Zorn, Frustration oder Hass kann die entfaltende Funktion den o. Leber beeinträchtigen und Ardor des o. Leber verursachen. Wenn Ardor emporsteigt, kann dies zu plötzlichem Ohrensausen führen.

Therapie nach Symptomatik, Abgrenzungen
Ardor in den oo. Leber und Galle

Ohrensausen mit plötzlichem Beginn und lautem Geräusch, Kopfschmerzen, Reizbarkeit, Völlegefühl in der Brust, bitterer Mundgeschmack, Durst, trockener Stuhl, Schwindelgefühl, rote Zunge, gelber Belag, schneller und saitenförmiger Puls.

Therapieprinzip: Ardor der oo. Leber und Galle herauslösen, Gehörstörungen beheben.

Selbst-Tuina mit dem Gecko-Ball: Rollen am Rücken, Schieben nach oben und unten oder Schieben nach links und rechts an B 12, B 13. Klopfen durch Hin- und Herschwingen des Oberkörpers. Drücken an 3E 17, 3E 21, G 2, G 8, Dü 19 (der Kopf liegt auf den Gecko-Bällen).

Diätetik: Suppe aus Chrysanthemenblüten und (Rundkorn-) Reis.

Qigong: Hier werden die Durchführung der 8-Brokat-Übungen und das Qigong zur Regulation des o. Leber sowie das Qigong für die Ohren empfohlen.

Emporschlagender Ardor und Pituita

Ohrensausen, Schwindel, Übelkeit, Reizbarkeit, Beklemmungsgefühl auf der Brust, Expektoration von Sputum, Durst, Benommenheit, bitterer Mundgeschmack, gelber, schmieriger Zungenbelag und ein schlüpfriger, beschleunigter Puls.

Therapieprinzip: Das Qi regulieren, Pituita umwandeln, die oo. Magen und Galle harmonisieren.

Selbst-Tuina mit dem Gecko-Ball: Wie bei Ardor in den oo. Leber und Galle.

Diätetik: 120g Sellerie, 250g (Rundkorn-) Reis mit Wasser kochen und einnehmen.

Qigong: Hier werden die Durchführung der 8-Brokat-Übungen und das Qigong zur Regulation des o. Milz sowie das Qigong für die Ohren empfohlen.

Depletion des o. Niere

Ohrensausen mit langsamem Beginn und leisem Geräusch, kalte Extremitäten, Impotenz, Schwindel, Benommenheit, Schmerzen und Schwäche im Rückenbereich und in den Beinen, Ödeme in den unteren Extremitäten, eine weiße Zunge, ein tiefer und dünner Puls.

Therapieprinzip: Das Yang stützen, den o. Niere ergänzen.

Selbst-Tuina mit dem Gecko-Ball: Wie bei Ardor in den oo. Leber und Galle.

Diätetik: Suppe aus Qualle und Pferdefüßen.

Qigong: Hier werden die Durchführung der 8-Brokat-Übungen und das Qigong zur Regulation des o. Niere sowie Qigong für die Ohren empfohlen.

Rhinitis (Schnupfen)

Die Rhinitis gemäß der westlichen Medizin ist die häufigste Begleiterscheinung einer Erkältung und korreliert mit dem Symptom der chinesischen Medizin „Bi Yuan", was wörtlich wie „Nasenfluss" übersetzt wird.

Krankheitsmechanismus

Als Krankheitsursachen kommen vor allem Ventus-Algor- und Ventus-Calor-Heteropathien in Betracht, die den o. Lunge affizieren, und seine kühlende und verteilende Funktion behindern sowie die Abwehrkräfte der Extima schwächen. Dadurch steigt Calor humidus empor und sammelt sich in der Nase, was zu einer eitrigen, gelben Sekretion in der Nase führt.

Therapie nach Symptomatik, Abgrenzungen
Algor venti affiziert den o. Lunge

Verstopfte Nase, Frösteln, Niesen, starkes Nasenrinnen mit weißem, wässrigem Sekret, Abgeschlagenheit, Husten, dünnflüssiger Auswurf, ein feuchter, weißer Zungenbelag und ein oberflächlicher, gespannter Puls.

Therapieprinzip: Die Extima lösen, Humor umwandeln, die Nase durchgängig machen.

Selbst-Tuina mit dem Gecko-Ball: Rollen am Rücken, Schieben nach oben und unten oder Schieben nach links und rechts an B 12, B 13. Klopfen durch Hin- und Herschwingen des Oberkörpers. Drücken an Di 20, Yin Tang (der Kopf liegt auf den Gecko-Bällen), LG 23 und Di 4.

Diätetik: 6g Aprikosenkerne (die Schale abziehen) als Tee trinken.

Qigong: Hier werden die Durchführung des Qigong für den Kopf und das Gesicht und die Methode des Qigong für die Nase empfohlen.

Calor venti affiziert den o. Lunge

Niesen, fließende Nase mit dickem, gelbem Sekret, Kopfschmerz, Fieber, Husten, Durst, Halsschmerzen, gelber Urin, gelbe Zunge, dünner und gelber Zungenbelag. Oberflächlicher, beschleunigter Puls.

Therapieprinzip: Calor kühlen, die Extima öffnen, die Nase durchgängig machen.

Selbst-Tuina mit dem Gecko-Ball: Wie bei Algor venti.

Diätetik: 6g Chrysanthemenblüten, 6g Aprikosenkerne (die Schale abziehen) als Tee trinken.

Qigong: Hier werden die Durchführung des Qigong für den Kopf und das Gesicht und das Qigong für die Nase empfohlen.

Depletion Yin der oo. Lunge und Niere

Nasentrockenheit mit Obstruktionsgefühl, Husten mit wenig Auswurf, trockener Rachen, heiße Handflächen und Fußsohlen, eine rote Zunge mit wenig Zungenbelag, ein dünner, beschleunigter Puls.

Therapieprinzip: Yin erhalten, den o. Lunge befeuchten, die Nase durchgängig machen.

Selbst-Tuina mit dem Gecko-Ball: Wie bei Algor venti.

Diätetik: Chrysanthemenblüten als Tee trinken.

Qigong: Hier werden die Durchführung des Taiji und das Qigong für den Kopf und das Gesicht sowie Qigong für die Nase empfohlen.

Depletion der oo. Lunge und Milz

Nasenobstruktion, Schleimhautschwellung, verstopfte Nase, Erkältungsanfälligkeit, Husten mit weißem, wässrigem Auswurf, Dyspnoe, Asthenie, ein weißer Zungenbelag, Appetitlosigkeit und ein schwacher Puls.

Therapieprinzip: Die oo. Lunge und Milz stärken, die Sinnesöffnungen freimachen.

Selbst-Tuina mit dem Gecko-Ball: Wie bei Algor venti.

Diätetik: Chrysanthemenblüten als Tee trinken.

Qigong: Hier werden die Durchführung des Taiji und das Qigong für den Kopf und das Gesicht sowie Qigong für die Nase empfohlen.

Sinusitis

Unter Sinusitis versteht man eine Entzündung von ei-ner oder mehreren der Nase zugänglichen acht Nebenhöhlen. Die Sinusitis entspricht gemäß der chinesi-schen Medizin auch der Kategorie von „Biyuan".

Krankheitsmechanismus

Nach der chinesischen Medizin sind die Krankheitsursachen der Sinusitis wie bei der Rhinitis vor allem Ventus-Algor und Ventus-Calor-Heteropathien, die den o. Lunge affizieren und seine reinigende und verteilende Funktion in den Nasenhöhlen stören, so dass es zu einer Stagnation von Flüssigkeiten in der Nase und den Nebenhöhlen kommt.

Therapie nach Symptomatik, Abgrenzungen
Calor venti affiziert den o. Lunge

Verstopfte Nase, gelbes, klebriges Nasensekret, Fieber, Hitzegefühl, Durst, Kopfschmerzen, Windaversion, rote Zunge, klebriger, gelber Zungenbelag und ein oberflächlicher, beschleunigter Puls.

Therapieprinzip: Die Extima lösen, Ventus eli-minieren, Calor kühlen, die Nase durchgängig machen.

Selbst-Tuina mit dem Gecko-Ball: Rollen am Rücken, Schieben nach oben und unten oder Schieben nach links und rechts an B 12, B 13. Klopfen durch Hin- und Herschwingen des Oberkörpers. Drücken an Di 20, Yin Tang (der Kopf liegt auf den Gecko-Bällen), LG 23, Di 4.

Diätetik: Chrysanthemenblüten als Tee trinken.

Qigong: Hier werden die Durchführung des Qigong für den Kopf, das Gesicht und die Methode des Qigong für die Nase empfohlen.

Calor humidus des o. Milz

Klebriges, gelbes Nasensekret, verminderter Geruchs-sinn, Fieber, Kopfschmerzen, geschwollener Rachen, Atemnot, Durst, ein schweres Gefühl im Körper, Gliederschmerzen, Beklemmungsgefühl auf der Brust, klebriger, gelber Zungenbelag und ein schlüpfriger Puls.

Therapieprinzip: Calor kühlen, Humor umwandeln, die oo. Lunge und Milz harmonisieren, die Sinnesöffnungen freimachen.

Selbst-Tuina mit dem Gecko-Ball: Wie bei Calor venti.

Diätetik: Chrysanthemenblüten als Tee trinken.

Qigong: Hier werden die Durchführung des Taiji und das Qigong für den Kopf und das Gesicht sowie Qigong für die Nase empfohlen.

Ardor der oo. Leber und Galle

Gelbe, eitrige Sekretion aus der Nase, rotes Gesicht, Kopfschmerzen, Schwindelgefühl, bitterer Mund-geschmack, Reizbarkeit, trockener Stuhl, klebriger, gelber Zungenbelag und ein saitenförmiger Puls.

Therapieprinzip: Ardor der oo. Leber und Galle beseitigen, die Sinnesöffnungen freimachen.

Diätetik: Chrysanthemenblüten als Tee trinken.

Qigong: Hier werden die Durchführung des Taiji und das Qigong für den Kopf, das Gesicht sowie Qigong für die Nase empfohlen.

Glaukom

Der Begriff Glaukom kommt eigentlich aus dem Griechischen und weist auf einen erhöhten Augeninnendruck hin. Nach westlicher Medizin beträgt der normale Flüssigkeitsdruck im Inneren des Augapfels 12 bis 22 mm Hg. Erhöht sich der Wert auf über 22 mm Hg, so spricht man vom Glaukom.

Krankheitsmechanismus

1. Emotionale Probleme wie Zorn, Hass können die entfaltende Funktion des o. Leber beeinträchtigen und Ardor im o. Leber verursachen. Wenn Ardor emporsteigt, kann es zu erhöhtem Augeninnendruck kommen.

2. Bedingt durch Calor venti, der den o. Leber affiziert, was sich später zu Ardor entwickelt. Wenn Ardor emporsteigt und die Qi-Leitbahnen in den Augen blockiert, kann es zu erhöhtem Augeninnendruck kommen.

Therapie nach Symptomatik, Abgrenzungen
Ardor im o. Leber

Heftige, sich ausbreitende Schmerzen im Auge, Kopfschmerzen, Übelkeit, „steinharte" Augäpfel, Reizbarkeit, Völlegefühl in der Brust, bitterer Mundgeschmack, Durst, trockener Stuhl, Schwindelgefühl, rote Zunge, gelber Belag, schneller und saitenförmiger Puls.

Therapieprinzip: Ardor des o. Leber beseitigen, erhöhten Augeninnendruck beheben.

Selbst-Tuina mit dem Gecko-Ball: Rollen am Rücken, Schieben nach oben und unten oder Schieben nach links und rechts an B 12, B 13. Klopfen durch Hin- und Herschwingen des Oberkörpers. Drücken an B 2, M 1, M 2, G 1 und Taiyang (der Kopf liegt auf den Gecko-Bällen).

Diätetik: 30g frischen Sellerie kurz kochen, dann den Saft auspressen, täglich zweimal davon einnehmen.

Qigong: Hier werden die Durchführung der 8-Brokat-Übungen und das Qigong zur Regulation des o. Leber sowie das Qigong für die Augen empfohlen.

Depletion Yin führt zum Emporschlagen des Yang des o. Leber

Schmerzen in den Augen, harte Augäpfel, rotes Gesicht, Kopfschmerzen, Schwindelgefühl, bitterer Mundgeschmack, Reizbarkeit, ein trockener Mund und Rachen, trockener Stuhl, rote und trockene Zunge und ein dünner, zarter oder saitenförmiger Puls.

Therapieprinzip: Das Yin nähren, den o. Leber harmonisieren, den erhöhten Augeninnendruck beheben.

Selbst-Tuina mit dem Gecko-Ball: Ardor im o. Leber.

Diätetik: 30g frischen Sellerie kurz kochen, dann den Saft auspressen, täglich zweimal davon einnehmen.

Qigong: Hier werden die Durchführung des Taiji und das Qigong für den Kopf und das Gesicht sowie das Qigong für die Augen empfohlen.

Stauungen des Qi in den oo. Leber und Milz

Schmerzen in den Augen, harte Augäpfel, Kopfschmerzen, Schwindelgefühl, Blähungen und Aufstoßen von fauligem Geruch, Beklemmungsgefühl auf der Brust. Der Zungenbelag ist klebrig. Schlüpfriger Puls.

Therapieprinzip: Die oo. Leber und Milz regulieren, das Qi harmonisieren, erhöhten Augeninnendruck beheben.

Selbst-Tuina mit dem Gecko-Ball: Ardor im o. Leber.

Diätetik: 30g frischen Sellerie kurz kochen, dann den Saft auspressen, täglich zweimal davon einnehmen.

Qigong: Hier werden die Durchführung des Taiji und das Qigong für den Kopf und das Gesicht sowie das Qigong für die Augen empfohlen.

Myopie (Kurzsichtigkeit)

Bei dem kurzsichtigen Menschen ist die Linse zu stark gekrümmt, deshalb können Gegenstände, die weiter entfernt sind, nicht mehr scharf auf die Netzhaut projiziert werden.

Krankheitsmechanismus

Entweder angeboren oder durch falsche Körperhaltung beim Lesen oder durch Depletion Qi des o. Milz. Es kommt zu einer Dysfunktion der oo. Milz und Magen in Bezug auf Transport und Umwandlung. In der Folge werden die Augen nicht genügend durch Qi und Xue genährt und es kommt zur Kurzsichtigkeit.

Therapie nach Symptomatik, Abgrenzungen
Depletion Qi des o. Milz

Kurzsichtigkeit, Schwindel, Abneigung gegen Kälte, Verlangen nach warmen Getränken, abgemagerter Körper, Müdigkeit, Kraftlosigkeit, Gliederschwere, verminderter Appetit, eine zartblasse Zunge mit weißem Zungenbelag und ein dünner, zarter Puls.

Therapieprinzip: Den o. Milz ergänzen, das Qi vermehren, Augensehnen und Muskeln regulieren.

Selbst-Tuina mit dem Gecko-Ball: Rollen am Rücken, Schieben nach oben und unten oder Schieben nach links und rechts an B 20, B 21. Klopfen durch Hin- und Herschwingen des Oberkörpers. Drücken an B 2, M 1, M 2, G 1 und Taiyang (der Kopf liegt auf den Gecko-Bällen).

Diätetik: Lammfleisch mit Knoblauch.

Qigong: Hier werden die Durchführung der 8-Brokat-Übungen und das Qigong für den Kopf und das Gesicht, das Qigong zur Regulation des o. Milz sowie das Qigong für die Augen empfohlen.

Stomatitis

Unter Stomatitis versteht man Geschwüre im Mund.

Krankheitsmechanismus
1. Überanstrengung oder emotionale Probleme wie Zorn, Frustration, Hass können die Emotionen re-gulierende Funktion des o. Herz beeinträchtigen und Ardor des o. Herz verursachen. Wenn Ardor emporsteigt, kann es zu Entzündungen im Mund kommen.
2. Überanstrengung kann zu Depletion des Yin des o. Niere führen. Es kommt zu Ador und schließlich folgt eine Schädigung der Säfte, was zu Entzündungen im Mund führt.

Therapie nach Symptomatik, Abgrenzungen
Depletion Yin des o. Niere
Einzelne verstreute Geschwüre im Mund, umgeben von leichter Rötung, leichte Schmerzen, Unruhe, Reizbarkeit, Schwäche der unteren Extremitäten, dunkler Urin, ein trockener Mund, eine trockene, rote Zunge, ein dünner und beschleunigter Puls.

Therapieprinzip: Das Yin stützen, den o. Niere stärken, Ardor ausleiten.

Diätetik: Walnusskerne.

Qigong: Hier wird die Durchführung des Taiji und das Qigong zur Regulation des o. Niere empfohlen.

Calor o. Herz

Geschwüre im Mund, umgeben von tiefroter Schwellung, brennende Schmerzen, Nahrungsaufnahme erschwert, gerötetes Gesicht, trockene Lippen, Zahnschmerzen, Nasenbluten, dunkler Urin, rote Augen, Verstopfung, rote Zunge oder rote Zungenseiten mit einem trockenen, gelben Zungenbelag und ein beschleunigter Puls.

Therapieprinzip: Calor kühlen, den o. Herz harmo-nisieren.

Diätetik: Suppe aus Mungbohnen und Chrysanthe-menblüten.

Qigong: Hier wird die Durchführung des Qigong zur Regulation des o. Herz empfohlen.

Kapitel X: Hauterkrankungen

Herpes Zoster

Unter Herpes Zoster versteht man eine akute Infektionskrankheit, die durch Schmerzen und bläschenförmigen Ausschlag im Segmentbereich gekennzeichnet ist.

Krankheitsmechanismus

1. Bedingt durch emotionale Probleme wie Zorn, Hass kann die entfaltende Funktion den o. Leber beeinträchtigen und Ardor des o. Leber verursachen.
2. Entweder hat sich Calor humidus in den oo. Leber und Galle gesammelt oder durch Calor-venti-Heteropathien affiziert, was sich später zu Ardor entwickelt.

Therapie nach Symptomatik, Abgrenzungen
Calor humidus in den oo. Leber und Galle

Hellrote und größere Bläschen mit gelblicher Flüssigkeit, brennende und stechende Schmerzen, Kopfschmerzen, Appetitverlust, Reizbarkeit, Völlegefühl in der Brust, bitterer Mundgeschmack, Mattigkeit, Fieber, Durst, trockener Stuhl, Schwindelgefühl, rote Zunge, gelber Belag, schneller, saitenförmiger und schlüpfriger Puls.

Therapieprinzip: Calor humidus der oo. Leber und Galle herauslösen, Schmerzen stillen.

Diätetik: Suppe aus Chrysanthemenblüten und (Rundkorn-) Reis.

Qigong: Hier werden die Durchführung der 8-Brokat-Übungen und das Qigong zur Regulation der oo. Leber und Milz empfohlen.

Stagnation von Qi und Xue

Beinahe abgeheilte Bläschen mit scharfen und stechenden Schmerzen, die Schmerzen werden durch Bewegung verschlimmert, Schlafstörungen, Unruhe, Blähungen und Aufstoßen von fauligem Geruch, Beklemmungsgefühl auf der Brust, gelber und klebriger Zungenbelag, rauer Puls.

Therapieprinzip: Qi und Xue bewegen, Schmerzen stillen.

Diätetik: 30g frischen Sellerie kurz kochen, dann den Saft auspressen, täglich zweimal davon einnehmen.

Qigong: Hier wird die Durchführung der 8-Brokat-Übungen empfohlen.

Ekzem

Das Ekzem ist die häufigste juckende, schubweise auftretende Erkrankung der Oberhaut.

Krankheitsmechanismus

1. Entweder durch unregelmäßige Nahrungsaufnahme, Diätfehler (kalte, zu süße oder zu fette Kost) oder durch konstitutionelle Schwäche und lang andauernde Krankheiten, indem sie die oo. Milz und Magen schädigen. Ihre Transport- und Umwandlungsfunktion kann sich also nicht mehr ausreichend entfalten und verursacht die entzündeten Hautläsionen.

2. Entweder durch gesammelten Calor humidus oder durch Calor-venti-Heteropathien affiziert, was sich später zu Ardor entwickelt und Bläschen auf der Haut erzeugt.

Therapie nach Symptomatik, Abgrenzungen
Calor-humidus-Toxine

Hautrötung, Papeln, Bläschen, Hauterosionen, gelbe Krusten und Exsudat, oft sind der Fingerzwischenraum und die Hand betroffen. Starker Juckreiz, Appetitverlust, Reizbarkeit, Völlegefühl in der Brust, bitterer Mundgeschmack, Mattigkeit, Fieber, Durst, trockener Stuhl, Schwindelgefühl, rote Zunge, gelber Belag, schneller, saitenförmiger und schlüpfriger Puls.

Therapieprinzip: Calor humidus herauslösen, Toxine auslösen.

Diätetik: Suppe aus Chrysanthemenblüten und (Rundkorn-) Reis.

Qigong: Hier werden die Durchführung der 8-Brokat-Übungen und das Qigong zur Regulation des o. Milz empfohlen.

Calor humidus des o. Milz

Hautrötung, Papeln, Bläschen, Hauterosionen, gelbe Krusten und Exsudat, häufig sind die Beine betroffen, Juckreiz, Müdigkeit, Schweregefühl der Beine, Appetit-verlust, klebriger, gelber Zungenbelag und ein schneller und schlüpfriger Puls.

Therapieprinzip: Die oo. Milz und Magen kräftigen, Calor kühlen, Humor umwandeln.

Diätetik: 500g Hühnerfleisch mit etwas Ingwer und Frühlingszwiebeln in Wasser kochen. Das Fleisch essen und die Suppe trinken.

Qigong: Hier werden die Durchführung der 8-Brokat-Übungen und das Qigong zur Regulation des o. Milz empfohlen.

Calor venti des Xue

Juckende, rötliche Veränderungen der Haut, Bläschen, häufig ist der Oberkörper betroffen, Schlaflosigkeit, Reizbarkeit, Durst, trockener Mund, roter und trockener Zungenbelag und ein schneller und dünner Puls.

Therapieprinzip: Das Xue erhalten, Ventus austreiben, Calor kühlen.

Diätetik: 500g Hühnerfleisch mit etwas Ingwer und Frühlingszwiebeln in Wasser kochen. Das Fleisch essen und die Suppe trinken.

Qigong: Hier werden die Durchführung der 8-Brokat-Übungen und das Qigong zur Regulation des o. Lunge empfohlen.

Urtikaria (Nesselsucht)

Urtikaria ist der Nesselausschlag. Gemäß der westlichen Medizin kann die Urtikaria auf ein allergisches oder physikalisches Geschehen zurückzuführen sein.

Krankheitsmechanismus
1. Bedingt durch Fehldiät wie zu viele Meeresfrüchte oder zu viele scharfe Speisen und Alkohol kommt es zu einer Dysfunktion der oo. Milz und Magen in Bezug auf den Transport und die Umwandlung. Die Dysfunktion der oo. Milz und Magen führt zur Ansammlung von Calor, was die Haut angreift.
2. Als andere Krankheitsursachen kommen vor allem Calor-venti-Heteropathien in Betracht, die die Extima affizieren, und die Abwehrkräfte der Extima schwächen. Dadurch sammelt sich Calor humidus unter der Haut und führt zu juckenden Quaddeln.

Therapie nach Symptomatik, Abgrenzungen
Calor venti
Plötzlicher Beginn mit juckenden Quaddeln verschiedener Größe. Hitzeaversion, Halsschmerzen, Schweißlosigkeit, verstopfte Nase, ein dünner, weißer Zungenbelag und ein oberflächlicher Puls.

Therapieprinzip: Heteropathien der Extima lösen, Calor venti austreiben, Juckreiz stillen.

Diätetik: Suppe aus Chrysanthemenblüten und (Rundkorn-) Reis.

Qigong: Hier werden die Durchführung des Taiji und das Qigong zur Regulation des o. Lunge empfohlen.

Depletion Extima und geschwächte Abwehrkraft
Juckende Quaddeln, blasse und kleine Läsionen, Beginn ist begleitet von Frösteln und spontanem Schwitzen, Abneigung gegen Durchzug, Erkältungsanfäl-ligkeit, eine glänzende, blasse Gesichtsfarbe, eine blasse Zunge

mit weißem und dünnem Zungenbelag sowie ein oberflächlicher und weicher Puls.

Therapieprinzip: Das Qi ergänzen, die Extima festigen, Schweiß halten.

Diätetik: Suppe aus Chrysanthemenblüten und (Rundkorn-) Reis.

Qigong: Hier werden die Durchführung der 8-Brokat-Übungen und das Qigong zur Regulation des o. Lunge empfohlen.

Disharmonie der oo. Milz und Magen

Juckende Quaddeln mit roten Blasen und wolkenähnlichem Erythem, kleine Läsionen. Der Beginn ist begleitet von Bauchschmerzen, Frösteln, Übelkeit, Völlegefühl, verstopfter Nase, Obstipation, Appetitverlust, einem gelb-schmierigen Zungenbelag und einem schlüpfrigen Puls.

Therapieprinzip: Ventus vertreiben, die Extima durchgängig machen, die oo. Milz und Magen harmonisieren.

Diätetik: Suppe aus Chrysanthemenblüten und (Rundkorn-) Reis.

Qigong: Hier werden die Durchführung des Qigong für das Abdomen und das Qigong zur Regulation des o. Milz empfohlen.

Depletion des Qi und Xue

Juckende Quaddeln, blasse Läsionen, Beginn oft nach Abgeschlagenheit, gelbliches Gesicht, verminderter Appetit, Unterbauchschmerzen, eine blasse Zunge mit weißem Belag und ein tiefer, zarter und kraftloser Puls.

Therapieprinzip: Des Qi und Xue vermehren und ergänzen, die Extima durchgängig machen.

Diätetik: Suppe aus Chrysanthemenblüten und (Rundkorn-) Reis.

Qigong: Hier werden die Durchführung des Taiji und das Qigong zur Regulation des o. Milz empfohlen.

Neurodermitis

Neurodermitis ist ein chronisches juckendes Ekzem und bricht meist in der frühen Kindheit aus.

Krankheitsmechanismus

Entweder durch Fehldiät wie zu fette zu viel scharfe Speisen oder durch emotionale Probleme kommt es zur Dysfunktion der oo. Leber und Milz sowie zu Stasen des Qi und Xue. Sie führen zur Ansammlung von Calor humidus in der Haut. Durch lang bestehenden Calor humidus in der Haut wird diese nicht ernährt und es entsteht der Zustand von Ventus Ariditas, was die trockene, raue Haut verursacht.

Therapie nach Symptomatik, Abgrenzungen
Calor humidus in den oo. Leber und Galle

Feuchte rotödematöse Läsionen mit Bläschen und Pustelbildung, gelbes Exsudat mit gelben Krusten, Erosionen der Haut, Appetitverlust, Reizbarkeit, Völlegefühl in der Brust, bitterer Mundgeschmack, Durst, trockener Stuhl, Schwindelgefühl, rote Zunge, gelber Belag, beschleunigter und schlüpfriger Puls.

Therapieprinzip: Calor humidus herauslösen.

Diätetik: Suppe aus Chrysanthemenblüten und (Rundkorn-) Reis.

Qigong: Hier wird die Durchführung der 8-Brokat-Übungen und das Qigong zur Regulation des o. Lunge empfohlen.

Depletion des o. Milz mit Humor

Die Haut ist trocken mit Bläschen, Läsionen sind ödematös und von blass-roter Farbe, gelbliches Gesicht, verminderter Appetit, Müdigkeit, ein schweres Gefühl in den Gliedmaßen, dünner Stuhl, ein weißer, schlüpfriger oder schmieriger Zungenbelag, ein dünner oder schlüpfriger Puls.

Therapieprinzip: Den o. Milz stärken, Calor kühlen, Qi regulieren, Humor trocknen.

Diätetik: Suppe aus Chrysanthemenblüten und (Rundkorn-) Reis.

Qigong: Hier werden die Durchführung des Taiji und das Qigong zur Regulation des o. Milz empfohlen.

Calor venti des Xue

Trockene, nicht scharf begrenzte Läsionen, aufgekratzte Haut mit blutigem Schorf, starke Schuppen-bildung auf der Haut, kein Exsudat, starker Juckreiz, Reizbarkeit, Schlaflosigkeit, Durst, roter und trockener Zungenbelag, ein dünner oder saitenförmiger Puls.

Therapieprinzip: Das Xue nähren und dynamisieren, Ariditas befeuchten, Ventus austreiben

Diätetik: Suppe aus Chrysanthemenblüten und (Rundkorn-) Reis.

Qigong: Hier werden die Durchführung des Taiji und das Qigong zur Regulation des o. Leber empfohlen.

Akne

Akne ist eine Hauterkrankung, die auf Entzündungen der winzigen Poren beruht.

Krankheitsmechanismus

1. Bedingt durch Calor venti befällt Ariditas-Heteropathie die Haut, breitet sich im Bereich des o. Lunge aus und hemmt das Qi der Lunge, dadurch wird die kühlende und absteigende Funktion des o. Lunge behindert und Calor steigt zum Gesicht.

2. Der übermäßige Konsum von fetten oder scharfen Speisen sowie von Alkohol lässt Calor humidus in den oo. Milz und Magen entstehen, was zu einer öligen Haut führt.

3. Emotionale Disharmonie wie Ärger, Jähzorn, Besorgtheit und Groll führen zu einer Stagnation des o.- Leber-Qi, was über lange Zeit Ardor des o. Leber verursachen kann, welcher die Haut angreift und zu Akne führt.

Therapie nach Symptomatik, Abgrenzungen
Calor humidus in den oo. Milz und Magen

Ölige Gesichthaut, ausgeprägte Pustelbildung und Papeln mit ödematösen

Schwellungen, trockener Stuhl oder Obstipation, Mundgeruch, Völlegefühl im Bauch, Durst, rote Zunge, dicker, gelber Belag, schlüpfriger Puls.

Therapieprinzip: Calor humidus herauslösen, die oo. Milz und Magen harmonisieren.

Diätetik: Wassermelone.

Qigong: Hier werden die Durchführung der 8-Brokat-Übungen und das Qigong zur Regulation des o. Magen empfohlen.

Ardor Toxine

Hautrötung, rote Papeln und Pusteln, trockener Mund und Stuhl, eine rote Zunge mit gelbem Belag, ein beschleunigter Puls.

Therapieprinzip: Calor und Xue kühlen, desinfizieren, Schwellungen zerstreuen.

Diätetik: Wassermelone.

Qigong: Hier werden die Durchführung des Taiji und das Qigong zur Regulation des o. Lunge empfohlen.

Alopecia Areata

Unter Alopecia Areata versteht man den kreisrunden Haarausfall.

Krankheitsmechanismus

1. Bei bestehender Depletion des Yin des Niere-Funktionskreises kommt es zu einer verminderten Speicherung des Blutes des Leber-Funktionskreises, was wiederum Durchblutungsstörungen in der Kopfhaut verursacht, so dass Haarausfall auftritt.
2. Entweder durch übermäßige sexuelle Aktivität, Überarbeitung, Sorgen, Stress oder durch zunehmendes Alter wird das Qi und Xue geschwächt. In der Folge können sie das Kopfhaar nicht nähren und es kommt zu Haarausfall.

Therapie nach Symptomatik, Abgrenzungen

Depletion Qi und Xue

Haarausfall, Schwäche, geringe Belastbarkeit, Anorexie, Schlafstörungen, Kurzatmigkeit, hellrote Zunge, dünner, weißer Zungenbelag, tiefer und kleiner Puls.

Therapieprinzip: Das Qi vermehren, das Xue ergänzen, die oo. Herz und Milz kräftigen.

Selbst-Tuina mit dem Gecko-Ball: Rollen am Rücken, Schieben nach oben und unten oder Schieben nach links und rechts an B 12, B 13. Klopfen durch Hin- und Herschwingen des Oberkörpers. Drücken an Taiyang, G 20, LG 23, M 8 (der Kopf liegt auf den Gecko-Bällen), LG 20, Di 4. Klopfen mit hochgezogenen Knien.

Diätetik: Suppe aus Hühnerfleisch, Zwiebeln und Ingwer.

Qigong: Hier werden die Durchführung des Taiji und das Qigong zur Regulation der oo. Milz und Herz empfohlen.

Depletion des Yin der oo. Niere und Leber

Haarausfall, Schmerzen und Schwäche im Rückenbereich, heiße Handinnenflächen und Fußsohlen, eine rote Zunge mit wenig Belag und ein dünner, beschleunigter Puls.

Therapieprinzip: Das Yin stützen, die oo. Leber und Niere ergänzen.

Selbst-Tuina mit dem Gecko-Ball: Rollen am Rücken, Schieben nach oben und unten oder Schieben nach links und rechts an B 12, B 13. Klopfen durch Hin- und Herschwingen des Oberkörpers. Drücken an Taiyang, G 20, LG 23, M 8 (der Kopf liegt auf den Gecko-Bällen), LG 20, Di 4. Klopfen mit hochgezogenen Knien. Rollen an der Fußsohle. Klopfen mit nach innen gehobenen Beinen.

Diätetik: Suppe aus Garnelen.

Qigong: Hier werden die Durchführung des Taiji und das Qigong zur Regulation der oo. Niere und Leber empfohlen.

Kapitel XI: Orthopädische Erkrankungen

Diese Verletzungen treten sehr häufig auf. Sie gehören in der chinesischen Medizin zur Orthopädie. Sie können auftreten, wenn durch ein Trauma Luxationen bewirkt werden. Oder aber durch Überdehnen der Sehnen oder Muskeln eines Gelenks aufgrund einer falschen Bewegung. Weitere Ursachen sind Überlastung, rezidivierende Mikrotraumen und frühzeitige degenerative Veränderungen. Der chinesische Orthopäde behandelt sie vorwiegend mit Akupunktur und Tuina. Bei der Behandlung ist außer auf die lokalen Schmerzbefunde auch auf die Lage der Foramina und der Leitbahnen zu achten. Beide Methoden in der verletzten Gelenk- und Weichteil-Behandlung sind aufgrund ihrer hohen Wirksamkeit in China seit Jahrtausenden weit verbreitet.

Schulterschmerz

Diese Störung entspricht nach Auffassung der westlichen Medizin Periarthritis humero-scapularis, Supraspinatussyn-drom, Biceps-longus-Syndrom.

Krankheitsmechanismus

Das Humeruskapulargelenk ist das beweglichste, allerdings auch instabilste Gelenk des Körpers. Eine Muskel-Sehnen-Manschette übernimmt die Bewegungs-führung, während die weite und dünne Gelenkkapsel nur durch schwache Bänder verstärkt wird. Weil diese Stelle stark belastet ist, tritt die degenerative Veränderung oft frühzeitig auf. Die beschriebenen degenerativen Schäden können lange Zeit unbemerkt bleiben. Zahlreiche endogene und exogene Faktoren wie z.B. Depletion des Orbis, Stasen des Qi und Xue, Algor ventus oder Algor humor Affektionen, Traumata oder nach einem Trauma Folge einer Ruhigstellung sind jedoch in der Lage, akut exudative oder chronisch proliferative Entzündungen im angrenzenden Gewebe auszulösen. Sie spielen sich ab an der Sehne des M. supraspinatus, an der Bursa subacrominalis, an der Vagina synovialis der langen Bizepssehne, im Bereich der Fascien und dem dazwischen liegenden lockeren Bindegewebe der Rotatorenman-schette sowie der Gelenkkapsel. In den Gleitschichten des periartikulären Gewebes kommt es zu Verklebungen und Schrumpfungen unter dem Bild einer schmerzhaften Schultersteife.

Diagnose

Zu Beginn empfindet der Patient im Bereich der affizierten Schulter einen diffusen Schmerz, Kälteempfindlichkeit. In einem fortgeschrittenen Stadium kann dieser Schmerz auch in den Hals und in den Arm ausstrahlen und weiter zunehmen. Im Endstadium kommt es zu Adhäsionen innerhalb des Schultergelenks, so dass dieses völlig versteift wird, wobei dann die Schmerzempfindungen nachlassen.

a) Supraspinatussyndrom: Hierbei treten Schmerzen vor allem an der Außenseite der Schulter auf und dort, wo die Sehne am Humerus anfängt, zeigt sich eine erhöhte Druckempfindlichkeit. Auch nimmt die Schmerzem-pfindlichkeit bei Seithebung des Armes von 60 bis 120 Grad zu. Wird dieser Winkel überschritten, so zeigen sich nach einiger Dauer der Bewegung keine weiteren Folgen (Abb. 8.184).

b) Periarthritis humero-scapularis: Hier treten Schmerzen diffus in der ganzen Umgebung des Schulte-rgelenks auf, die nachts und in der Ruhe zunehmen, desgleichen besteht eine aktive und passive Bewegungseinschränkung.

c) Biceps-longus-Syndrom: Dabei werden Druckempfindlichkeit sowie allgemeiner Schmerz an der vorderen Schulterpartie wahrgenommen. Bizepsanspan-nungsschmerz bei Abduktion, Streckung und Innenrota-tion.

Behandlung

Selbst-Tuina mit dem Gecko-Ball: Rollen am Schultergürtel. Rollen am Schultergelenk. Rollen an der Oberarm-Außenseite.

Qigong: Hier werden die Durchführung der 8-Brokat-Übungen und das Qigong für Schultern und Arme empfohlen.

Epicondylitis Radialis Humeri

Krankheitsmechanismus

Als Ursache der Epicondylitis radialis humeri gelten Abnutzungserscheinungen an den Sehnen und ihren Insertionsstellen. Kleinflächige Ansätze kräftiger Muskeln sind über eine Faserknorpelzone am Knochen verankert. Durch unterschiedliche übermäßige Beanspruchung z. B. Tennisspielen oder Algor venti und Humor-venti-Heteropathien kommt es zu einer Blockierung der Leitbahnen in der Ellenbogengegend. Diese führen dort zu Elastizitätsveränderungen und Stasen des Qi und Xue.

Diagnose

Die Patienten klagen meist im Anschluss an wiederholte Überanstrengungen über Schmerzen an den Ursprungsstellen der Sehnen an den Epicondylen des Humerus. Neben einer umschriebenen Druckschmerz-haftigkeit des Epicondylus und der dort ansetzenden Muskulatur werden Schmerzen bei Belastung und passi-ver Dehnung der betroffenen Sehnen angegeben. In chronischen Fällen können knöcherne Reaktionen auftreten, die bei der Epicondylitis ulnaris unter Umständen zu ei-ner Irritation des Ellennerven führen können.

Behandlung

Selbst-Tuina mit dem Gecko-Ball: Rollen an der Ellenbogen-Außenseite.

Qigong: Hier werden die Durchführung der 8-Brokat-Übungen und das Qigong für Schultern und Arme empfohlen.

Das Musculus-piriformis-Syndrom

Heutzutage ist Ischias der häufigste Grund für einen Arztbesuch. Die Ursachen von Ischias sind vielfältig und kompliziert. Nach unserer klinischen Erfahrung ist in 50 Prozent aller Fälle ein verkrampfter M. piriformis die Ursache des Ischias.

Krankheitsmechanismus

Der M. piriformis entspringt in der kleinen Becken-höhle an der vorderen Fläche des Kreuzbeins. Er setzt an der Spitze des großen Rollhügels am Oberschenkel an und wird durch Nervenäste aus dem Hüftgelenkgebiet versorgt. Der Muskel zieht den Oberschenkel rückwärts und rollt ihn nach außen. Gemeinsam mit der oberen Gesäßschlagader und der oberen Gesäßvene verläuft der obere Gesäßnerv entlang dem Oberrand des M. piriformis. Der untere Gesäßnerv, der Ischiasnerv und der Hüftlochnerv verlaufen zusammen mit der unteren Gesäßschlagader und der unteren Gesäßvene unterhalb des M. piriformis.

Häufig sind aber auch Abweichungen zu beobachten. Hier gibt es zwei typische Formen. Zum einen kann der Ischiasnerv durch den M. piriformis hindurch verlaufen. Zum anderen teilt sich der Ischiasnerv gelegentlich noch innerhalb der Beckenhöhle in seine Endäste, den Nervus tibialis (Schienbeinnerv) und den Nervus fibularis (Wadenbeinnerv), wobei dann der Nervus fibularis den M. piriformis durchdringt und der Nervus tibialis unterhalb des M. piriformis verläuft (Abb.196).

Wenn die Hüfte überanstrengt wird, z. B. durch einseitige Überbelastung, langes und verkrampftes Sitzen vor dem Computer oder im Auto, oder wenn die Gesäßregion mit Kälte in Berührung kommt, zieht sich der M. piriformis zusammen und wird dadurch verkürzt. Normaler-weise ist der Ischiasnerv nicht betroffen. Aber bei den zuvor erwähnten Abweichungen wird der Ischiasnerv und der Wadenbeinnerv durch die Kontraktion des M. piriformis gequetscht. Dieses ist dann eine Ursache für eine Ischialgie.

Eine weitere Ursache sind mechanische Verletzungen. Im Stehen wirkt der M. piriformis als Außenrotator und Abduktor. Wenn nun die unteren Extremitäten bei der Abduktion und Außenrotation plötzlich überanstrengt werden, z. b. beim Schneeschaufeln, beim Tennisauf-schlag oder wenn man aus der Hockstellung schnell, abrupt aufsteht, dann zieht sich der M. piriformis extrem stark zusammen. Oder der M. piriformis wird überstreckt, wenn es bei den unteren Extremitäten während zu schwe-ren Tragens zur Innenrotation kommt. Dabei wird dem M. piriformis geschadet. Gleichzeitig tritt ein Schutz-Spasmus auf und drückt verstärkt auf das darunter liegende Gewebe und auf die um den M. piriformis liegenden Nerven und Gefäße, besonders auf den Ischiasnerv.

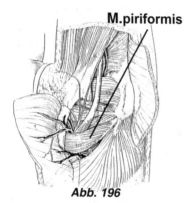

Abb. 196

Diagnose

Typisch für das Piriformis-Syndrom ist ein Schweregefühl und dumpfer Schmerz in der Mitte des Gesäßes. Der Schmerz kann entlang den Ischiasnerven in das Bein ausstrahlen, verbunden mit Bewegungsein-schränkungen, z. B. Schmerzen beim Treppensteigen und Schwierigkeiten, die Hüfte nach außen zu drehen. Das Gesäß fühlt sich kalt an. Der Schmerz wird sowohl an regnerischen Tagen als auch nach Belastung stärker. Des weiteren verschlimmert sich der Schmerz, wenn der Patient hustet oder während der Stuhlentleerung infolge des intraabdominellen Drucks.

Das M.-piriformis-Syndrom hat bei der Untersuchung drei diagnostische Identifizierungsmerkmale:

1. Die Palpation auf dem M. piriformis ist schmerzhaft und der Muskel ist verhärtet.
2. Führt man bei dem Patienten den Lasegue-Test durch, so hat der Kranke bei einer Anwinkelung des Beines bis 60 Grad starke Schmerzen; diese lassen über die 60 Grad Grenze hinaus nach bzw. werden dann gemildert.
3. Der M.-piriformis-Spannungstest: der Patient liegt ausgestreckt auf dem Rücken. Der Behandler dreht den Fuß des betroffenen Beines nach innen, um bei dem Hüftgelenk die Innenrotation zu bewirken. Gleichzeitig versucht der Patient gegen diesen Druck den Fuß nach außen zu bewegen. Treten während dieser Anstrengung Schmerzen auf, deutet dieses ursächlich auf eine Schädigung des M. piriformis hin.

Behandlung

Training
Auf dem Rücken liegend, Schultern und Lenden-wirbelsäule flach am Boden, das Bein der schmerzenden Körperseite beugen, Knie auf Hüfthöhe heben und über das gestreckte Bein kreuzen, Fuß beim Knie aufsetzen. Vorsichtig das Knie Richtung Boden ziehen. Diese Übung mindert den Druck des Piriformismuskels auf den Ischiasnerv.

Selbst-Tuina mit dem Gecko-Ball: Rollen an G 29, G 30, Schieben nach oben und unten oder Schieben nach links und rechts an G 29, G 30. Klopfen mit gleichzeitiger Hüftbewegung.

Qigong: Hier werden die Durchführung der 8-Brokat-Übungen und das Qigong für die unteren Extremitäten empfohlen.

Meniskusschäden

Der Meniskusschaden geschieht vorwiegend bei jugendlichen Menschen, beim Kind ab etwa 12. Altersjahr aber auch im Alter.

Krankheitsmechanismus
Zwischen die Gelenkkörper sind der laterale, ringförmige und der mediale halbmondförmige, mit dem Seitenband verwachsene Meniskus eingeschaltet. Der mediale Meniskus ist weniger verschiebbar gelagert, da er mit dem medi-

alen Seitenband verwachsen ist. Aus diesem Grunde ist er häufiger verletzt als der laterale. Die Meniskuszerreißung kann Folge einer indirekten Gewalteinwirkung (Verdrehung des Oberschenkels gegen fixierten Unterschenkel oder umgekehrt, insbesondere dann, wenn unter der Verdrehung das Knie aus der Beuge in die Streckstellung überführt wird) oder Folge einer direkten Einwirkung (Trauma mit Fraktur der angrenzenden Gelenkflächen oder traumatische Kniegelenkluxation) sein. Nach der Form der Meniskuszerreißung werden Korbhenkelriss (Gelenkblockierung häufig), partielle Längsrisse, Querrisse und traumatische Lösungen der Meniskusbasis von der Gelenkkapsel (Zerreißung von Blutgefäßen und daraus folgend Hämarthrose) beschrieben. Die durch zerrissenen Meniskus entstandene Inkongruenz und damit verbundene Spitzenbelastung der Gelenkflächen, aber auch inadäquate Belastung der Gelenkflächen nach Meniskektomie können zur Gonarthrose führen.

Diagnose

a) Unfallanamnese! Gelenkblockade, wiederholte Ein-klemmungen, Gelenkerguss, Hämarthrose. Bewegungshemmung, insbesondere Streckhemmung mit blitzartig einschießendem Schmerz im Bereich. Oftmals wird rezidivierendes Schnappen im Gelenk geschildert. Direkter Druckschmerz am Gelenkspalt im Bereich der Meniskuszerreißung.

b) Empfindet der Patient bei Beugung des Kniegelenks und passiver Außenrotation des Unterschenkels Schmerz am medialen Kniegelenkspalt, so spricht dies für einen Innenmeniskusschaden. Schmerz bei Innenrotation am äußeren Kniegelenkspalt spricht für Außenmeniskus-schädigung. Wandert ein Druckschmerz am Gelenkspalt von ventral nach dorsal, wenn das Knie aus der Streckung passiv in zunehmende Beugung gebracht wird, so kann dies ebenfalls ein Hinweis auf eine Meniskusschädigung sein.

c) Führt passive Adduktion des Unterschenkels zu Schmerz am medialen Kniegelenkspalt, so spricht dies für eine Innenmeniskusschädigung; führt passive Abduktion zu Schmerz am äußeren Kniegelenkspalt, so spricht dies für eine Außenmeniskusschädigung. Nimmt der Verletzte den Türkensitz ein und gibt er einen Schmerz im medialen Kniegelenkanteil an, wenn der Untersucher einen bodenwärts gerichteten Druck auf das Knie ausübt, so spricht dies für eine Schädigung des Hinterhornes des Innenmeniskus.

d) Bei längerem Bestehen einer Meniskusschädigung kommt es schmerzbedingt zur Schonung des Beines und daraus folgend zur Quadrizepsatrophie, auch oft chroni-sche Synovitis und Gonarthrose.

e) Röntgen bei frischen Verletzungen negativ, bei chronischen Schäden indirekte Zeichen (Raubersche Konsole).

Selbst-Tuina mit dem Gecko-Ball: Rollen an der Kniescheibe. Rollen an der Knie-Innenseite. Rollen an den Waden.

Verletzung der Knieseitenbänder

Krankheitsmechanismus

An den von dem Epicondylus femoris medialis und la-teralis zur Medialseite des Tibiakopfes und zum Fibulaköpfchen ziehenden Lig. collaterale mediale und laterale kann es zur Zerrung, Teilzerrung oder vollständigen Zerreißung kommen, wenn das Knie einer entsprechenden Gewalt ausgesetzt wird, z.B. wenn das Kniegelenk leicht gebeugt ist und die Ferse fest auf dem Boden steht, sind die Lig. collaterale mediale und laterale entspannt und das Knie ist instabil.

Bei dieser Stellung kann das mediale collaterale Ligament verletzt werden, wenn das Knie einer entsprechenden Gewalt in Richtung X-Beinstellung ausgesetzt wird. Umgekehrt kommt es zu einer Verletzung des lateral collateralen Ligaments. Klinisch gesehen kommt der 1. Fall (medial collateral) häufiger vor. Nach Knieseitenbänderverletzungen kommt es zu einer Stase von Qi und Xue und im lokalen Bereich zu Stockungen des Energieflusses. Dieses wird in der TCM Shangjin genannt. Sie können zur Gelenkkontraktur und Wackelknie mit Atrophie der Oberschenkelmuskulatur und Arthroseentwicklung führen.

Diagnose

Traumatische Anamnese. Spontanschmerz, evtl. Anschwellung im Verletzungsbereich. Der lokale Druckschmerz liegt meist im Ansatzbereich der Kollateralbänder. Dehnung des betroffenen Beins führt zur Schmerzverstärkung (bei Innenbandschädigung Schmerz am äußeren Kniegelenkanteil bei Adduktion des Unterschenkels). Neben den Schmerzen gibt der Patient oft Unsicherheit im Kniegelenk an. Bei der Festigkeitsprüfung der Seitenbänder (Abduktion und Adduktion des Unterschenkels bei gestrecktem Kniegelenk) ist bei einer Zerrung eine Lockerung der Bandführung nicht erkennbar, bei einer Teilzerreißung ist geringes Federn feststellbar, bei einer vollständigen Zerreißung kann das Kniegelenk aufgeklappt werden.

Selbst-Tuina mit dem Gecko-Ball: Rollen an der Kniescheibe. Rollen an der Knie-Innenseite. Rollen an den Waden.

Qigong: Hier werden die Durchführung der 8-Brokat-Übungen und das Qigong für die unteren Extremitäten empfohlen.

Verletzung der Achillessehne

Verletzung der Achillessehne betrifft meist große, schwere Männer.

Krankheitsmechanismus

a) Bei übermäßiger Beanspruchung. Vorwiegend bei schnellen und einseitigen Kraftleistungen wird die Dehnbarkeit des Sehnengewebes erschöpft, wobei äußere Faktoren wie ungeeignetes Schuhwerk, harter Boden usw. auch eine große Rolle spielen.

b) Degenerative Veränderungen im Sehnengleit-gewebe; die Ursache liegt in Stasen des Qi und Xue (Mangeldurchblutung des Gewebes).

Diagnose

a) Anamnetisch: peitschenschlagartiger, rasch abflauender, stichartiger Schmerz. Auch die Ansatzpunkte der Sehnen am Knochen können druckschmerzhaft sein.

b) Schwellung und gelegentliche Überwärmung im Sehnenverlauf. Später tritt häufig eine spindelförmige Auftreibung in der Sehnenmitte auf.

c) Einschränkung der Gebrauchsfähigkeit.

d) Bei einer vollständigen Achillessehnenruptur Ausfall der belasteten Polantarflexion (Zehenstand), Delle und Durchhängen des Fußes beim Knien.

Selbst-Tuina mit dem Gecko-Ball: Rollen an den Waden. Rollen an der Achilles-Sehne.

Qigong: Hier werden die Durchführung der 8-Brokat-Übungen und das Qigong für die unteren Extremitäten empfohlen.

Fersensporn

Krankheitsmechanismus

Es handelt sich um eine spitze, dornartige Ausziehung am Processus medialis des Kalkaneus. Diese Ausziehung ist zehenwärts gerichtet und entsteht durch Zug der dort entspringenden Fußmuskeln (M. flexor digitorum brevis und M. abductor hallucis) sowie der Plantaraponeurose meist durch das Abflachen des Längsgewölbes. Äußere Faktoren, wie das Tragen von zu engen unbequemen Schuhen, die einen ständigen Druck auf die Ferse und die Fußsohlensehnenplatte ausüben, spielen auch eine große Rolle. Die Beschwerden sind aber nicht proportional zu der Größe dieses Sporns, sondern bedingt durch Überlastung oder Algor-Heteropathien und führen zu einer lokalen Stase des Qi und Xue. Aber auch nach Überanstrengung oder langer Krankheit wird das Nieren-Qi geschmälert. Dem Orbis fehlt es an Dynamik, der Muskelbereich wird nicht ausreichend durchwärmt.

Diagnose

Umschriebene Druckempfindlichkeit über dem Ansatz der Aponeurose. Die Schmerzen sind besonders stark morgens nach dem Aufstehen, im Laufe des Tages lassen sie etwas nach, abends sind die Schmerzen jedoch fast unerträglich. Die Beschwerden entstehen oft spontan, oft nach chronischer Überlastung, es treten selten Druckschmerz über dem Sporn und Belastungsschmerz der Ferse beim Aufsetzen auf.

Selbst-Tuina mit dem Gecko-Ball: Rollen an der Fußsohle.

Verlegen (steifer Nacken)

Krankheitsmechanismus

Diese Krankheit wird, ganz allgemein gesprochen, durch eine längere Überlastung der Nackenmuskeln verursacht und durch eine ungünstige Höhe des Kopfkissens oder eine schlechte Schlafstellung. Weitere Ursachen sind Muskelkrämpfe oder fibröse Muskeldegenerationen bedingt durch Algor- und Ventus-Affektion, synoviale Einklemmung der Halswirbelbogengelenke auf Grund von Muskelver-stauchungen nach plötzlicher, abrupter Kopfbewegung. Die chinesische

Medizin nennt dieses „Laozhen" (Verlegen).

Diagnose

Der Patient empfindet, dass seine Nackenmuskulatur in der Weise schmerzhaft verspannt ist, dass er den Kopf nicht zu der einen Seite beugen oder senken kann. Auch die Drehung des Kopfes erscheint auffällig behindert. In schweren Fällen strahlen die Schmerzen bis in den Schultergürtel und den Rücken aus.

Selbst-Tuina mit dem Gecko-Ball: Rollen am Schultergürtel. Rollen am Rücken. Schieben nach links und rechts an LG 14, B 12.

Qigong: Hier werden die Durchführung der 8-Brokat-Übungen und das Qigong für Nacken empfohlen.

Das Skalenussyndrom

Krankheitsmechanismus

Bedingt durch verschiedene Faktoren können die durch die Skalenuslücke austretenden großen Gefäß- und Nervenstämme (Arteria und Vena brachialis, Plexus brachialis) eingeengt werden (Abb. 204). Dies äußert sich in Schmerzen, in neurologischen Symptomen und in Zirkulationsstörungen in Arm und Hand. Verursachende Faktoren sind:

a) Entweder durch Algor venti (Zugwind) oder schließlich durch eine plötzliche, übermäßige Kopfdreh-ung zur Seite kann es zu Stasen des Qi und Xue und zur Blockierung der Leitbahn in der Skalenusmuskulatur kommen. Hieraus folgt schließlich eine Sperre des M. skalenus.

b) Bedingt durch anatomische Varianten der Skalenusmuskulatur und auch durch eine überzählige Halsrippe.

Diagnose

Es entstehen dann Parästhesien (evtl. Muskelschwächen) und Nervenschmerzen im Arm; häufig klagt der Patient über ein Gefühl der Ermüdung und Schwere. In fortgeschrittenen Fällen finden sich Sensibilitätsstörungen (besonders an Ring- und Kleinfin-ger und am Vorderarm), sowie motorische Ausfälle (besonders an den kleinen Handmuskeln) und Zirkula-tionsstörungen (Ödeme, Zyanose). Die Palpation auf dem M. skalenus ist schmerzhaft und der Muskel verhärtet. Die Foramina

Dü 16 und Dü 17 sind druckempfindlich.

Die Diagnose kann als gesichert betrachtet werden, wenn der Radialispuls verschwindet, sobald der Patient das Kinn anhebt, sich zur kranken Seite dreht und glei-chzeitig tief Atem holt. Kräftiges Ziehen am Arm nach unten kann die Symptome manchmal auslösen und den Radialispuls unterdrücken. Druck auf die Skalenuslücke ebenfalls.

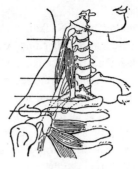

Abb. 204

Selbst-Tuina mit dem Gecko-Ball: Rollen am Schultergürtel. Rollen am Rücken. Schieben nach links und rechts an LG 14, B 12.

Qigong: Hier werden die Durchführung der 8-Brokat-Übungen und das Qigong für Nacken empfohlen.

Zervikalsyndrom

Krankheitsmechanismus

Zu dem Zervikalsyndrom zählen arthrogene Störungen im mittleren und unteren Halswirbelsäulenbereich, aber auch Bandscheibenschäden in diesem Bereich. Nachdem in solchen Fällen auch die Nervenwurzeln komprimiert werden können, kann es zu neurogenen Veränderungen kommen, die sich auf die obere Extremität auswirken. Sie treten häufig bei Personen jenseits des 40. Lebensjahrs auf, vereinzelt auch schon früher. Die Störung setzt langsam ein und steht in Zusammenhang mit Veränderungen der Weichteile, also der Muskulatur. Dies kann durch folgendes bedingt sein: Eine Algor-venti- oder Algor-humor-Heteropathie hat den Hals- und Nackenbereich affiziert und blockiert schließlich die Yang-Leitbahnen, die durch Hals- und Nackenbereich verlaufen. Auf diese Weise kann sich die Energie im Bereich des Hals und Nackens nicht frei entfalten. In ihrer Folge entsteht eine Muskelverspannung und -verhärtung. Eine weitere Ursache ist einseitige Belastung oder ein wiederholtes Bagatelltrauma).

Diagnose
Verspannung der Nackenmuskulatur, diffuse Schmerzen im Nacken, Taubheitsgefühl in Schulter und Arm, elektrische Schläge in diesen Gegenden; Kraftlosigkeit der Armmuskulatur. Diese Zeichen treten häufiger auf, nachdem der Patient einem Kältereiz ausgesetzt war. Empfindungsstörungen können die Ulnarseite des Unterarms und sogar die ganze Hand affizieren. Auch kommt es zu einem Schwund der taktilen Empfindlichkeit in einem oder mehreren Fingern, zu Muskelatrophie im Thenar, an der Handkante oder an der Unterarmmuskulatur.

Bandscheibenvorfall im Halsbereich wird zumeist zwi-schen 5. und 6. oder 6. und 7. Halswirbel beobachtet. Führt dieser Bandscheibenvorfall zu einer Nervenkompression, so können damit partielle spastische Lähmungen auftreten, aber auch Störungen in der Beherrschung der Sphincter-muskulatur von Harnröhre und Anus. Palpation der Dorn-fortsätze und der Nackenmuskulatur, besonders Trapezius und Sterno-Kleidomastioneus: Druckdolenz, Fibrose, Muskeltonus, Atrophie. Foramina: 3E 16, Dü 15, G 20, LG 14 und druck-empfindliche.

Selbst-Tuina mit dem Gecko-Ball: Rollen am Schultergürtel. Rollen am Rücken. Schieben nach links und rechts an LG 14, B 12.

Qigong: Hier werden die Durchführung der 8-Brokat-Übungen und das Qigong für Nacken empfohlen.

Rückenschmerzen

Krankheitsmechanismus
Rückenschmerzen zählen zu den häufigsten Gründen für einen Arztbesuch: Zum Orthopäden kommt schon jeder zweite Patient nur aus diesem Grunde. Für die Ursachen dieser Schmerzen gibt es viele Gründe. Nach westlicher Medizin verursachen z.B. Wirbelsäulen-Verkrümmungen, Altersverschleiß und Osteoporose-Beschwerden. Auch zahlreiche Erkrankungen der inneren Organe können als Begleiterscheinung auftreten, wie z.B. Herzkrankheiten, Erkrankungen der Verdauungsorgane, Nierenerkrankungen, gynäkologische Erkrankungen, Tumoren sowie Metastasen und viele andere. Aber bekannter-maßen ist ein Bandscheiben-Vorfall hauptverantwortlich für die Schädigung des Ischias-Nerven. Zur Behandlung unter mechanischen Gesichtspunkten bedeutet dies: Wenn ein Teil kaputt ist, muß er repariert werden. Daher lassen viele Patienten ihre Bandscheibe operieren. Was die Ärzte wundert: Oft ist ein

Bandscheiben-Vorfall sichtbar, aber die Schmerzen hängen nicht unbedingt mit diesem zusammen. Denn nicht jeder Bandscheiben-Vorfall oder Verschleiß muß Schmerzen verursachen. Die häufigste Ursache der Rückenschmerzen sind jedoch Muskel-Verspannungen. Die Akupressur arbeitet gerade auf dieser Ebene.

Bei einem normalen Rückenmuskel ist es so, daß Spannung und Entspannung sich abwechseln. Ein verspannter Rückenmuskel bedeutet: Der Muskel wird durch ständige Nervenimpulse daran gehindert, sich zu entspannen. Woher kommen diese ständigen Nervenimpulse? Erstens vor allem durch einmaliges, nicht ausgeheiltes Verrenken, z.B. durch zu schweres Tragen in schlechter Haltung. Auch die Nervenwurzel, die ein Gelenk versorgt, läuft durch den Muskel. Wenn ein Gelenk verletzt ist, sendet der Nerv eine Nachricht an den Muskel und signalisiert diesem, sich zusammenzuziehen, zu kontrahieren. Auf diese Weise stellt der Körper das Gewebe ruhig, damit es heilen kann. Durch einseitige Schonhaltungen, um den Schmerzen zu entkommen, verspannen sich die Rückenmuskeln noch mehr: Das kann zu weiteren Schmerzen führen.

Dieser Prozeß gilt auch für Rückenschmerzen physikalischen Ursprungs, denn nach der TCM verletzen verschiedene seelische Veränderungen die jeweils zugehörigen Organ-Funktionskreise: Alle Organ-Funktionskreise haben im Rücken an der Blasen-Leitbahn einen Zustimmungspunkt. Aus diesem Grund wurden die entlang des Rückens oft auf einer Seite doppelt verlaufenden Blasen-Leitbahnen als Vereinigung aller Organ-Funktionskreise definiert. Daher wird bei verschiedensten Organ-Funktions-Störungen gewöhnlich auch der Rücken in Mitleidenschaft gezogen.

Falsche Körperhaltungen werden als die wichtigsten Ursachen für das Entstehen von Rückenmuskel-Verspannungen genannt. In der unteren Lendenwirbelsäule gibt es eine Vertiefung, die sogenannte „Lordose". Die Lordose ist ein natürliches physiologisches Zeichen der Lendenwirbelsäule bei allen gesunden Menschen. Die Lordose verschwindet, sobald der Rücken gerundet wird: Das geschieht gewöhnlich durch aktive Überbeanspruchung, einseitige und gleichförmige Körperhaltungen, wie z.B bei längerem Sitzen im Auto oder am Schreibtisch. Die Muskeln, die unser Kreuz stützen, ermüden. Unser Körper sinkt in sich zusammen - und das führt im Gegensatz zu der Lordose zu einer Vorwärtsbeugung, der sogenanten „Kyphose". Wenn die Lordose häufiger verdrängt wird, kann man dadurch Rückenschmerzen bekommen.

Noch eine wichtige Ursache für Rückenschmerzen sind feuchte und kalte Witterung und Orte. Wir wissen alle, daß die verschiedenen Körperzustände durch Druck und Temperatur-Wechsel verändert werden können: Das gleiche gilt auch für die Qi-Leitbahnen. Durch Kälte ziehen sich die Energie-Leitbahnen zusammen und verursachen eine Qi-(energetische)Blockade. Die TCM sagt dazu: „Das Qi kommandiert das Xue (Blut). Ist das Qi in Bewegung, fließt das Xue; stagniert das Qi, so stagniert auch das Xue." Deshalb heißt es auch: „Xue kann ohne Qi nicht fließen, Qi kann aber ohne Xue nicht im Körper gehalten werden." Wenn daher das Qi nicht im erforderlichen Maße die Qi-Leitbahn bewegen kann, äußert sich das als eine Stagnation des Xue in denMuskeln. Dadurch werden die Muskelfasern schlechter durchblutet: Es kommt zu entsprechenden Ablagerungen, sogenannten „Myalgien".

Diagnose:
Bei chronischen Muskel-Verspannungen im Lendenbereich gibt es meistens eine lange Vorgeschichte: Der Patient empfindet in den Lenden einseitig oder beidseitig einen diffusen, dumpfen Schmerz, der bald zu-, bald abnimmt. Der dumpfe Schmerz wird nach Belastungen stärker, aber in der Ruhe nimmt er ab. Auch gibt es Wetter abhängige Schwankungen: Die Bewegungsfähigkeit der Lende ist beeinträchtigt. Die akuten Verstauchungen an der Rücken-Muskulatur treten plötzlich auf. Dennoch können die begleitenden Zeichen erst nach einigen Stunden oder gar erst nach 1 - 2 Tagen zur vollen Entfaltung kommen. Zu diesen Zeichen gehören lokale Schmerzen, die mit entsprechenden Funktionseinschränkungen einhergehen: wie gesteigerte Druckempfindlichkeit an bestimmten Stellen und schließlich spastische Spannungen in der Muskulatur. Die Schmerzen solcher Störungen können bis in die untere Extremität ausstrahlen. Die Palpation auf dem Rückenmuskel ist schmerzhaft - und der Muskel ist verhärtet. Im Gegensatz dazu wird beim Bandscheiben-Vorfall und einem Tumor das Klopfen auf der Wirbelsäule als schmerzhaft empfunden.

Qigong: Hier werden die Durchführung der 8-Brokat-Übungen und das Qigong für Nacken empfohlen.

Selbst-Tuina mit dem Gecko-Ball: 1. Rollen am Rücken nach oben und unten. · 2. Rollen am Rücken nach links und rechts. · 3. Rollen am Boden nach links und rechts · 4.Die Methode des Schiebens. · 5. Rollen im Kreis. · 6. Rollen. 7. Klopfen durch Hin- und Herschwingen des Oberkörpers. · 8. Rücken-Dehnung und Vornüberbeugung. · 9. Rücken-Dehnung und Rückwärtsbeugung. 10. Die Körper-Drehung. · 11. Die Methode des Schwingens.

Punktwahl:

alle druckempfindlichen Punkte, ferner B 23, B25, B 28, B 40, B 62, Dü 3, G 29, M 25, M 36 .

Wenn die Rückenschmerzen durch eine schlechte Haltung hervorgerufen werden, sollte der Betroffene neben der Gecko-Ball-Gymnastik noch eine spezielle Haltungs-Korrektur vornehmen. Für eine richtige Sitzhaltung muß man zuerst lernen, wie im Sitzen eine Lordose im Kreuz zu bilden ist. Um das Einhalten der Lordose-Haltung zu erleichtern, ist eine Unterstützung im Kreuz unerläßlich. Der Gecko-Ball ist auch eine eigens für das Kreuz entwickelte Stütze. Der Gecko-Ball wird mit einem Handtuch oder Kissen umwickelt. In unbenutztem Zustand sind ca. 10 cm Zwischenraum, beim Zusammendrücken ca. 6 cm. Das Ziel dieser Methode besteht nicht nur darin, eine richtige Rückenhaltung zu gewinnen, sondern durch die Stimulierung der Akupunkturpunkte die Energie in Bewegung zu bringen, so daß dort, wo die Energie stagniert, diese aufgeschlossen wird. .

Anhang: Die Sprache der chinesischen Medizin

Wenn sich die Menschen auf das Gebiet der chinesischen Medizin begeben, brauchen sie zwar nicht die chinesische Sprache zu erlernen, müssen aber Kenntnisse über den Charakter der chinesischen Sprache erwerben. Denn das Denken ist abhängig von der jeweiligen Sprache, jede Erkenntnis enthält ihre ursprüngliche Sprache, die sie definiert und die nicht zufällig dazu benutzt wird, Erkenntnisse zu schaffen. Deshalb war am Anfang immer die Sprache – durch Sprachen werden Kulturen geschaffen und weitergegeben. Die unterschiedlichen Kulturen in der Welt lassen sich nicht von den unterschiedlichen Sprachen trennen, aus denen sich ihr kultureller Kontext zusammensetzt. Das ist der Grund warum die meisten Europäer, die die chinesische Medizin lernen, denken, dass die Gebrauchssprache undeutlich und verwirrend ist und mitunter sogar unlogisch zu sein scheint. Diese sprachlichen Ungenauigkeiten stellen für die meisten Menschen ein großes Hindernis dar, um die chinesische Medizin zu erlernen. Dies gilt vor allem für jene, die mit dem kulturellen Hintergrund Chinas nicht vertraut sind. Denn von ihm leitet sich die chinesische Medizin ab.

Wenn wir uns mit diesem Thema beschäftigen, müssen wir uns zuerst die Unterschiede zwischen den westlichen Sprachen und der chinesischen Sprache vergegenwärtigen. Vereinfacht könnte man sagen: Chinesisch ist eine räumliche Sprache. Die westlichen Sprachen sind zeitliche. Die westlichen Sprachen sind durch ein System von Lauten (Phonemen) gekennzeichnet, die sich wie ein Musikstück entfalten. Die chinesische Sprache hingegen ist ein System von Bildern. Sie vermittelt uns ein visuelles Feld, das eher ein Gemälde repräsentiert. Die Problematik mit der Vieldeutigkeit dieser Bildsprache wird dadurch verursacht, dass die chinesische Sprache dahin tendiert, alle Bedeutungen eines Begriffs oder eben eines Bildes auf einmal zu repräsentieren. Sie kann viele Informationen in einzelne Wörter packen. Damit vermittelt sie auch eine tiefere Schicht, die sich erst bei genauem Betrachten eines Bildes auftut und in der die oberflächliche Information verankert ist. Die chinesische Sprache hat eine Vorliebe für das Implizite, Konzise und tendiert dazu, eine Information extrem zu kondensieren und auf prägnante Weise wiederzugeben. Zudem scheint das Chinesische insofern paradox zu sein, als ein Begriff zum einen ein Bild sehr prägnant formulieren, zum anderen aber weitere Bedeutungen beinhalten kann. Nehmen wir als Beispiel das Schriftzeichen „àn": Die chinesischen Worte setzen sich zumeist aus zwei oder drei Zeichen zusammen. Das Wort „àn" besteht aus drei Teilen: Die linke Seite des Wortes ist das Zeichen „shou" (Abb. 4) und bedeutet Hand. Dieses Zeichen kommt in vielen Worten vor, die mit Hand zu tun haben. Die rechte Seite ist das Zeichen „an" (Abb. 5), das wiederum aus zwei Zeichen besteht. Der obere bedeutet Dach. Dieses Zeichen kommt in vielen Worten vor, die sich auf Familiäres beziehen. Darunter steht das Zeichen „nü". Wenn „nü" alleine steht, bedeutet es Frau. Das Wort „an" bildet daher eine Beziehung zwischen dem Dach eines Hauses und einer Frau in dem Haus. Stehen nur diese beiden Zeichen zusammen, entsteht das Wort „an", das soviel wie „Frieden" bedeutet. Der Begriff verweist also auf die Bedeutung „Frieden" und auf die Information, „dass ein Haus mit einer Frau darin mit Frieden assoziiert wird". Das Wort „àn", das aus den oben genannten drei Zeichen besteht, hat viele Bedeutungen, unter anderem

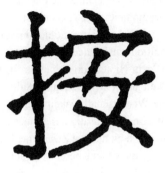

Abb. 4

„drücken", „zügeln", „gemäß". Die unterschiedlichen Bedeutungen hängen alle vom Kontext ab. Gleichzeitig weist keinerlei Veränderung im Erscheinungsbild auf die unterschiedliche Sinngebung hin. Wird es mit dem Wort „mo" verwendet, bedeutet es „Massage" („anmo"). Wird es mit dem Wort „li" verwandt, bedeutet es „vernunftgemäß" („anli"). Wird es mit dem Wort „mai" benutzt, bedeutet es „Puls tasten" („anmai"). Ein chinesischer Satz setzt sich aus einer Reihe solcher Worte zu-sammen, die in einer dynamischen Bedeutung zueinander stehen. Die Chinesen verstehen diese unterschiedlichen Bedeutungen durch die Art und Weise, wie sie mit den je-weiligen Kontextfeldern ver-schmelzen. Diese kontextuelle Abhängigkeit führt die chinesische Sprache zu einem weiteren Charakteristikum, das man als ganzheitliches Denken bezeich-

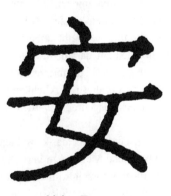

Abb. 5

net. Diese Einheit braucht eine Abstraktion, die per Definition über allem steht und somit alles Beliebige umfasst. Darum ist die chinesische Sprache im Wesentlichen eine Abstraktion.

Die Art und Weise der Gebrauchssprache der chinesi-schen Medizin lässt sich nicht nur zum Holismus der chinesischen Zeichen zurückverfolgen, sondern auch zum multidimensionalen Charakter der chinesischen Medizin. Die chinesischen Mediziner sind gewohnt, einen undeutlichen und bisweilen unlogischen Stil mit einer medizinischen Bedeutung zu assoziieren, weil der Bereich, in dem die chinesische Medizin arbeitet, von einer lebendigen mikroskopischen Welt bestimmt ist. Da die chinesische Medizin keine messende Definition hat, benutzt sie eine Sprache, die allgemein verständlich und allgemein bestimmbar ist. Hierfür ist gerade Chinesisch geeignet. Denn diese Sprache repräsentiert nicht nur einen ganzheitlichen Standard, sondern auch einen multidimensionalen Charakter.

Die westliche Medizin entwickelte sich vor dem Hintergrund einer auf mathematische Logik gegründeten Wissenschaftlichkeit und einer eindeutig definierten Sprache. Die westliche Medizin ist um strenge Wissenschaftlichkeit bemüht und steht völlig auf deren logischem Fundament. Im Gegensatz zur chinesischen Medizin zielt die westliche auf klare Definitionen und eindeutige Zusammenhänge, indem sie die Bedeutung ihrer Worte klar begrenzt und sie in Übereinstimmung mit den Gesetzen der Logik strukturiert. Die westliche Medizin besteht also aus einem System von Begriffen und Symbolen, die eine Landkarte der Wirklichkeit zeichnen. Diese Landkarte beschreibt aber nur eine Wirklichkeit. Um diese eine Wirklichkeit zu formulieren, ist eine formale Logik unabdingbar. In der chinesischen Medizin war man sich hingegen immer bewusst, dass die Wirklichkeit die Grenzen der Sprache überschreitet und mit Logik und normalen Begriffen alleine nicht zu beschreiben ist. Ihr Interesse ist vor allem auf die die direkten Einsichten in das Wesen der Wirklichkeit gerichtet – nicht auf die Beschreibung der Erfahrung dieser Wirklichkeit. Die Wirklichkeit, die die chinesische Medizin erfährt, ist keine oberflächliche, die unser gewöhnliches Leben beschreibt, sie bleibt unbestimmt und undifferenziert. Und so besteht die chinesische Medizin darauf, die Wirklichkeit weder in ein logisches System zu zwängen, noch sie mit klar umrissenen und eindeutig abgegrenzten Worten zu beschreiben. Lao Zi, der diese Wirklichkeit das Tao nennt, drückte es folgendermaßen aus: „Das Tao, das ausgedrückt werden kann, ist nicht das ewige Tao."

Es ist sicherlich schwer für die meisten Wissenschaftler, die das kausal-analytische Denkverfahren verinnerlicht haben, die chinesische Medizin zu verstehen. Die einzigen Naturwissenschaftler, die Verständnis für die Sprachpro-bleme der chinesischen Medizin haben, sind die modernen Physiker. Die Widersprüche in der Atomphysik entziehen die Vorgänge einer Beschreibung mit logischen und exakten Begriffen – eine auffallende Parallele zur chinesischen Medizin. Die Erfahrungen der subatomaren Wirklichkeit erscheinen wie die der chinesischen Medizin zunächst paradox und können nicht durch logisches Denken verstanden werden. So sagte schon Fritjof Capra: „Immer wenn das Wesen der Dinge vom Intellekt analysiert wird, muss es absurd oder paradox erscheinen." Dies hat die chinesische Medizin schon immer erkannt, für die westliche Wissenschaft ist es eine neue Erfahrung. Mit Hilfe der hoch entwickelten modernen Technik ist die moderne Physik in der Lage, von einer Schicht zur anderen in die weit jenseits unserer Welt liegenden mikroskopischen Dimension einzudringen. Gleichzeitig müssen die Physiker die Bilder unserer wahrnehmbaren Welt und die dadurch geprägten Begriffe der Alltagssprache immer mehr aufgeben. Denn die subatomare Welt liegt jenseits des Wahrnehmungsvermögens unserer Sinne und damit unseres Vorstellungsvermögens. Dieses Wissen über die Materie ist nicht mehr von direkten Sinneseindrücken bestimmt. Und daher reicht unsere gewöhnliche Sprache, die ihre Bilder der Welt der Sinne entnimmt, nicht mehr aus, um die subatomaren Vorgänge zu beschreiben.[1] Die Grenzen unseres Vorstellungsvermögens sind überschritten und auch logische Ableitungen aus Altbekanntem greifen nicht. Wie die chinesische Medizin hat es jetzt auch die moderne Physik mit ei-ner nicht erfahrbaren und nicht vorstellbaren Realität zu tun. Und wie die chinesische Medizin muss sie sich jetzt mit den paradoxen Aspekten dieser Erfahrung auseinandersetzen.

Mit der westlichen Physik, die dem kausal-analytischen Denken entspringt, und der chinesischen Medizin, die dem induktiv-synthetischen Denken entspringt, treffen sich jetzt beide Arten des Wissens und Erkennens in einem Gebiet. Untersuchungen aus der Atomphysik zeigten, dass das Qi, das in der chinesischen Medizin eine zentrale Rolle spielt, wahrscheinlich aus nicht wahrnehmbarer Form von Materie besteht.[2] Die chinesische Medizin ist anscheinend auf Quanten in einer vierdimensionalen Wirklichkeit aufgebaut. Unter dem Aspekt der westlichen Wissenschaft ist dies si-cher die interessanteste Erklärung. Es hat sich damit eine Verbindung zwischen den beiden verschiedenen Ausgangspunkten des Denkens ergeben. Die Unterschiede liegen nicht in der Erkenntnis der Realität sondern lediglich in der Vorgehensweise. Während die Physik Einsicht durch Experimente und Erklärungsmodelle, die auf logischen Schlussfolgerungen fußen, zu gewinnen sucht, erlangt die chinesische Medizin ihr Wissen lediglich durch innere Einsicht. Darüber hinaus können wissenschaftliche Experimente jederzeit und von jedermann wiederholt werden, während die Erfahrung in der chinesischen Medizin individuell ist und auch die verschiedenen Zeiten und Orte berücksichtigt. Ein „ceteris paribus", das bei westlichen Experimenten angenommen wird, um einer Variablen auf den Grund zu kommen, gibt es in der chinesischen Medizin nicht. Deshalb ist sich die chinesische Medizin auch bewusst, dass alle ihre Beschreibungen der Wirklichkeit keine allgemeine Gültigkeit haben. Allerdings halten sich die Abweichungen in Grenzen, so dass man sagen kann, die Wirklichkeit ist nur an den Rändern ungenau und abstrakter formuliert. Der Vorteil der Abstraktion liegt in ihrer Fähigkeit, das Dasein einfacher erklären zu können. Je abstrakter eine Formulierung ist, desto mehr Ereignisse kann sie umfassen, und umso mehr das Konzept von der Einheit alles Seienden aufnehmen und verallgemeinern. Dafür ist das abstrakte Konzept der Allmacht nötig. So z. B. ist das chinesische Wort „Feuer" nur ein abstraktes Symbol. Es kann sowohl alle steigenden Temperaturen einschließen als auch andere Ereignisse, die keinen materiellen Bezug haben – auch Reizbarkeit und Zorn können als Feuer bezeichnet werden. Gleiches gilt auch für die sechs krankheitsauslösenden Faktoren (Agenzien) Wind, Kälte, Feuchtigkeit, Sommerhitze, Feuer und Trockenheit. Auch diese sind nicht mit den Erfahrungen unserer Alltagswelt deckungsgleich. Unter solchen Begriffen versteht die chinesische Medizin zwar durchaus etwas Adäquates wie beispielsweise Wind oder Feuer – aber eben nicht in unserer dreidimensionalen Welt, sondern in einer höheren Dimension. Von einer höheren Dimension aus muss auch die Sprache mit einer hohen Abstraktion aufrechterhalten werden. Je höher die höhere Dimensionsebene, desto weiter sind die Vorstellungen vom täglichen Leben entfernt, und desto schwerer können sie mit konkreten Begriffen erklärt werden. Genauso verhält es sich auch bei dem chinesischen Orbiskonographie-System. Dieses kennt zwar Organbegriffe wie Leber, Herz, Milz, Lungen oder Nieren – diesen werden aber keine konkret scharf abgrenzbaren Organe zugeordnet. So versteht es unter Lunge neben dem Atmungsorgan vor allem auch die Haut und die Schleimhäute. Der Leber sind außerdem auch die emotionalen Aktivitäten zugeordnet. Das Herz wird auch als Hauptorgan für die Steuerung der geistigen Aktivitäten und der gesamten physiologischen Funktion des Gehirns angesehen. Aufgrund dieser Unterschiede zur Begrifflichkeit der westlichen Medizin wird bei der Übersetzung von Schriften aus der chinesischen Medizin immer der Begriff „Funktionskreis" (respektive der lat. Begriff Orbis oder kurz o.) vorangestellt, denn unter dieser Funktionskreis-Organ-Oberfläche verbergen sich vielschichtige Bedeutungen. Um Verwechslungen und Missverständnisse bei der Übersetzung der Schriften der chinesischen Medizin zu vermeiden, werden lateinische Begriffe verwendet. Sie sind für Mediziner verständlich und verdeutlichen den Unterschied zwischen dem Wind der Alltagserfahrung und dem ventus der chinesischen Medizin. Um Verwechslungen zwischen den Organen der westlichen Medizin und den chinesischen Funktionskreis-Organen zu vermeiden wird der Funktionskreis in der westlichen Sprache durch das lateinische Wort Orbis gekennzeichnet.

Glossar zur chinesischen Medizin

Aestus	Krankheitsverursachende Sommerhitze
Algor	Krankheitsverursachende Kälte
Ariditas	Krankheitsverursachende Trockenheit
Ardor	Krankheitsverursachende Hitze
B	Blasen-Leitbahn
Calor	milde Hitze
Depletio	geschwächte Lebensenergie
Di	Dickdarm-Leitbahn
Dü	Dünndarm-Leitbahn
3E	Drei-Erwärmer-Leitbahn
G	Gallen-Leitbahn
H	Herz-Leitbahn
Homor	Krankheitsverursachende Feuchtigkeit
Intima	Inneres
KG	Konzeptionsgefäß
KS	Kreislauf-Sexus-Leitbahn
Le	Leber-Leitbahn
LG	Lenkergefäß
LW	Lendenwirbeldornfortsataz
Lu	Lungen-Leitbahn
M	Magen-Leitbahn
MP	Milz-Pankreas-Leitbahn
N	Nieren-Leitbahn
Pituita	Schleim
PZ	Längenmaß, Abkürzung für „Proportionalzoll"
Qi	Lebensenergie
Repletio	im Übermaß abgespaltene Lebensenergie
Species	Oberfläche
TCM	chinesische Medizin
Venti	Krankheitsverursachende Winde
Xie	Schrägläufigkeit, negativ
Xue	Blut
Yin und Yang	Gegensatz zweier Aspekte, symbolhafter Begriff
Yin	z.B. Weiblichkeit
Yang	z.B. Männlichkeit
Zangfu	Organ-Funktionskreis
Zheng	Geradläufigkeit, positiv

Bibliografie

1. Klassische chinesische Texte
Unbefangene Fragen im Inneren Klassiker des Gelben Fürsten (Huangdi Neijing Suwen), ca. 8. Jahrhundert vor der Zeitwende. Volkshygieneverlag, Beijing 1963
Die Grosse Schlichtheit des Inneren Klassikers des Gelben Fürsten (Huangdi Neijing Taisu), Ende des 6. Jahrhunderts kompiliert von Yang Shangshan. Volkshygieneverlag, Beijing 1957
„Beiji zhouhoufang" (Griffbereite Erste-Hilfe-Rezepturen), dem Ge hong (4. Jahrhundert) zugeschrieben. Verlag für Wissenschaft und Technik, Shanghai 1959
„Waitai Biyao" (Esoterische Wichtigkeiten von der äußeren Terrasse) von Wang Tao (752 n. Chr.). Verlag für klassische Texte, Beijing 1984
„Lanshi mizang" (Geheimnisse des Orchideenzimmers) von Li Dongyuan (1180 - 1251 n. Chr.). Verlag für klassische Texte, Beijing 1984
„Shi yi de xiao fang" (Wirksame Rezepturen, mit denen die Ärzte seit Generationen geheilt haben), im 14. Jahrhundert zusammengestellt. Verlag für klassische Texte, Beijing 1985
„Zheng ti leiyao" (Das Wesentliche über die Gesamtperson), im 16. Jahrhundert von Xue Ji veröffentlicht. Volkshygieneverlag, Beijing 1986
„Luke zhengzhi zhunsheng" (Richtschnur von Diagnose und Therapie in den sechs Disziplinen), ein Anfang des 17. Jahrhunderts von Wang Ken Lang geschaffenes enzyklopädisches Werk. Verlag für klassische Texte, Beijing 1985
„Yizong jinjian" (Der Goldene Spiegel der Medizin-Enzyklopädie) im 18. Jahrhundert von Wuqian. Volkshygieneverlag, Beijing 1987

2. Moderne chinesische Literatur
Chen zhi / Zhou wensong: Die Magnettherapie, Volkshygieneverlag, Beijing 1994
Guo liwen: Die Fünf Wandlungsphasen der Magnetakupunktur, Verlag für klassische Texte, Beijing 1996
„Zhongyixue Gailun" (Allgemeine Darstellung der chinesischen Medizin), im Jahre 1958 kompiliert von der Nanjinger Akademie für chinesische Medizin, 2. Auflage, Volkshygieneverlag, Beijing 1959 und andere Ausgaben
„Shen Choun" (Eine Inschrift auf einem Jadestab, der älteste Qigong Text) aus der chin. Zeitschrift Wu Lin, 1982, Heft 7, S. 32, 33
Wei Yüan: „Lao-tzu pen-i", Republik China-Verlag 1954
„Laotses neue Übersetzung" von Ren Chi Yü, Shanghaier Klassikverlag, 1985
Yu Cupau: „Illustriertes chinesisches Qigong", Verlag für den Volkssport 1993
Wan Jing: „Behandlung von Krankheiten durch praktisches Qigong" Verlag für chinesisch-medizinisch klassische Texte 1987

3. Literatur in westlichen Sprachen

Bernd Gottwald: Extension, rowohlt Taschenbuch Verlag, Hamburg 1990
Porkert: Die theoretischen Grundlagen der chinesischen Medizin, 2. Auflage, Hirzel Verlag, Stuttgart 1982
Porkert: Klinische chinesische Pharmakologie, Verlag für Medizin Dr. Ewald Fischer, Heidelberg 1978
Porkert: Klassische chinesische Rezeptur, Verlag von ACTA MEDICINAE SINENSIS, Chinese Medicine Publications Ltd., 1984
Porkert/Ullmann: Die chinesische Medizin, Econ-Verlag, Düsseldorf, 2. Auflage 1986
Porkert/Zhou: Premoprehension (Lehrbuch der chinesischen manuellen Therapie), Phainon-Verlag 1996
Bi Yongsheng, Sun Hua, Guo Yi, Gao Zhenhua, Zhang Mingqi, Zhang Bohua: Clinic of traditional chinese medicine. Publishing House of Shanghai college of Traditional Chinese Medicine, 1990
Hans Küng/Julia Ching: Christentum und chinesische Religion, Piper Verlag München Zürich 1988
Joseph Kohler: Des Morgenlandes größte Weisheit Laotse, „Tao-te-King", Berlin und Leipzig 1980
Julius Grill: Laotses Buch vom höchsten Wesen und vom höchsten Gut, Tübingen 1910
Kungfutse: Lun Yü, übersetzt von Richard Wilhelm. Eugen Diederichs Verlag, Düsseldorf / Köln 1955
Laotse: Tao-te-king, übersetzt von Richard Wilhelm. Eugen Diederichs Verlag, Düsseldorf / Köln 1955

Verlagsprogramm Ost-Zhou-Verlag

Der Gecko-Ball®

Mit der Gecko-Ball Therapie kann jeder mit einfachen Übungen auch chronische Leiden effektiv bekämpfen – und das mit einem Aufwand von täglich wenigen Minuten. Der Gecko-Ball ist ein Massagegerät aus zwei Naturkautschuk-Magnetkugeln, die über eine Kordel beweglich miteinander verbunden sind. Mit ihrer Hilfe ist jeder in der Lage, sich selbst durch seinEigengewicht auch am Rücken effektiv zu massieren. Dabei werden die Vorteile der chinesischen Tuina-Massage, der Magnet-Therapie und der Gymnastik miteinander verbunden.

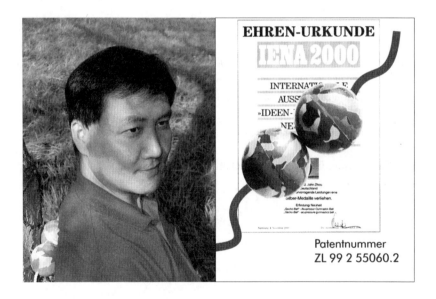

PATENT-Nr: ZL 99255060.2 /
DBGM-Nr: 20002401.9
OZV, Bad Pyrmont,

30,- €

Reise nach dem Westen

Wu Chengen
Mit spannenden Geschichten voller Magie und großen Taten schildert Wu Chengen die Reise des chinesischen Mönchs Tripitaka nach Indien, um das buddhistische Sanskrit an den Kaiserhof zu holen. Darüber hinaus erzählt Wu Chengen auch von göttlichen Wesen und ihren Kämpfen mit den Dämonen.

Dieses Werk, das im 16. Jahrhundert geschrieben wurde, ist auch heute noch der beliebteste klassisch-mythologische Roman in China. Und so ist es kein Wunder, dass "Die Reise nach Westen" in einer Vielzahl von Veröffentlichungen erschienen ist. Und eine der schönsten Bearbeitungen ist die vorliegende Bilderbuchreihe, in der die Episoden aufbereitet wurden.

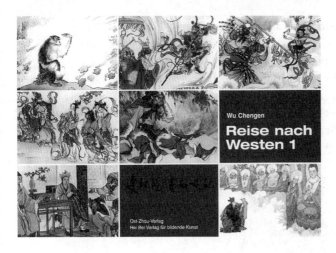

126 Seiten mit 260 Illustrationen.
1. Auflage 2005.
OZV, Bad Pyrmont,
ISBN 3-9809443-3-6
9,- €

Kompendium – Chinesische Medizin

Dr. med. John Zhou

Dieses Kompendium vermittelt kompakt das umfassende medizinische Wissen und die Methodik der chinesischen Medizin. Es zeigt dem Leser alle notwendigen Erkenntnisse der chinesischen Medizin, vom praktischen Wissen bis zu den für das Verständnis notwendigen philosophischen Hintergründen. Das Buch ist in neun Themenkreise gegliedert:

- Theoretische Grundlagen, Ätiologie, Diagnostik und Behandlungsstrategien
- Akupunkturlehre mit 172 häufig verwendeten Foramina
- Die 63 wichtigsten Tuina-Manipulationsverfahren und die 36 wichtigsten Verfahren der Selbstmassage
- Behandlung von Frakturen und Weichteilverletzungen in der chinesischen Orthopädie
- Die 27 am meisten angewandten Übungen im Qigong
- Die 236 wichtigsten Kräuter der chinesischen Pharmakologie und die 157 wichtigsten Rezepturen
- 89 Lebensmittel mit Erklärungen der chinesischen Diätetik
- 133 Behandlungsbeispiele nach der chinesischen Medizin
- Die traditionelle chinesische Kultur, die drei wichtigsten chinesischen Philosophien. 22 Schlüsselgeschichten verdeutlichen den Bezug der Denkrichtungen auf Alltag und Wissenschaft.

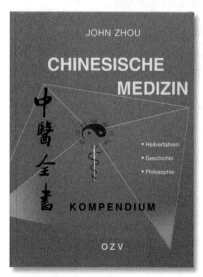

1. Auflage 2004
OZV, ISBN 3-9809443-0-1
99,- €

Lehrfilm der chinesischen manuellen Therapie (Tuina)

Dieses Video ist ein Lehrfilm. Dr. Zhou führt persönlich die Tuina Manipulationsverfahren vor und zeigt die 63 hauptsächlichen manuellen Techniken. Dieser erste Teil ist zum Erlernen der Tuina-Manipulationsverfahren gedacht. Der zweite Teil zeigt Behandlungsmuster für Indikationen wie Kopfschmerzen, Zervikalsyndrom, Verliegen, Epicondylitis, Verletzungen des Handgelenks, Verletzungen des Sprunggelenks, Verletzungen der Knieseitenbänder, Rückenschmerzen, Schulter-Arm-Syndrom usw. Der dritte Teil zeigt die Selbst-Tuina mit dem Gecko-Ball.

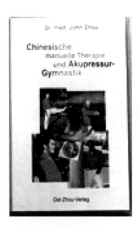

1. Auflage 2000
Aufgenommen vom OZV.
Laufzeit: 75 Minuten, VHS.
OZV, ISBN 3-9804737-8-3
10,- €

Westliche Psychologie contra östliche religion

Was man in unserer Gesellschaft ohne ein starkes Ich? Deshlb sind wir bemüht, unser Selbst so gut wie möglich aufzurüsten. Familie, Arbeit, Freizeit und Mode sind geprägt davon. Völlig konzentriert auf die Selbstentfaltung haben wir vergessen, den Egozentrismus in Frage zu stellen. Er beschert keine anhaltenden Freuden, sagen östliche Denker. Aber können Konfuzius und Budda uns wirklich zum wahren Glück führen? Dr. med. John Zhou stellt die westliche Psychologie der chinesischen Religion gegenüber und lässt auf diese Weise beide in einem neuen Licht erscheinen.

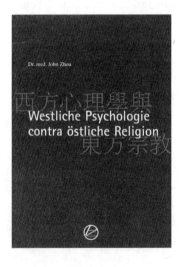

111 Seiten mit 25 Illustrationen
1. Auflage 2005
OZV, Bad Pyrmont
ISBN 3-9809443-2-8
9,-€